新版 栄養・運動で予防する サルコペニア

編集
葛谷雅文
雨海照祥

サルコペニア診療ガイドライン
2017年度版準拠

医歯薬出版株式会社

This book was originally published in Japanese
under the title of :

SHIMPAN EIYO UNDO DE YOBO SURU SARCOPENIA
SARCOPENIA SINRYO GUIDELINE 2017 NENDO BAN JYUNKYO
(Guidebook for Sarcopenia, Revised Edition—Strategies for Prevention within the 2017 guideline)

Editors :

KUZUYA, Masafumi
  Professor and Chairman, Department of Community Healthcare & Geriatrics, Nagoya University Graduate School of Medicine
  Professor, Institute of Innovation for Future Society, Nagoya University

AMAGAI, Teruyoshi
  Professor, Department of Food Sciences and Nutrition, Mukogawa Women's University

© 2018 1st ed.

ISHIYAKU PUBLISHERS, INC.
  7-10, Honkomagome 1 chome, Bunkyo-ku,
  Tokyo 113-8612, Japan

デザイン：山影麻奈
イラスト：ナツコ・ムーン

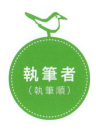

執筆者（執筆順）

葛谷 雅文（くずや まさふみ）	名古屋大学大学院医学系研究科 総合医学専攻 発育・加齢医学講座/地域在宅医療学・老年科学分野
雨海 照祥（あまがい てるよし）	武庫川女子大学生活環境学部 食物栄養学科
長谷川 万莉（はせがわ まり）	武庫川女子大学生活環境学部 食物栄養学科
杉本 研（すぎもと けん）	大阪大学大学院医学系研究科 老年・総合内科学
楽木 宏実（らくき ひろみ）	大阪大学大学院医学系研究科 老年・総合内科学
荒井 秀典（あらい ひでのり）	国立長寿医療研究センター 老年学・社会科学センター
真田 樹義（さなだ きよし）	立命館大学 スポーツ健康科学部
谷本 芳美（たにもと よしみ）	大阪医科大学内科学（I）
幸 篤武（ゆき あつむ）	高知大学教育学部
安藤 富士子（あんどう ふじこ）	愛知淑徳大学健康医療科学部 スポーツ・健康医科学科
下方 浩史（しもかた ひろし）	名古屋学芸大学大学院 栄養科学研究科
若林 秀隆（わかばやし ひでたか）	横浜市立大学附属市民総合医療センター リハビリテーション科
吉村 芳弘（よしむら よしひろ）	熊本リハビリテーション病院 リハビリテーション科/栄養管理部
吉田 貞夫（よしだ さだお）	ちゅうざん病院 リハビリテーション科/金城大学
佐竹 昭介（さたけ しょうすけ）	国立長寿医療研究センター 老年学・社会科学研究センター フレイル予防医学研究室
土師 誠二（はじ せいじ）	医療法人社団栄徳会宝塚磯病院
國枝 顕二郎（くにえだ けんじろう）	浜松市リハビリテーション病院 リハビリテーション科
藤島 一郎（ふじしま いちろう）	浜松市リハビリテーション病院 リハビリテーション科
荒木 厚（あらき あつし）	東京都健康長寿医療センター内科 糖尿病・代謝・内分泌内科
伊賀瀬 道也（いがせ みちや）	愛媛大学大学院医学系研究科 老年・神経・総合診療内科
武澤 明子（たけざわ あきこ）	わかくさ竜間リハビリテーション病院 安全部 栄養サポート課 武庫川女子大学大学院 生活環境学研究科 食物栄養学専攻
松本 和美（まつもと かずみ）	地方独立行政法人 明石市立市民病院 栄養管理課 武庫川女子大学大学院 生活環境学研究科 食物栄養学専攻
都能 綾子（つのう あやこ）	鬼北町立北宇和病院 医務課栄養 武庫川女子大学大学院 生活環境学研究科 食物栄養学専攻
宮田 紘世（みやた ひろよ）	近畿大学医学部附属病院 栄養部 武庫川女子大学大学院 生活環境学研究科 食物栄養学専攻
島田 裕之（しまだ ひろゆき）	国立長寿医療研究センター 老年学・社会科学研究センター 予防老年学研究部
金 憲経（きむ ほんぎょん）	東京都健康長寿医療センター研究所 自立促進と精神保健研究チーム
小川 純人（おがわ すみと）	東京大学大学院医学系研究科 加齢医学
十枝内 厚次（としないこうじ）	至学館大学健康科学部 健康スポーツ科学科
中里 雅光（なかざと まさみつ）	宮崎大学医学部 内科学講座神経呼吸内分泌代謝学分野

まえがき

　超高齢社会を迎えたわが国は，今後75歳以上の年齢層しか人口が増えないと予測されている．とんでもない世の中を迎えつつある．これは歴史的にもいまだかつてどこの国も経験したことがない世界である．医療の対象者は明らかに高齢化し，今後社会保障制度をはじめ，医療の在り方自体の変換が求められているところである．また「治す医療」には当てはまらない対象者が増え，「支える医療」「寄り添う医療」への転換も必要であり，医療により完治できず，慢性疾患を抱えながら，また障害を抱えながら生活する対象者もさらに増えてくることが予想される．

　2000年に介護保険制度が導入され，それ以降要介護者の数は増え続け現在630万に手が届くに至っている．今後も人口の高齢化はさらに進行し，要介護高齢者はさらに増加することが予測され，このままでは介護保険制度の維持も危惧されているところである．今後，少しでも要介護に至らない方策を考える必要があり，それが達成できなければわが国の医療・介護保険制度自体が崩壊する．人口の高齢化により，疾病によらない要介護状態に至る対象者が増加することはある程度やむをえない．しかし，要介護に至るのを少しでも遅くすることがきわめて重要である．

　要介護に至る原因は，前期高齢者では脳血管障害によるものが多いが，実は後期高齢者，とくに80歳以上の高齢者の要介護に至る原因は，脳血管障害による割合はむしろ低く，「認知症」「転倒・骨折」「高齢による衰弱（フレイル）」が主な原因となる．このなかで，「転倒・骨折」「フレイル」は本書のテーマであるサルコペニアに密接に関連している．今後このサルコペニアをいかに察知し，素早く介入するかはわが国にとって大変重要なテーマとなる．

　本書初版「栄養・運動で予防するサルコペニア」は2013年の2月に発行されたもので，いままで多くの方々にご愛読いただいたと聞いている．しかし，その間サルコペニアに関しては世界的にも研究進展し，臨床的にもその重要性が浸透するようになった．さらにわが国においては日本サルコペニア・フレイル学会も立ち上がり，その学会を通じて昨年には「サルコペニア診療ガイドライン2017年度版」も発行された．そのこともあり，今回ガイドラインに即した内容に全面改訂することになった．

　本書は武庫川女子大学の雨海照祥教授と共同で企画したものであり，多くの先生方のご協力のもと，オリジナルの原稿を参考に改訂させていただいた．お忙しい時間を割いて本書の執筆にあたっていただいた先生方，また編集の実務を担当いただいた医歯薬出版株式会社の方々に深謝いたします．

　最後に，本書が高齢者医療にかかわる方々のお役にたち，サルコペニアの理解，また治療にいささかなりとも貢献できることを期待している．

2018年5月

編者を代表して

葛谷雅文

新版 栄養・運動で予防する サルコペニア
サルコペニア診療ガイドライン2017年度版準拠

contents

まえがき ……………………………………………………… 葛谷雅文　v

Part 1　サルコペニアとは

サルコペニアの定義 …………………………………………… 葛谷雅文　2

サルコペニアの成因
 1）加齢性サルコペニア ……………………… 雨海照祥・長谷川万莉　6
 2）二次性サルコペニア ………………………… 杉本　研・楽木宏実　15

サルコペニアとフレイル―臨床上の重要性 …………………… 荒井秀典　24

Part 2　わが国におけるサルコペニアの診断と実態

日本人の骨格筋指数（DXA） ………………………………… 真田樹義　28

日本人の骨格筋指数（BIA） ………………………………… 谷本芳美　34

日本人における診断 ………………… 幸　篤武・安藤富士子・下方浩史　40

Part 3　サルコペニアの早期発見・治療

病院―急性期病院 ……………………………………………… 若林秀隆　48

病院―回復期リハビリテーション病棟 ………………………… 吉村芳弘　54

高齢者施設・療養病棟 ………………………………………… 吉田貞夫　65

在宅 …………………………………………………………… 佐竹昭介　74

Topics　がん患者におけるカヘキシアとサルコペニア ……… 土師誠二　82

Topics　サルコペニアと摂食・嚥下障害 ………… 國枝顕二郎・藤島一郎　88

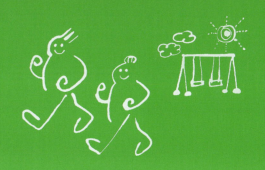

Part 4	サルコペニック肥満とその考え方

代謝・栄養との関連 ……………………………………………… 荒木　厚　96

診断法・頻度とその臨床的意義 ………………………………… 伊賀瀬道也　103

Part 5	サルコペニアの栄養療法

たんぱく質・アミノ酸 ………………… 雨海照祥・武澤明子・松本和美　112

ビタミン ……………………………………………… 下方浩史・安藤富士子　126

脂肪酸，食品パターン，ミネラル ……… 雨海照祥・都能綾子・宮田紘世　131

Part 6	サルコペニアの運動療法

サルコペニアの運動療法 ………………………………………… 島田裕之　150

Part 7	その他の介入法

複合介入 …………………………………………………………… 金　憲経　158

ホルモン …………………………………………………………… 小川純人　168

グレリン …………………………………………… 十枝内厚次・中里雅光　172

索引 …………………………………………………………………………… 178

Part 1
サルコペニアとは

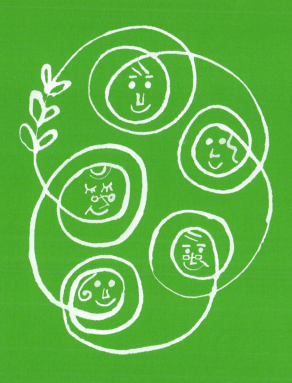

Part 1 サルコペニアとは

サルコペニアの定義

葛谷雅文 Kuzuya, Masafumi

Keyword
サルコペニア，骨格筋量，骨格筋指数，筋力

はじめに

　かつては日本を含め平均寿命が50歳に満たない国が大半であった．しかし，昨今日本は言うに及ばず，少なくとも先進国においてはその平均寿命は格段に延長し，そればかりか少子化にともない，高齢化率が軒並み上昇するような世界になってきている．かつてはマイノリティーであった高齢者は20％以上の人口比率となり，さらには国民の1/3が高齢者のなる時代が，そこまで来ている．これにともない，以前なら問題視されなかった高齢者の健康上の問題がクローズアップされて来た．1つは認知症であり，さらには転倒につながる骨格筋萎縮（サルコペニア）の問題である．以前にもこの問題を抱える高齢者は存在していたが，高齢にともなう病態，すなわち加齢現象（「年のせい」）で済まされてきた．しかし，世界中の高齢者人口が増加している昨今においては，この2つは高齢者を要介護状態に導き，医療費の増大にもつながることもあり，「年のせい」で済ますことはもはやできなくなってきており，早急にその病態解明，治療戦略の確立が求められている．

サルコペニアの歴史的経緯

　以前より加齢とともに骨格筋が萎縮することは知られていた．1989年にRosenberg IHは骨格筋量の加齢変化は他の臓器の加齢変化より顕著であり，加齢にともなう骨格筋量の減少は高齢者の歩行，移動，運動，エネルギー消費などに関連し，その臨床上の重要性を指摘した．その論文のなかではじめて「サルコペニア」（Sarcopenia）という言葉を提唱した[1]．サルコペニアは造語であり，"sarco"はギリシャ語の"sarx"由来とされ，英語の"flesh"「肉，肉付き」を表し，"penia"は英語の"loss"「消失，欠如」を表す．はじめサルコペニアは四肢骨格筋量の減少を一つの定義としていたが，次第に筋力や機能の低下をも含めるようになる．実際Rosenberg IHも1997年の総説ではサルコペニアを"an age-related loss of muscle mass and function"としている[2]．

骨格筋量の定量

　1998年にBaumgartner RNらはサルコペニア（四肢骨格筋量：appendicular skeletal mass）の指標として二重エネルギーX線吸収測定法（DXA法）で測定された四肢骨格筋量を身長（m）の2乗で除した骨格筋指数（ASMI：appendicular skeletal muscle index：四肢除脂肪軟組織量/身長^2）を使用することを提言した[3]．サルコペニアの定義は健康な18歳〜40歳未満のASMIの2標準偏差（2SD）未満を用いて定義した[3]．

　一方Janssenらはバイオインピーダンス法を使用して全身の筋肉量を推定した[4]．

　真田らは18歳〜85歳の日本人男性568名，女性1,326名を対象（このうち，40歳以下の若年者は男性266名，女性263名）にDXA法を使用し，日本人高齢者のサルコペニアのASMIカットオフ値を提言した．真田らによると，40

歳以下の被験者におけるASMIは男性が$8.67\pm0.90\,kg/m^2$，女性は$6.78\pm0.66\,kg/m^2$で，この値を用いてサルコペニアのカットオフ値は男性$6.87\,kg/m^2$，女性$5.46\,kg/m^2$と報告した．さらに彼らは年齢，体格指数，握力，腹囲などよりASMI推測値も提示している[5]．

EWGSOPによるサルコペニアの定義ならびに分類

The European Working Group on Sarcopenia in Older People (EWGSOP)は，筋肉量の低下を必須項目として，それ以外に筋力または身体機能の低下のうちどちらかが当てはまればサルコペニアと診断する[6]，としている(表1)．

表1 さまざまなサルコペニア診断

報告ならびに診断項目	1)骨格筋量減少	2)筋力低下	3)身体機能低下
EWGSOP[7] 1＋(2 or 3)	ASM/身長(m)^2 固定されたcutoff 基準無し	握力 固定されたcutoff 基準無し	歩行速度(通常) ≤0.8m/秒
AWGS[9] 1＋(2 or 3)	ASM/身長(m)^2 DXA：Men：≤$7.0\,kg/m^2$, Women：≤$5.4\,kg/m^2$ BIA：Men：≤$7.0\,kg/m^2$, Women：≤$5.7\,kg/m^2$	握力 Men：＜26kg Women：＜18kg	歩行速度 ≤0.8m/秒
IWGS[12] 1＋3	ASM/身長(m)^2(DXA) Men：≤$7.23\,kg/m^2$, Women：≤$5.67\,kg/m^2$		歩行速度(通常) ＜1.0m/秒
ESPEN-SIG[13] 1＋3	ASM/身長(m)^2 cutoff：young adults 2SD≤		歩行速度(通常) ＜0.8m/秒
SSCWD[14] 1＋3	ASM/身長(m)^2 cutoff：young adults 2SD≤		歩行能力(a or b) a. 歩行速度(通常)： 　≤1.0m/秒 b. 歩行距離(6分)： 　＜600m
FNIH[10] 1＋2	ASM/BMI (DXA) Men：＜0.789 Women：＜0.512	握力 Men：＜26kg Women：＜16kg	
FNIH[10] 1＋2＋3	ASM/BMI Men：＜0.789 Women：＜0.512	握力 Men：＜26kg Women：＜16kg	歩行速度(通常) ≤0.8m/秒
JSH[11] 1＋2	CT(第三腰椎ベルの筋肉量の合計) Men：＜$42\,cm^2/m^2$ Women：＜$38\,cm^2/m^2$ 　BIA Men：＜$7.0\,kg/m^2$ Women：＜$5.7\,kg/m^2$	握力 Men：＜26kg Women：＜16kg	

EWGSOP：European Working Group on Sarcopenia Older Persons，AWGS：Asian Working Group for Sarcopenia，IWGS：International Working Group on Sarcopenia，ESPEN-SIG：ESPEN-Special Interest Groups，FNIH：Foundation of NIH Sarcopenia Project，JSH：Japan Society of Hepatology
ASM：appendicular skeletal mass，DXA：dual x-ray absorptiometry，BIA：bioimpedance analysis，BMI：body mass index

表2 サルコペニアのステージ分類

ステージ	筋肉量	筋力	身体能力
プレサルコペニア	↓		
サルコペニア	↓	↓ or	↓
高度サルコペニア	↓	↓	↓

(Cruz-Jentoft AJ, et al. Age Ageing 2010；39 (4)：412-23[6])より改変)

さらにサルコペニアを表2のように3段階にステージ分類することを提案している．EWGSOPではサルコペニア診断に対するアルゴリズムを提唱している（図1）[6,9]．

また同報告ではサルコペニアを原発性，二次性サルコペニアに分類し，原発性を加齢のみによるサルコペニアとし，二次性のなかには「廃用」「疾患（臓器不全，悪性腫瘍，炎症性疾患など）」，「低栄養」によるサルコペニアとしている（表3）．このなかで「疾患」によるものは炎症を介する悪液質（cachexia）をさしており，悪液質による筋肉萎縮もサルコペニアの一部であるとしている．この疾病を介するサルコペニアは広範囲にわたり，各臓器別内科のみならず外科領域にわたり，多くの診療科のかかわる病態であり，たいへん注目され研究者の数も著しく増加してきている．一方で，加齢にともなうサルコペニアは多因子によって引き起こされることが推測されており，そのなかには二次性サルコペニアとして定義がされている因子も少なからず関連していると思われる（たとえば，炎症，栄養や活動度の低下など）．したがって，厳密に原発性と二次性を分けることは困難な場合がある．

そのほかのサルコペニアの定義

サルコペニア診療ガイドライン2017年版では表1に含まれるさまざまな診断が掲載されている[7]．サルコペニアは基本的に骨格筋量に関連しているためカットオフを決めるにあたっても，体格の異なる日本人に欧米のデータが使用しにくいことは容易に想像できる[8]．その意味で真田らの四肢骨格筋量のデータは日本人を対象に調査されたものであり，参考にしやすい[5]．またAsian Working Group for Sarcope-

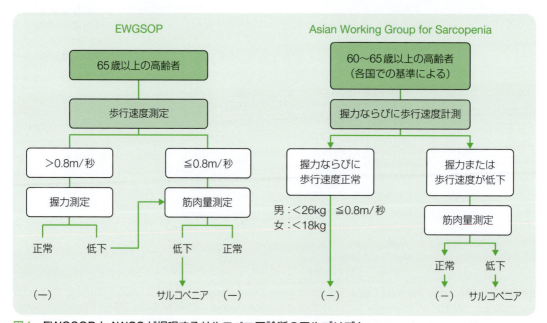

図1 EWGSOPとAWGSが提唱するサルコペニア診断のアルゴリズム
(Cruz-Jentoft AJ, et al. Age Ageing 2010；39 (4)：412-23[6], Chen LK, et al. J Am Med Dir Assoc 2014；15 (2)：95-101[9]より改変)

表3 サルコペニアの分類

原発性 Primary sarcopenia	
年齢が関与したsarcopenia	年齢以外明らかな原因なし
二次性 Secondary sarcopenia	
活動量に関連したsarcopenia	ベッド上安静,不活発な生活習慣体調不良,無重力状態
疾病が関与するsarcopenia	進行した臓器不全(心臓,肺,肝臓,腎臓,脳)炎症性疾患,悪性腫瘍,内分泌疾患
栄養が関連するsarcopenia	摂食不良,吸収不良,食思不振

(Cruz-Jentoft AJ, et al. Age Ageing 2010;39(4):412-23[6])より改変)

nia(AWGS)からアジア人用のサルコペニアの診断基準,アルゴリズムが出され[9],日本人には使用しやすい(図1,表1).しかし,表1で明らかなように,各診断方法とも,骨格筋量の低下を必須としているが,筋力や歩行速度(通常)の取り扱いは一致しておらず,組み込まれていない診断法も存在する.また骨格筋量は,一部CTを使用した体幹の筋肉量を指標にしているものもあるが,ほとんどは四肢の骨格筋量を基準にし,またほとんどが身長(m)の二乗で補正するASMIを評価しているが,NIHの提言している診断ではBMIでの補正を提言している[10].歩行速度もカットオフ値を0.8m/秒としていたり,1.0m/秒としたり統一されていない.一般に日本の高齢者の歩行速度は速いといわれ,日本では1.0m/秒を使用するのが好ましいとの議論もある.また日本の肝臓学会が肝疾患患者にターゲットをしぼったサルコペニアの判定基準を報告している[11].

おわりに

残念ながらいまのところは世界的に統一されたサルコペニアの診断基準はない.現時点では歩行速度の問題はあるが,日本人においてはAWGSの診断基準が使用しやすいかもしれない.しかし,いずれにしろ日本人を対象としたデータは蓄積されつつあり,近い将来,一般臨床で使用しやすい明確な定義が出されることを期待したい.

参考文献

1) Rosenberg IH. Summary comments. Am J Clin Nutr 1989;50(5):1231-3,1989.
2) Rosenberg IH. Sarcopenia:origins and clinical relevance. J Nutr 1997;127(5 Suppl):990S-1S.
3) Baumgartner RN, Koehler KM, Gallagher D, et al. Epidemiology of sarcopenia among the elderly in New Mexico. Am J Epidemiol 1998;147(8):755-63.
4) Janssen I, Baumgartner RN, Ross R, et al. Skeletal muscle cutpoints associated with elevated physical disability risk in older men and women. Am J Epidemiol 2004;159(4):413-21.
5) 真田樹義,宮地元彦,山元健太,ほか:日本人成人男女を対象としたサルコペニア簡易評価法の開発.体力科学 2010;59:291-302.
6) Cruz-Jentoft AJ, Baeyens JP, Bauer JM, et al. Sarcopenia:European consensus on definition and diagnosis:Report of the European Working Group on Sarcopenia in Older People. Age Ageing 2010;39(4):412-23.
7) サルコペニア診療ガイドライン作成員会編.CQ1 サルコペニアの定義は? サルコペニア診療ガイドライン2017年版:ライフサイエンス出版;2017. p2-3.
8) 葛谷雅文.老年医学におけるSarcopenia & Frailtyの重要性.日老医誌 2009;46(4):279-85.
9) Chen LK, Liu LK, Woo J, et al. Sarcopenia in Asia:consensus report of the Asian Working Group for Sarcopenia. J Am Med Dir Assoc 2014;15(2):95-101.
10) Studenski SA, Peters KW, Alley DE, et al. The FNIH sarcopenia project:rationale, study description, conference recommendations, and final estimates. J Gerontol A Biol Sci Med Sci 2014;69(5):547-58.
11) Nishikawa H, Shirai M, Hiramatsu A, et al. Japan Society of Hepatology guidelines for sarcopenia in liver disease (1st edition):Recommendation from the working group for creation of sarcopenia assessment criteria. Hepatol Res 2016;46(10):951-63.
12) Fielding RA, Vellas B, Evans WJ, et al. Sarcopenia:an undiagnosed condition in older adults. Current consensus definition:prevalence, etiology, and consequences. International working group on sarcopenia. J Am Med Dir Assoc 2011;12(4):249-56.,2-16.
13) Muscaritoli M, Anker SD, Argilés J, et al. Consensus definition of sarcopenia, cachexia and pre-cachexia:joint document elaborated by Special Interest Groups (SIG) "cachexia-anorexia in chronic wasting diseases" and "nutrition in geriatrics". Clin Nutr 2010;29(2):154-9.
14) Morley JE, Abbatecola AM, Argiles JM, et al. Sarcopenia with limited mobility:an international consensus. J Am Med Dir Assoc 2011;12(6):403-9.

Part 1 サルコペニアとは

サルコペニアの成因
1）加齢性サルコペニア

雨海照祥 Amagai, Teruyoshi
長谷川万莉 Hasegawa, Mari

Keyword
加齢，炎症，低栄養，活動性の低下，Inflammaging

サルコペニア研究の始まり

1988年，Boston大学のRosenberg博士がNIHの要請を受け，サルコペニア研究のシンポジウムを開催したのがサルコペニア研究の始まりである[1]．当時米国の高齢者人口は12％であり，ほとんど当時の日本と同じであった．しかしすでにNIHは，高齢社会における骨格筋の意義と課題を視野に入れていたと考えてよい．

サルコペニアの定義

サルコペニアは，サルコペニア診療ガイドライン2017において，「高齢期にみられる骨格筋量の低下と筋力もしくは身体機能（歩行速度）の低下」と定義される．

次にこの定義は，サルコペニアの診断基準によって具体化される．サルコペニアの診断基準は，欧州版とアジア版の2つがある．時代的に先行するのは，欧州版で，作成したのは2010年，欧州ワーキンググループ（European Working Group on Sarcopenia in Older People：EWGSOP），その診断基準は次の3項目，①は必須，さらに②または③のいずれかをみたすものをサルコペニアと診断する．欧州版[2]，アジア版[3]の3項目を比較する（表1）と，3点異なる．1点目は，四肢骨格筋量（appendicular lean mass：ALM），握力のカットオフ値がアジア版で男女ともに小さいこと，2点目は，アジア版では骨格筋量（ALM）の測定方法が二重エネルギーX線吸収測定法（DXA法）とBIA法の2つあり，この2つの計測方法でカットオフ値が異なる点，3点目は女性のALMカットオフ値がDXA法のほうがBIA法よりも小さいこと，以上3点である．

ここで骨格筋量は，四肢骨格筋量として，測定した骨格筋量を身長^{2}で除して標準化している．

骨格筋量の測定方法

■ Bioelectrical impedance（BIA）

Janssenの分類[4]では，BIAにより得られる

表1 サルコペニアの診断基準：欧州版とアジア版の比較

			①四肢骨格筋量（appendicular lean mass：ALM）	②筋力（握力）	③身体機能（歩行速度）
欧州版[2]	男性		< 7.23 kg/m²	< 30 kg	< 0.8 m/秒
	女性		< 5.67 kg/m²	< 20 kg	
アジア版[3]	男性	DXA値（BIA値）	< 7 kg/m²（7 kg/m²）	< 26 kg	< 0.8 m/秒
	女性	DXA値（BIA値）	< 5.4 kg/m²（5.7 kg/m²）	< 18 kg	

FFM，FMから予想式を用いて全身の骨格筋量を算出し，BMIと同様の手法で得られたAMSSを(身長)^{2}で除して算出する．これにより得られた全身の骨格筋量を体重との比で表す(skeletal mass index：SMI)．

ここでBIAで得られたBIA resistanceの値を，次式(Janssenの式)に入れてskeletal muscle massを算出している：

Skeletal muscle mass (kg) = {(身長^2/BIA-resistance×0.401) + (性×3.825) + (年齢×−0.071)} + 5.102

ここでBIA resistance (Ω)，性は男性＝1，女性＝0，年齢(歳)．

得られた値を，サルコペニアの重症度で階層化する(Janssenの分類：表2)[4]．この分類をするにあたり，Janssenらは基準値にBIA測定値が報告されているThird National Health and Nutrition Examination Survey (NHANESⅢ)を採用している[5]．

■ Dual-energy X-ray absorptiometry (DXA)

DXA法により，四肢の骨，脂肪を取り除いたappendicular skeletal muscle mass (ASMM)を算出する．ここで体重を(身長)^{2}で除するBMIと同じ手法で，AMSSを(身長)^{2}で除し，Janssenの分類同様，Tスコアで表す．ここでBaumgartnerら[6]は，基準値としてRosetta Stone study[7]の18～40歳の値を用いている．彼らのカットオフ値は男性7.26 kg/m^2，女性5.45 kg/m^{2}である[6]．

■ 身体計測値による上腕筋断面積

上腕周囲長および上腕三頭筋皮下脂肪厚より算出される上腕筋断面積より算出する．

サルコペニアの成因

本稿では，サルコペニアの成因を論じる．本稿におけるサルコペニアは，Rosenbergの原典の論考を尊重し，加齢にともなう骨格筋の変化

表2 BIAで得たSMIによるサルコペニアの重症度分類

重症度	SMI*
正常	M−SD≦
クラスⅠ	M−2SD≦，＜M−SD
クラスⅡ	＜M−2SD

*M：平均値，SD：標準偏差．これらはNHANESⅢの18～39歳のデータの平均値，標準偏差を用いている．
(Janssen I, et al. J Am Geriatr Soc 2002；50(5)：889-96[4]より)

を中心に論じる．

ここで注意すべきは，サルコペニアは高齢者全員に必発ではないことである．発生率は年齢によって異なる．疾病のない一般高齢者では，60～70歳で5～13%，80歳以上では11～50%に上がる[8]．すなわち年齢とともに，サルコペニアの発生率は上がるものの，決して100%ではない．

骨格筋を標的としてサルコペニアの概念設定を行う理由

体組成は脂肪組織 (Fat mass：FM) と非除脂肪組織 (Fat-free mass：FFM) に2分され，後者はさらに水，ミネラル(骨および骨以外)，体タンパクに細分される．これら体組成の観点から体は4～5コンパートメントに分類される．

なぜRosenbergはサルコペニアを提唱し，とくに体タンパクのコンパートメントに含まれる骨格筋に注目し，その後のとくに老年医学においてこの着眼点が継承されてきたのだろうか．その理由の一つは，高齢者の医学的・生活的な観点からの虚弱 (frailty：フレイルティ)とサルコペニアとが密接に関係しているからである[9]．

フレイルティは高齢者の有害事象の発生と連結し，2つの事象，すなわち老年症候群とサルコペニアとのいずれからも発生するとされる(図1)[10]．しかし老年症候群の構成を転倒，尿失禁，せん妄(またはうつ)および機能障害と定義すれば，この機能障害には移動性の低下が

Part 1 サルコペニアとは

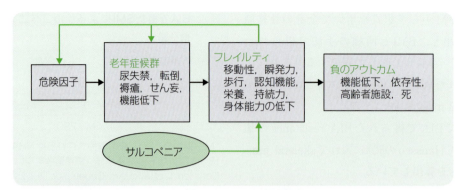

図1　老年症候群とサルコペニア，フレイルティとの関係
(Cruz-Jentoft AJ, et al. J Am Geriat Soc 2007 ; 55 (5) : 780-91[10]より)

強く関与し，移動性の低下には骨格筋の機能低下やバランス能の障害が関与する．したがってフレイルティの前段階としてのサルコペニア以外のもう一つの因子である老年症候群の発生因子それ自体にも，やはりサルコペニアが含まれていると解釈できる．

以上より，加齢にともなうフレイルティの発生に，加齢現象としてのサルコペニアが密接に関与しており，サルコペニア研究が老年医学で無視できない理由がこのことでも説明できる．

サルコペニアの成因は，複数の因子が関与していると考えられる．本稿ではそのうち主な因子を，細胞レベルから組織，生体レベルの順に，以下の項目に分けて考察した．すなわち(1) 酸化ストレスによるミトコンドリアDNAの変異，(2) 神経筋単位のアポトーシス，(3) サイトカインによる炎症，(4) 液性免疫の低下，(5) 内分泌環境の変化，(6) 栄養，(7) 活動性の低下，の7項目について個々に論じる．

酸化ストレスによるミトコンドリアDNAの変異

骨格筋細胞の生物学的特徴である筋細胞の収縮活動は，エネルギー依存性である．このエネルギーは，エネルギー産生細胞内小器官であるミトコンドリア（以下mt）とマトリックス内で起こるエネルギー産生回路の回転にまとめられる．

この回路を効率的に回転させるもっとも重要な栄養素の一つが酸素であり（好気的代謝），酸素を使わない回路（嫌気的代謝）の19倍ものエネルギー・コインとも呼ばれるATPを，同一のグルコースから産生することを可能にしている．しかしエネルギー・コインを効率的に産生する経路，すなわち好気的代謝に必須である酸素からは，ある一定の割合（1～5％とされる[11,12]）で，活性酸素が産生される．こうしてmtでエネルギー産生と同時に必然的に生まれてしまう活性酸素は，細胞内，組織内のタンパク質，脂質，核酸を酸化傷害し，変性させる．とくにmt内の核酸であるmt-DNAの傷害はエネルギー産生能を低下させる[13]．細胞レベルでの酸化ストレスによる骨格筋細胞のアポトーシスをも惹起する．

サルコペニアの前段階であるプレサルコペニアも含め，サルコペニアの発生段階において，速筋が選択的に傷害される．なぜ速筋が選択的に傷害されるのか，その機序はいまだ明らかにされていないが，収縮速度の速い速筋は機械的な傷害を受けやすく，その機械的な傷害が何らかのストレスを筋線維および支配神経に与えて損傷し，萎縮してしまうと推測される[14]．

さらにタイプⅡの骨格筋も，同じ影響を受けて同じ程度に萎縮するのではなく，重力に抗する骨格筋，すなわち抗重力筋ほど萎縮しやす

い．地球上で生活するかぎり，姿勢によるものの絶え間なく重力による負荷を受けている抗重力筋は，より傷害を受けやすいと考えられるが詳細はいまだ不明である．

神経筋単位のアポトーシス

Mt-DNAの酸化ストレスによる障害の結果，ATP産生能が傷害される．その結果，mt外膜の透過性が亢進し，PTP（permeability transition pore）が開放され，mt膜間腔にあるタンパク質，たとえばチトクロムCなどが細胞質に放出されると，細胞質にあるcaspase-9やApaf-1などの分子と結合し，アポトソームと呼ばれる集合体を形成する．

このアポトソームが下流のエフェクターであるcaspase-3を活性化し，さらにDNA分解酵素（caspase activated DNAase：CAD）がDNAを分解する．その結果，骨格筋細胞はアポトーシスにより死滅することで，骨格筋細胞の数は有意に減少する[15〜17]．

サイトカインによる炎症 —"Inflammaging"

弱く持続する炎症（inflammation）が加齢（aging）に対して，"Inflamm-aging"（のちにハイフンは省略されInflammaging）の造語が発表された[18]．

Inflammagingの発生の背景には[19]，

1. 加齢による炎症，免疫反応の遺伝子発現の亢進
2. 炎症性サイトカインの血清濃度の上昇
3. 炎症性サイトカインの上位に位置するNFκBの活性化

がある．これらの変化は臓器特異性があり，血管内皮においてとくに変化が強い[20]．さらに，

4. 上昇したサイトカイン血清濃度によって，視床下部-下垂体-副腎皮質系が上位から刺激され，コルチゾールが上昇し骨格筋が異化される．

さらにこれら非自己，異物の認識機構には，パターン認識システムが用いられている．すなわちこれらは（1）病原体関連分子パターン（pathogen-associated molecule pattern：PAMP）と危険関連分子パターン（danger-associated molecular pattern：DAMP）が，（2）DNAセンサー（DAI，AIM2），RNA感受性ヘリケース（RNA-sensing RIG-like helicases：RLHsとしてRIG-1，MDA5）の産生を刺激し，（3）パターン認識受容体を経て核内情報伝達物質であるNFκBが産生され，その結果，（4）炎症性サイトカインが合成される，の4段階を経る．

さらに細胞質内にも，同様のパターン認識受容体（pattern-recognition receptors：PRRs）が存在する．この細胞内PRRsもやはりDAMP，PAMPの作用で細胞質内の酸素に作用してフリーラジカル（reactive oxygen species：ROS）の合成を刺激し，ROSがPRRsである細胞質内のNOD-like受容体（NLRs）を集合させ，カスパーゼを活性化，細胞質内の炎症性サイトカインを活性化させる（ROSモデル）[21]．

この一連のROSモデルで登場したPRRsファミリーを総称してInflammasomesと呼び，炎症の発症のトリガーを形成する一連の分子群が発見されている[21]．

液性免疫能の低下

加齢にともなう炎症性サイトカインの合成分泌は，スウェーデンの高齢者の検証（NONA longitudinal study）[22]において，生存者に比して非生存者でIL-6が有意に高く（4.9 vs. 9.2 pg/mL，$p<0.001$），同時に液性免疫能の指標の一つであるCD4/CD8<1の割合が有意に高かった（8 vs. 27%，$p<0.05$）．この結果は間接的にではあるが，非生存群において，炎症性サイトカインの上昇が何らかの経路を経て液性免疫能を低下させた可能性が示唆される．

さらに同じ検証で非生存群でトランスサイレ

チン（TTR）も有意に低かった（0.26 vs. 0.17g/L, p<0.01）.高齢者におけるTTR減少は，急性，慢性炎症における骨格筋量，窒素量の減少の敏感なバイオマーカーとされる[23]．

したがってNONA longitudinal study[22]においては，高齢者で炎症，免疫，さらにサルコペニア関連の骨格筋量の減少が死亡群において同時に観察されており，液性免疫能の低下により加齢にともなうInflammatomesによる炎症が起こり，その結果，炎症性サイトカインによる骨格筋の融解としての骨格筋の減少が進行しているといえる（免疫リスクの表現型Immune risk phenotype：IRP，図2)[22]．

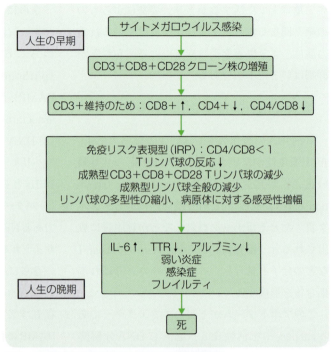

図2 免疫リスクのライフステージ別表現型
(Wikby A, et al. Mech Ageing Dev 2006；127（8）：695-704[22]より)

内分泌環境の変化

■インスリン抵抗性

エネルギー代謝におけるグルコースの重要性は加齢によって変化しない．したがって日常活動に必要なエネルギー供給にグルコースが必要である生命現象自体は変わらない．

血糖コントロールだけに注目すると，血糖をエネルギー源として細胞内に取り込むトリガーとしてのインスリン分泌量は，若年者でも高齢者でも変わらない[24]．しかし一般的に加齢にともなう高血糖は，末梢組織，とくに骨格筋のインスリン感受性の低下といわれ，細胞内での加齢的変化が考えられている[25]ものの，細胞レベル，分子レベルでの加齢がインスリン抵抗性に及ぼす影響の機序は十分には解明されていない．

しかしIRの結果として生じた終末糖化産物（advanced glycation endproduct：AGE，HbA1cが代表例）は細胞膜にある受容体と結合，NFκBを経て最終的に炎症性サイトカインを産生させ，炎症とまったく同様の経路を経て加齢に参画している（図3）[26]．

■副腎皮質ホルモン

1）糖質ステロイド（グルココルチコイド）の増加

加齢にともなう炎症に反応性に糖質ステロイド（グルココルチコイド）の分泌が刺激されることで，骨格筋合成の抑制因子であるミオスタチン合成遺伝子が刺激され[27]，さらに同化ホルモンである成長ホルモンやIGF-1の分泌を抑制する[28]．その結果，サルコペニアが発症するとされる．

2）性ステロイドの低下

2.1）アンドロゲン

男性では30歳から，分泌量は1年に1％ずつ，生物学的活性値からは毎年2％ずつ，減少が始まるとされる[29]．骨格筋のタンパク合成能の刺激ホルモンであるテストステロンの刺激の減少が，サルコペニア発症に関与する．一方，女性におけるテストステロンの減少は，男性よりもさらに早く20歳から始まり，45歳までで終了するといわ

れる[30]．

精巣，副腎皮質内でアンドロゲンに変換されるテストステロンの前駆体DHEA（dehydroepiandrosterone）のサプリメント補給により，男女の高齢者の骨密度，テストステロン，エストロゲンの血中濃度は上昇したものの骨格筋量は増加しなかった[31]．

2.2）エストロゲン

高齢者のエストロゲン濃度の低下が，骨格筋量を減少させるとの報告[32,33]がある一方，まったく影響しないとの報告[34]もあり，エストロゲンの骨格筋量に与える影響に対する観察結果はいまだ一定ではない．おそらく対象の背景因子，たとえばBMI，食生活，活動度，緯度なども含む生活環境などが均一ではないからと推測する．

一般的なサルコペニアの発生率には性差があり，老人ホーム入所中の高齢者での観察では，男性に優位であるという．こうした観察結果[35]の背景には，これら性ステロイドホルモンの骨格筋に対する影響の差が関係している可能性があると考えられる．

■成長ホルモンとIGF-1の減少

下垂体前葉からパルス波のパターンで血中に分泌される成長ホルモンは，局所，とくに骨格筋でのIGF-1によってそのタンパク合成亢進作用が増幅される．これら成長ホルモンとIGF-1は加齢とともに血中濃度が低下し，とくに成長ホルモンは30歳から年に1％ずつ低下するとされ[36]，高齢者での血中濃度は若年者の5～20倍低いという[37]．これらの変化がサルコペニアの発症に関与する[38]．

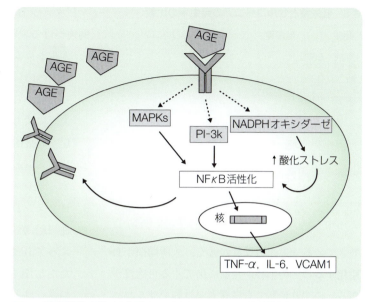

図3　終末糖化産物（AGE）によるサイトカイン産生経路
(Carballo-Jane E, et al. J Steroid Biochem Mol Biol 2004；88（2）：191-2012[26]より)

栄養

■低栄養

食欲低下，口腔内有害事象，合併疾患，内服薬認知機能の障害，社会的コミュニケーションの不足[39]など，高齢者の低栄養の発症因子は多彩である．一方，エネルギーおよびたんぱく質の欠乏症としての低栄養症候群[39,40]とサルコペニアの合併率を論じた報告はいまだない[41]．

しかし日本人の入院患者を対象とした横断的研究によれば，低栄養症候群の発生率がサルコペニアのそれを上回っており，これまでの報告（表3）[41]と異なっている．異なった理由としては，日本人の研究では骨格筋の量のみによる診断であるばかりでなく，対象が表3[41]の高齢者施設ではなく，急性期病院も含まれているためと考えられる．しかし合併疾患の重症度が高いほど日本人の結果のように低栄養症候群の発生率が高く，低栄養症候群の進行形としてサルコペニアが位置する可能性がある．

逆に高齢者施設では，十分量の栄養素は摂取

表3 低栄養とサルコペニアの発生率の比較

場所		低栄養	サルコペニア
病院	急性期	56%	
		23%	
施設	高齢者	21%	32%
		2〜9%	25%
コミュニティ		1〜10%	37〜61% (クラスI サルコペニア)
		(41〜48% at risk)	5〜11% (クラスII サルコペニア)

(Vandewoude MF, et al. J Aging Res 2012；2012：651570[41] より)

できている一方，活動度が低く，入所期間が長期化することの影響が全面に出てくる可能性がある．いずれにしても栄養素が単独でサルコペニアの発症に影響すると考えるより，合併疾患の有無，活動度などを加味した総合的なサルコペニアの把握が必要と考えられる．

■たんぱく質

たんぱく質の摂取量とlean body mass (LBM) とが相関するとされる[42]．一方，たんぱく質の摂取量とサルコペニアとには，何ら相関を認めず，おそらく植物性たんぱく質が多い食品群をとっている対象においては，相関が失われると推測している[43]．たんぱく質の量，質によるサルコペニア発生の予測の可能性の検討は，今後の検討を要する．

■ビタミンD欠乏症

栄養素のなかでもとくに骨格筋の細胞にもその受容体が存在するため，ビタミンDは骨格筋の数，機能に影響する．

血中の前駆体であり，活性型に比してはるかに安定しているため，欠乏症の有無に指標として汎用される血清25-hydroxyvitamin (25(OH)D) 値と転倒の発生率とは，高齢者において有意に相関することがわかっている[44]．コミュニティ在住の高齢者を対象としたコホート研究により，血清25(OH)Dと脂肪とは逆相関，骨格筋量とは相関することが報告された．さらにサルコペニアでは有意に25(OH)Dが低値であった[43]．

ビタミンD欠乏症とサルコペニアとの間を関連づける説明には，

1. カルシウム (Ca) 代謝：ビタミンDによる筋肉内へのCa流入によって収縮力が調節されており，この流入を制御してビタミンDの欠乏により収縮力が低下，サルコペニア発症を間接的に誘発する[45]．
2. ビタミンDは筋芽細胞の分化，分裂を刺激する[46]．
3. ビタミンDによる骨格筋のインスリン抵抗性 (IR) からの防御．ビタミンD欠乏症によってIRが進行，骨格筋の萎縮が進行[47]．ただしIRを単独で改善してもサルコペニアの進行は止まらなかった観察結果あり．
4. ビタミンDによる細胞膜からのアラキドン酸 (AA) の放出刺激．AAの代謝産物であるエイコサノイドによる細胞膜の流動性・透過性の低下による骨格筋の機能の変化．

などが考えられている[43]．

しかし横断的研究においては，サルコペニアに必ずしもビタミンD欠乏症が合併していない．したがってサルコペニアが原因となり，ビタミンD欠乏症をきたしている可能性も考えられる．すなわち，

1. サルコペニアによる活動度の低下が，ビタミンD活性化のための外での紫外線との接触時間を短くしている．
2. サルコペニアはときに肥満に合併する (sarcopenic obesity)．体内の過剰な脂肪細胞が脂溶性ビタミンであるビタミンDを細胞内に閉じ込めてしまう．
3. ビタミンDの前駆体であるプレビタミンD_3（コレカルシフェロール）は，表皮の比較的下層にある表皮の幹細胞である基底層およびその表層に位置する有棘層において多く発見され，主にこれらの層で7-デヒドロコレステロールから合成されていると考えられている．有棘層のさらに表層にあり角化

層のケラチンフィラメントを凝集させるタンパク質を内に含む顆粒層[48,49]が高齢者において増殖し、そのため十分な紫外線がその下の有棘層、基底層に来るのを阻まれる。その結果、高齢者ではビタミンDの前駆体の合成能が低下する。

活動性の低下

下肢麻痺、加齢にともなう活動性の低下により、骨格筋細胞のミオシンの重鎖（myosin heavy chain：MHC）のRNAの総重量、mRNAの総重量が減少する[50]。その結果、骨格筋の断面積は減少し[51]、これは年齢によらず観察され、高齢者にとくに強い訳ではない。しかし高齢者は筋萎縮からの回復速度が若年者に比して遅い[52,53]。

まとめ

サルコペニアの成因を、細胞レベルから組織、生体レベルの順に以下の7項目に分けて考察した。

1. エネルギー産生細胞内小器官であるミトコンドリアは、もっとも活性酸素が生じやすく酸化ストレスを受けやすい。その結果、ミトコンドリアDNAの変異をきたし、骨格筋の再生が傷害される。
2. 同じ機序で骨格筋のアポトーシスをきたす。
3. 加齢にともなう弱く長時間続く炎症である"Inflammaging"により骨格筋が融解する。
4. 加齢による液性免疫の低下も、弱い炎症の原因となり、炎症と同様にinflammasomeが関与する。
5. 内分泌環境の変化として、インスリン抵抗性、糖質ステロイドの亢進、性ステロイドおよび成長ホルモン、IGF-1の減少
6. 栄養因子として、低栄養、低たんぱく質、ビタミンD欠乏症
7. 活動性の低下による骨格筋のRNA、mRNAの総重量の減少

参考文献

1) Rosenberg IH. Sarcopenia : origins and clinical relevance. J Nutr 1997 ; 127 (5 suppl) : 990S-1S.
2) Cruz-Jentoft AJ, Baeyens JP, Bauer JM, et al. Sarcopenia : European consensus on definition and diagnosis : Report of the European Working Group on Sarcopenia in Older People. Age Ageing 2010 ; 39 (4) : 412-23.
3) Limpawattana P, Kotruchin P, Pongchaiyakul C. Sarcopenia in Asia. Osteoporosis & Sarcopenia 2015 ; 1 : 92-7.
4) Janssen I, Heymsfield SB, Ross R. Low relative skeletal muscle mass (sarcopenia) in older persons is associated with functional impairment and physical disability. J Am Geriatr Soc 2002 ; 50 (5) : 889-96.
5) National Center for Health Examination Survey, 1988-94 (PHS publication no.94-1308). Hyattsville, MD : Department of Health and Human Services, Vital and Health Statistics, Series 1, No.32, 1994.
6) Baumgartner RN, Koehler KM, Gallagher D, et al. Epidemiology of sarcopenia among the elderly in New Mexico. Am J Epidemiol 1998 ; 147 (8) : 755-63.
7) Gallagher D, Visser M, De Meersman RE, et al. Appendicular skeletal muscle mass : effects of age, gender, and ethnicity. J Appl Physiol (1985) 1997 ; 83 (1) : 229-39.
8) Morley JE. Sarcopenia : diagnosis and treatment. J Nutr Health Aging 2008 ; 12 (7) : 452-6.
9) Roubenoff R. Sarcopenia and its implications for the elderly. Eur J Clin Nutr 2000 ; 54 (Suppl 3) : S40-7.
10) Cruz-Jentoft AJ, et al. Sarcopenia : the newest geriatric syndrome? Adapting from Inouye SK, et al. Geriatric syndromes : clinical, research, and political implications of a core geriatric concept. J Am Geriat Soc 2007 ; 55 (5) : 780-91.
11) Rossi P, Marzani B, Giardina S, et al. Human skeletal muscle aging and the oxidative system : cellular events. Curr Aging Sci 2008 ; 1 (3) : 182-91.
12) Richter C, Park JW, Ames BN. Normal oxidative damage to mitochondorial and nuclear DNA is extensive. Proc Nat Aca Sci U S A 1988 ; 85 (17) : 6465-7.
13) Murphy MP. How mitochondria produce reactive oxygen species. Biochem J 2009 ; 417 (1) : 1-13.
14) Faulkner JA, Brooks SV. Muscle fatigue in old animals. Unique aspects of fatigue in elderly humans. Adv Exp Med Biol 1995 ; 384 : 471-80.
15) Marzetti E, Lawler JM, Hiona A, et al. Modulation of age-induced apoptotic signaling and cellular remodeling by exercise and calorie restriction in skeletal muscle. Free Radic Biol Med 2008 ; 44 (2) : 160-8.
16) Marzetti E, Calvani R, Bernabei R, Leeuwenburgh C. Apoptosis in skeletal myocytes : a potential target for interventions against sarcopenia and physical frailty - a mini-review. Gerontology 2012 ; 58 (2) : 99-106.
17) Marzetti E, Lees HA, Manini TM, et al. Skeletal muscle apoptotic signaling predicts thigh muscle volume and gait speed in community-dwelling older persons : an exploratory study. PLoS One 2012 ; 7 (2) : e32829.
18) Franceschi C, Bonafè M, Valensin S, et al. Inflamm-aging. An evolutionary prespective on immunosenescence. Ann NY Acad Sci 2000 ; 908 : 244-54.
19) Salminen A, Kaarniranta K, Kauppinen A. Inflammaging : disturbed interplay between autophagy and inflam-

masomes. Aging (Albany NY) 2012 ; 4 (3) : 166-75.
20) Cevenini E, Caruso C, Candore G, et al. Age-related inflammation : the contribution of different organs, tissues and systems. How to face it for therapeutic approaches. Curr Pharam Des 2010 ; 16 (6) : 609-18.
21) Schroder K, Tschopp J. The inflammasomes. Cell 2010 ; 140 (6) : 821-32.
22) Wikby A, Nilsson BO, Forsey R, et al. The immune risk phenotype is associated with IL-6 in the terminal decline stage : findings from the Swedish NONA immune longitudinal study of very late life functioning. Mech Ageing Dev 2006 ; 127 (8) : 695-704.
23) Ingenbleek Y, Young VR. Significance of transthyretin in protein metabolism. Clin Chem Lab Met 2002 ; 40 (12) : 1281-91.
24) Gruenewald DA, Matsumoto AM, et al. Aging of the endocrine system and selected endocrine disorders. In : Halter JB, Ouslander JG, Studenski S, et al. editors. Hazzard's Geriatric Medicine and Gerontology, 6th Ed : McGraw-Hill ; 2009. p1267.
25) Arking R. The Biology of Aging, 2nd Ed. Sunderland : Sinauer Associates ; 1998. p245.
26) Luevano-Contreras C, Chapman-Novakofski K. Dietary advanced glycation end products and aging. Nutrients 2010 ; 2 (12) : 1247-65.
27) Carballo-Jane E, Pandit S, Santoro JC, et al. Skeletal muscle : a dual system to measure glucocorticoid–dependent transactivation and transrepression of gene regulation. J Steroid Biochem Mol Biol 2004 ; 88 (2) : 191-201.
28) Sakuma K, Yamaguchi A. Sarcopenia and age-related endocrine function. Int J Endocrinol 2012 ; 2012 : 127362.
29) Kohut ML, McCann DA, Russell DW, et al. Aerobic exercise, but not flexibility/resistance exercise, reduces serum IL-18, CRP, and IL-6 independent of β-blockers, BMI, and psychosocial factors in older adults. Brain Behav Immun 2006 ; 20 (3) : 201-9.
30) Morley JE, Perry HM 3rd. Androgens and women at the menopause and beyond. J Gerontol A Biol Sci Med Sci 2003 ; 58 (5) : M409-16.
31) Urban RJ, Bodenburg YH, Gilkison C, et al. Testosterone administration to elderly men increases skeletal muscle strength and protein synthesis. Am J Physiol 1995 ; 269 (5 Pt 1) : E820-6.
32) Roubenoff R, Hughes VA. Sarcopenia : current concepts. J Gerontol A Biol Sci Med Sci 2000 ; 55 (12) : M716-24.
33) Thomas DR. Loss of skeletal muscle in aging : examining the relationship of starvation, sarcopenia and cachexia. Clin Nutr 2007 ; 26 (4) : 389-99.
34) Baumgartner RN, Waters DL, Gallagher D, et al. Predictors of skeletal muscle mass in elderly men and women. Mech Ageing Dev 1999 ; 107 (2) : 123-36.
35) Landi F, Liperoti R, Fusco D, et al. Prevalence and risk factors of sarcopenia among nursing home older residents. J Gerontol A Biol Sci Med Sci 2012 ; 67 (1) : 48-55.
36) Hermann M, Berger P. Hormonal changes in aging men : a therapeutic indicator ? Exp Gerontol 2001 ; 36 (7) : 1075-82.
37) Ryall JG, Schertzer JD, Lynch GS. Cellular and molecular mechanisms underlying age-related skeletal muscle wasting and weakness. Biogerontology 2008 ; 9 (4) : 213-28.
38) Ferrucci L, Penninx BW, Volpato S, et al. Change in muscle strength explains accelerated decline of physical function in older women with high interleukin-6 serum levels. J Am Geriatr Soc 2002 ; 50 (12) : 1947-54.
39) Jensen GL, Mirtallo J, Compher C, et al. Adult starvation and disease-related malnutrition : a proposal for etiology-based diagnosis in the clinical practice setting from the International Consensus Guideline Committee. Clin Nutr 2010 ; 29 (2) : 151-3.
40) 雨海照祥, 高岸和子, 脇田真季, 松岡美緒. 低栄養症候群. 日本臨牀 2010 ; 68 (増刊号3) : 448-52.
41) Vandewoude MF, Alish CJ, Sauer AC, Hegazi RA. Malnutrition-sarcopenia syndrome : is this the future of nutrition screening and assessment for older adults? J Aging Res 2012 ; 2012 : 651570.
42) Houston DK, Nicklas BJ, Ding J, et al. Dietary protein intake is associated with lean body mass change in older, community-dwelling adults : the Health, Aging, and Body Composition (Helath ABC) Study. Am J Clin Nutr 2008 ; 87 (1) : 150-5.
43) Kim MK, Baek KH, Song KH, et al. Vitamin D deficiency is associated with sarcopenia in older Koreans, regardless of obesity : the Fourth Korea National Health and Nutrition Examination Surveys (KNHANES IV) 2009. J Clin Endocrinol Metab 2011 ; 96 (10) : 3250-6.
44) Snijder MB, van Schoor NM, Pluijm SM, et al. Vitamin D status in relation to one-year risk of recurrent falling in older men and women. J Clin Endocrinol Metab 2006 ; 91 (8) : 2980-5.
45) Dirks-Naylor AJ, Lennon-Edwards S. The effects of vitamin D on skeletal muscle function and cellular signaling. J Steroid Biochem Mol Biol 2011 ; 125 (3-5) : 159-68.
46) Oh JH, Kim SH, Kim JH, et al. The level of vitamin D in the serum correlates with fatty degeneration of the muscles of the rotator cuff. J Bone Joint Surg Br 2009 ; 91 (12) : 1587-93.
47) Zhou QG, Hou FF, Guo ZJ, et al. 1,25-Dihydroxyvitamin D improved the free fatty acid-induced insulin resistance in cultured C2C12 cells. Diabetes Metab Res Rev 2008 ; 24 (6) : 459-64.
48) Ross MH (内山安男, 相磯貞和, 監訳). Ross組織学, 原書第5版：南江堂；2010. p442-4.
49) Holick MF. Vitamin D deficiency. N Eng J Med 2007 ; 357 (3) : 266-81.
50) Haddad F, Baldwin KM, Tesch PA. Pretranslational markers of contractile protein expression in human skeletal muscle : effect of limb unloading plus resistance exercise. J Appl Physiol (1985) 2005 ; 98 (1) : 46-52.
51) Hortobágyi T, Dempsey L, Fraser D, et al. Changes in muscle strength, muscle fiber size and myofibrillar gene expression after immobilization and retaining in human. J Physiol 2000 ; 524 Pt 1 : 293-304.
52) Thompson LV. Skeletal muscle adaptations with age, inactivity, and therapeutic exercise. J Orthop Sports Phys Ther 2002 ; 32 (2) : 44-57.
53) Degens H, Alway SE. Skeletal muscle function and hypertrophy are diminished in old age. Muscle Nerve 2003 ; 27 (3) : 339-47.

Part 1　サルコペニアとは

サルコペニアの成因
2) 二次性サルコペニア

杉本　研　Sugimoto, Ken
楽木宏実　Rakugi, Hiromi

Keyword
握力，歩行速度，四肢筋量

はじめに

サルコペニアは加齢以外に明らかな原因がない一次性サルコペニアと，二次性サルコペニアに分類される．二次性サルコペニアは，1) 活動に関連するサルコペニア，2) 疾患に関連するサルコペニア，3) 栄養に関連するサルコペニアの大きく3つに大別される（表1）[1]．本稿では，これら3つの分類におけるサルコペニアの頻度と発生のメカニズムについて，サルコペニア診療ガイドライン2017を踏まえ，最新の知見を交え概説する．

活動に関連するサルコペニア

活動に関連するサルコペニアは，寝たきり，不活発な生活習慣や無重力状態（宇宙飛行士など）などによる活動低下が一定期間以上継続することにより生じる．6〜7週間のベッド上安静により骨格筋量の低下とともに約20%の下肢筋力低下が生じることが示されている[2]ほか，床上安静により0.5%/日のスピードで骨格筋量が低下することが示されている[3]など，安静がサルコペニアの強力なリスク因子であることが明らかにされている．

疾患に関連するサルコペニア

疾患に関連するサルコペニアは，重症臓器不全や炎症性疾患，悪性腫瘍や内分泌疾患にともなうものなどがあげられる．

心，肺，腎臓などの重症臓器不全や悪性腫瘍といった慢性疾患は，食思不振，炎症，インスリン抵抗性，性腺機能低下，貧血などを介し，脂肪量減少とともに筋量減少が誘導され，いわゆるカヘキシア（悪液質）を呈する場合がある（図1）[4]．カヘキシアは，1年で5kg以上の体重減少またはBMI 20kg/m^{2}未満に，筋力低下，疲労，食思不振，除脂肪量低下，生化学的異常（炎症マーカー上昇，Hb低下，Alb低下）のうち3つ以上を満たす場合に定義される病態

表1　二次性サルコペニアの分類

二次性サルコペニア (Secondary Sarcopenia)	
1 活動に関連するサルコペニア	寝たきり，不活発なスタイル，（生活）失調や無重力状態が原因となりうるもの
2 疾患に関連するサルコペニア	重症臓器不全（肺，腎臓，心臓，肝臓など），炎症性疾患，悪性腫瘍や内分泌疾患にともなうもの
3 栄養に関連するサルコペニア	吸収不良，消化管疾患，および食思不振を起こす薬剤使用などにともなう，摂取エネルギーおよび/またはたんぱく質の摂取量不足に起因するもの

(Cruz-Jentoft AJ, et al. Curr Opin Clin Nutr Metab Care 2010；13 (1)：1-7[1]より引用改変)

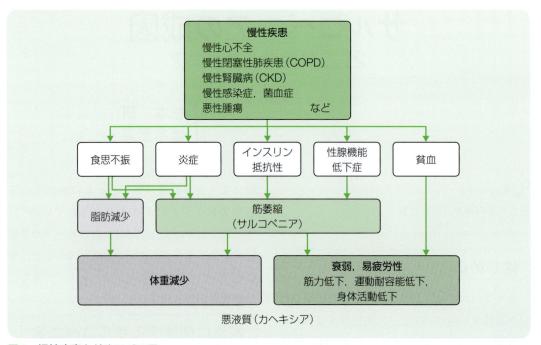

図1 慢性疾患とサルコペニア
心，肺，腎臓などの重症臓器不全や悪性腫瘍といった慢性疾患は，食思不振，炎症，インスリン抵抗性，性腺機能低下，貧血などを介し，脂肪量減少とともに筋量減少が誘導され，悪液質（カヘキシア）の状態に陥る．
(Evans WJ, et al. Clin Nutr 2008；27(6)：793-9[4])より引用改変）

であるが，二次性サルコペニアがカヘキシアと併存している状態は慢性疾患と関連が深く，フレイルと併存するとさらに低栄養状態，すなわち終末像となる[5]．また，慢性疾患により安静を強いられることからも不活動によるサルコペニアが誘導される．以下，各種慢性疾患とサルコペニアの関連について述べる．

■**慢性閉塞性肺疾患（COPD）とサルコペニア**

慢性閉塞性肺疾患（COPD）は，呼吸器系の障害にとどまらず，慢性の全身性炎症性疾患と捉えられており，筋量減少，カヘキシアとともに，虚血性心疾患，心不全，骨粗鬆症，糖尿病などの全身併存症を示す病態である．さらに，呼吸不全による運動耐容能の低下にともなう活動性低下も生じるため，サルコペニアを生じやすいと考えられる．

COPDにおけるサルコペニアの有病率について，症状が安定しているCOPD患者622例（平均70.4歳）を対象とした報告において，EWGSOP基準により診断したサルコペニアが14.5％合併しており，その有病率に性差はなかった[6]．このことから，COPDではサルコペニアが一般集団より高率に存在することがわかる．

■**慢性腎臓病（CKD）とサルコペニア**

慢性腎臓病（CKD）は，病期の進行にともなう全身性炎症や酸化ストレスの増大とともに，現行のガイドラインによる運動制限やたんぱく質摂取制限の影響，内分泌異常（IGF-1低下，ミオスタチン増加）やアシドーシスなどにより，サルコペニアを呈しやすい病態である[7]．

40歳以上の11,625例の保存期CKD患者を対象に，サルコペニアの実態を調査した報告では，正常〜ステージ1で4.3％，ステージ2で6.3％，ステージ3〜5で15.4％と，病期の進行

サルコペニアの成因

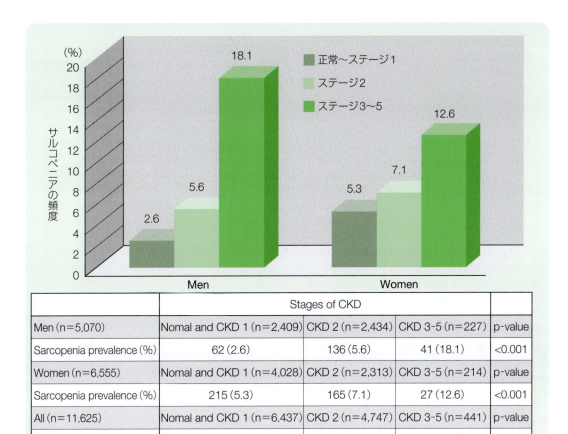

図2 慢性腎臓病（CKD）におけるサルコペニアの頻度
CKDのステージが上昇するごとにサルコペニアの頻度は上昇する.
(Moon SJ, et al. PLoS One 2015；10(6)：e0130740[8])より引用改変）

にともない筋量減少をともなう割合が増加していた（図2）[8]. 142例（平均59.8歳）の透析患者を前向きに4.5年フォローした検討では，サルコペニアの頻度は33.1％であり，サルコペニアは総死亡，心血管イベントの独立したリスク因子であった[9]. 以上から，サルコペニアの頻度はCKDステージの悪化にともない増加し，かつ予後不良と関連することがわかる．

■ 心不全とサルコペニア

慢性心不全患者では，血中のカテコラミンやアンジオテンシンⅡ，ミオスタチンなどの異化因子は増加し，IGF-1などの同化因子は低下しているだけでなく，炎症性サイトカインの上昇により筋量減少が誘導される．また交感神経活性化に起因する安静時エネルギー消費増大による慢性的な低栄養状態の関与が指摘されている．実際に，高齢の慢性心不全患者の約20％はサルコペニアを合併するとの報告がある[10].

慢性腎臓病（CKD）や心不全などの病態においては，レニン-アンジオテンシン系（RAS）が活性化していることが知られている．AⅡは，アンジオテンシンⅡ1型（AT1）受容体に結合することにより下流シグナルが活性化され，活性酸素（ROS）を介したユビキチン-プロテアソーム系の活性化により筋タンパク分解を促進する[11]という直接的な作用と，AⅡによるイ

Part 1　サルコペニアとは

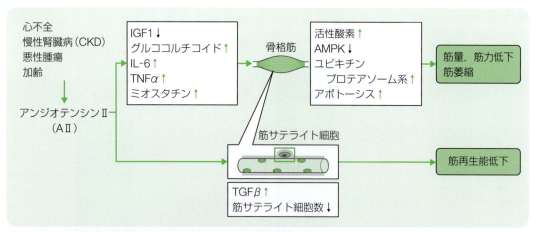

図3　アンジオテンシンⅡ（AⅡ）によるサルコペニア誘導
AⅡによる間接的なIGF-1抑制，炎症性サイトカインやミオスタチン，グルココルチコイド増加を介した筋タンパク合成低下，筋タンパク分解促進により筋量減少が誘導される．またAⅡによる筋サテライト細胞数，筋再生能低下により筋量減少が誘導される．

ンスリン様成長因子（IGF-1）の減少，グルココルチコイド[12]や炎症性サイトカイン（IL-6，TNFαなど）[13]，ミオスタチン[14]の増加を介した筋タンパク合成系の抑制，筋タンパク分解系の亢進が生じるという間接的な作用が知られている．またAⅡは，傷害からの修復時において，筋分化マーカーの減少やNotchシグナルの抑制，筋サテライト細胞数減少といった筋修復能低下作用を示す[15]ことが知られている．これらのAⅡの作用は，心不全やCKDの病態悪化や癌カヘキシアにおいてサルコペニアが誘導されるメカニズムの一つと考えられている（図3）．

■ 肝不全とサルコペニア

慢性肝疾患患者におけるサルコペニア頻度は30～40％，肝硬変患者では40～70％と，一般高齢者よりかなり高率であると報告されている．肝硬変患者はたんぱく質を中心に栄養障害に陥りやすく，分岐鎖アミノ酸（BCAA）低下と芳香族アミノ酸（AAA）の増加が生じ，アミノ酸のインバランスの状態になるため，筋タンパク合成が低下することによりサルコペニアが誘導されると考えられている．そのため，他疾患より早くサルコペニアとの関連が注目され，日本肝臓学会が独自のサルコペニア判定フローチャートを発表している（図4）[16]．

■ 悪性腫瘍とサルコペニア

悪性腫瘍では，サルコペニアの評価として腸腰筋を含むL3位でのCT横断面で筋肉量を評価する方法が多く用いられている．この方法によるサルコペニアの頻度は，胃・食道癌で26～65％，結腸・直腸癌で19～39％，肝臓癌で11～66％，膵臓癌で21～63％，腎臓癌で29～68％，尿路上皮癌で60～68％，非小細胞性肺癌で74％，瀰漫性大細胞型B細胞性リンパ腫で約55％と報告されている[17]．消化器癌患者の術前に前記と同様に腹部CTによりサルコペニアを評価し，術後予後との関係を検討した13論文のメタ解析では，サルコペニアは癌の部位に関係なく独立した術後予後悪化因子であった（ハザード比：肝癌3.19，膵癌1.63，大腸癌1.85，大腸癌肝転移2.69）[18]．

このように悪性腫瘍においてサルコペニアは高頻度でかつ予後不良因子であることから，術前サルコペニア評価の有用性が示唆されるが，EWGSOPやAWGSを用いた検討がほとんどないため，今後の検討が期待される．

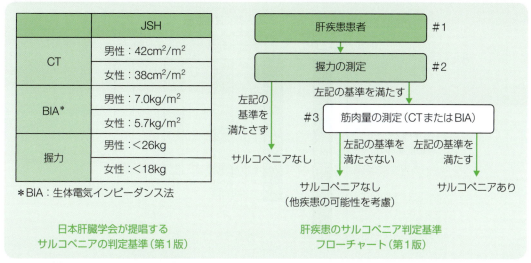

図4 肝疾患のサルコペニア判定基準

(西口修平, ほか. 肝臓 2016 ; 57 (7) : 353-68[16]より引用改変)

栄養に関連するサルコペニア

栄養に関連するサルコペニアは，吸収不良や消化管疾患，および食思不振を起こす薬剤使用などにともない，摂取エネルギーやたんぱく質の摂取不足により生じる．

栄養素のうち，たんぱく質や分岐鎖アミノ酸（ロイシンなど）の摂取不足や，n-3系脂肪酸，ビタミン類，カロテノイドなどの抗酸化作用を有する食品の摂取不足により，サルコペニアが誘導されることが知られている[19]．70～79歳の高齢者をたんぱく質摂取量により5分位に分けた3年間の追跡調査において，最低分位（0.7g/kg/日）の群は最高分位（1.1g/kg/日）の群と比較し，骨格筋量の減少度が約2倍であった（図5）[20]．一方，たんぱく質やアミノ酸摂取に対する筋タンパク合成反応性は加齢によってもある程度維持されており，運動との併用により増強されることが高齢女性を対象とした検討で示されている[21]．悪性腫瘍患者の血中アミノ酸濃度の検討では，肺癌，乳癌，前立腺癌と比較し，胃癌，大腸癌患者では早期から血中アミノ酸が低下し，ステージの進行にともないさらに低下することが示されており，消化器癌における食思不振や吸収不良の関連が示唆される[22]．以上から，低栄養そのものが高齢者におけるサルコペニアの原因となっていると考えられるため，高齢者ではより多くのたんぱく質摂取が必要である．

PROT-AGE試験が推奨しているたんぱく質摂取量は，健康な高齢者では1.0～1.2g/kg/日，活動的または運動をしている高齢者では1.2g/kg/日以上，二次性サルコペニアのような急性または慢性疾患を有する高齢者では，1.2～1.5g/kg/日またはそれ以上とされており[23]，サルコペニアに対する栄養介入の際に参考にしやすい．

おわりに

以上，二次性サルコペニアについて，とくに疾患に関連するサルコペニアを中心に頻度や成因について概説した．サルコペニアの頻度については，筋量のみの定義や四肢筋量を用いない定義などさまざまなもので比較されており，現

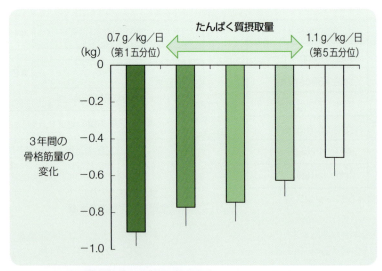

図5 たんぱく質摂取量と骨格筋量の変化
70〜79歳の高齢者（n＝2,066）をたんぱく質摂取量により5分位に分けた3年間の追跡調査．最低分位（0.7g/kg/日）の群は最高分位（1.1g/kg/日）の群と比較し，骨格筋量の減少度が大きかった．
(Houston DK, et al. Am J Clin Nutr 2008；87(1)：150-5[20]より引用改変)

在コンセンサスが得られているEWGSOPやAWGSの基準に基づくサルコペニア評価法を用いている報告はまだ少ないことに留意する必要がある．一方で，日常診療で遭遇する頻度が高い慢性疾患において，サルコペニアが一般集団より高頻度で存在すること，サルコペニアの併存により予後悪化につながることから，できるかぎり早期にサルコペニアを同定し，後述される介入により予後改善をはかることが求められる．

参考文献

1) Cruz-Jentoft AJ, Landi F, Topinková E, Michel JP. Understanding sarcopenia as a geriatric synderome. Curr Opin Clin Nutr Metab Care 2010；13(1)：1-7.
2) Deitrick JE, Whedon GD, Shorr E. Effects of immobilization upon various metabolic and physiologic functions of normal men. Am J Med 1948；4(1)：3-36.
3) Biolo G, Pišot R, Mazzucco S, et al. Anabolic resistance assessed by oral stable isotope ingestion following bed rest in young and older adult volunteers：Relationships with changes in muscle mass. Clin Nutr 2017；36(5)：1420-6.
4) Evans WJ, Morley JE, Argilés J, et al. Cachexia：a new definition. Clin Nutr 2008；27(6)：793-9.
5) 雨森照祥，宮本恵里．フレイルとサルコペニア，カヘキシアとの関係．In：葛谷雅文，雨海照祥，編．フレイル―超高齢社会における最重要課題と予防戦略：医歯薬出版；2014．p31-2.
6) Jones SE, Maddocks M, Kon SS, et al. Sarcopenia in COPD：prevalence, clinical correlates and response to pulmonary rehabilitation. Thorax 2015；70(3)：213-8.
7) Avin KG, Moorthi RN. Bone is Not Alone：the Effects of Skeletal Muscle Dysfunction in Chronic Kidney Disease. Curr Osteoporos Rep 2015；13(3)：173-9.
8) Moon SJ, Kim TH, Yoon SY, et al. Relationship between stage of chronic kidney disease and sarcopenia in Korean aged 40 years and older using the Korea National Health and Nutrition Examination Surveys (KNHANES IV-2, 3, and V-1, 2), 2008-2011. PLoS One 2015；10(6)：e0130740.
9) Kim JK, Kim SG, Oh JE, et al. Impact of sarcopenia on long-term mortality and cardiovascular events in patients undergoing hemodialysis. Korean J Intern Med 2017；doi：10.3904/kjim.2017.083.
10) Fülster S, Tacke M, Sandek A, et al. Muscle wasting in patients with chronic heart failure：results from the studies investigating co-morbidities aggravating heart failure (SICA-HF). Eur Heart J 2013；34(7)：512-9.
11) Zhao W, Swanson SA, Ye J, et al. Reactive oxygen species impair sympathetic vasoregulation in skeletal muscle in angiotensin II-dependent hypertension. Hypertension 2006；48(4)：637-43.

12) Song YH, Li Y, Du J, et al. Muscle-specific expression of IGF-1 blocks angiotensin II-induced skeletal muscle wasting. J Clin Invest 2005 ; 115 (2) : 451-8.
13) Zhang L, Du J, Hu Z, et al. L-6 and serum amyloid A synergy mediates angiotensin II-induced muscle wasting. J Am Soc Nephrol 2009 ; 20 (3) : 604-12.
14) Heineke J, Auger-Messier M, Xu J, et al. Genetic deletion of myostatin from the heart prevents skeletal muscle atrophy in heart failure. Circulation 2010 ; 121 (3) : 419-25.
15) Yoshida T, Galvez S, Tiwari S, et al. Angiotensin II inhibits satellite cell proliferation and prevents skeletal muscle regeneration. J Biol Chem 2013 ; 288 (33) : 23823-32.
16) 西口修平, 日野啓輔, 森屋恭爾, ほか. 肝疾患におけるサルコペニアの判定基準（第1版）. 肝臓 2016 ; 57 (7) : 353-68.
17) サルコペニア診療ガイドライン作成委員会. 消耗性疾患におけるサルコペニアの有病率は？ サルコペニア診療ガイドライン：ライフサイエンス出版；2017. p22-5.
18) Levolger S, van Vugt JL, de Bruin RW, IJzermans JN. Systematic review of sarcopenia in patients operated on for gastrointestinal and hepatopancreatobiliary malignancies. Br J Surg 2015 ; 102 (12) : 1448-58.
19) Walston JD. Sarcopenia in older adults. Curr Opin Rheumatol 2012 ; 24 (6) : 623-7.
20) Houston DK, Nicklas BJ, Ding J, et al. Dietary protein intake is associated with lean mass change in older, community-dwelling adults : the Health, Aging, and Body Composition (Health ABC) Study. Am J Clin Nutr 2008 ; 87 (1) : 150-5.
21) Bukhari SS, Phillips BE, Wilkinson DJ, et al. Intake of low-dose leucine-rich essential amino acids stimulates muscle anabolism equivalently to bolus whey protein in older women at rest and after exercise. Am J Physiol Endocrinol Metab 2015 ; 308 (12) : E1056-65.
22) Miyagi Y, Higashiyama M, Gochi A, et al. Plasma free amino acid profiling of five types of cancer patients and its application for early detection. PLoS One 2011 ; 6 (9) : e24143.
23) Bauer J, Biolo G, Cederholm T, et al. Evidence-based recommendations for optimal dietary protein intake in older people : a position paper from the PROT-AGE Study Group. J Am Med Dir Assoc 2013 ; 14 (8) : 542-59.

Part 1 サルコペニアとは

サルコペニアとフレイル
臨床上の重要性

荒井秀典 Arai, Hidenori

Keyword
歩行速度，握力，骨格筋量，基本チェックリスト，老化

はじめに

　最新の厚生労働省の統計によると高齢者の要介護原因の1位は認知症となり，第2位は脳卒中となった．第3位は加齢による衰弱である．この加齢による衰弱とは要介護となる明らかな原因疾患は加齢以外に見い出せないという意味である．老衰といってもよい．実はここにサルコペニア・フレイルといった病態が関連している．サルコペニアは加齢にともなう骨格筋量の低下に歩行速度・握力など身体機能の低下が合併した病態であり，一方フレイルは加齢にともなう恒常性，生理的予備能の低下によりストレスに対する脆弱性が亢進した状態である．フレイルは身体的フレイル，認知的フレイル，社会的フレイルからなるが，身体的フレイルとサルコペニアには共通部分が多い．このサルコペニア，フレイルはさまざまな臨床現場において問題となっており，健康寿命延伸のためには，知識の啓発と適切な予防・介入が必要である．サルコペニアについては2017年12月に診療ガイドラインが発刊され，フレイルについては2018年3月に診療ガイドが発刊された．本稿では，これらにそって，いずれも要介護のリスクであるサルコペニア，フレイルの臨床上の重要性について議論し，今後の展望を述べてみたい．

サルコペニアの概念と診断

　加齢変化として骨格筋量は減少し，筋力は低下する．20～30歳代と比べ，70～80歳代では約30～40％の骨格筋が減少するとされる．また，骨格筋量とともに減少する歩行速度や握力と予後との間には明らかな関係がある．このような加齢にともなう骨格筋の機能低下をRosenbergがSarcopeniaと命名したのは，約30年前である．当初は四肢骨格筋量の有意な低下（若年平均の2SD以下）をサルコペニアとして定義づけられていたが，その後骨格筋量低下にともなう筋力低下，身体機能低下が骨格筋量低下に比べ，ADL低下，転倒，入院，死亡などのアウトカムとより強く関連することが明らかとなり，サルコペニアは骨格筋量の低下だけでなく握力，歩行速度などの機能的な低下も合わせて考えられるようになった．
　その後，欧州老年医学会などの研究グループThe European Working Group on Sarcopenia in Older People（EWGSOP）により，歩行速度，握力および筋肉量を指標としたサルコペニアの診断基準が提唱された．彼らは，サルコペニアは「筋量と筋力の進行性かつ全身性の減少に特徴づけられる症候群で，身体機能障害，QOL低下，死のリスクをともなうもの」と定義づけた[1]．EWGSOPの基準では筋量低下，筋力低下，身体機能低下から構成される臨床的な診断手順が示されているが，骨格筋量低下が必須条件とされ，それに筋力低下または身体機能低下のどちらかが加われば，サルコペニアの診断に

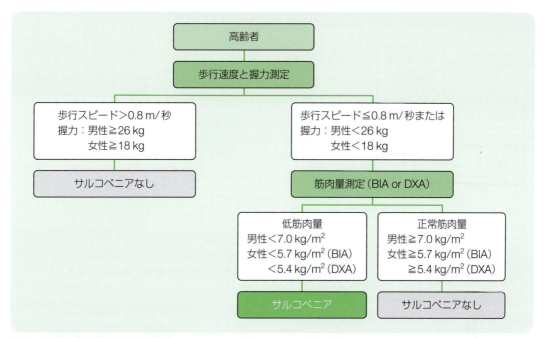

図1 アジアのサルコペニア基準

(Chen LK, et al. J Am Med Dir Assoc 2014；15(2)：95-101[2]より)

至る．なお，骨格筋量の低下のみの場合にはプレサルコペニア，骨格筋低下，握力低下，歩行速度低下すべてがある場合には重症サルコペニアとされた．

EWGSOPは骨格筋量の評価法としてDXA（dual-energy X-ray absorptiometry）法を推奨し，四肢除脂肪量を身長の2乗で除した値をSMI（skeletal muscle index）として用い，骨格筋量低下の定義は若年者（おおむね20〜40歳，男女別）の平均値−2SD未満とした．EWGSOPは握力や骨格筋量について明確な規準を示したわけではないが，われわれはアジア人のためのサルコペニア診断基準を議論するため，2013年アジアサルコペニアワーキンググループ（Asian Working Group for Sarcopenia：AWGS）を組織し，アジア人のための診断基準を提唱した（図1）[2]．われわれの診断基準においてもヨーロッパの基準と同様に握力・歩行速度，骨格筋量を用いてサルコペニアと診断する．そして，握力は男性26kg未満，女性18kg未満を握力低下とし，骨格筋量についてはDXA法では，四肢除脂肪量を用い男性7.0kg/m²未満，女性5.4kg/m²未満，バイオインピーダンス法（BIA）では，四肢筋肉量を用い，男性7.0kg/m²未満，女性5.7kg/m²未満を骨格筋量低下としたアジア人独自の基準を定めた．

サルコペニアの原因と転帰

サルコペニアは加齢にともなう一次性サルコペニアと疾患により二次的に発生する二次性サルコペニアに分けられる．一次性サルコペニアの背景因子としては，加齢にともなう成長ホルモン，テストステロン，グレリンの分泌低下，炎症性サイトカインの増加，ミトコンドリア機能の低下，マイオカイン産生異常などが考えられ，これらによる筋タンパク合成能の低下や分解の促進がサルコペニアに関連する．一方，二次性サルコペニアは臓器不全，炎症性疾患，悪性腫瘍，内分泌疾患，栄養不良などにより生じる．栄養については，総たんぱく質，分岐鎖ア

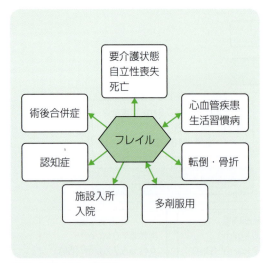

図2　フレイルの転帰

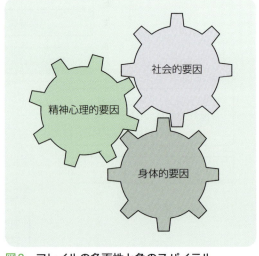

図3　フレイルの多面性と負のスパイラル

ミノ酸の摂取不足やn-3系多価不飽和脂肪酸，ビタミン類，カロテノイドなどの抗酸化作用の高い食品群の摂取不足がサルコペニア誘発原因になると考えられている．

サルコペニアはQOLの低下，転倒，骨折，フレイル，身体機能低下，歩行速度低下，入院，死亡のリスクになり，サルコペニアと認知機能低下との関連も指摘されている．サルコペニア肥満では心血管性疾患による死亡，総死亡のリスクが高くなる．

サルコペニアと生活習慣病

　生活習慣病のなかではとくに糖尿病とサルコペニアに関する報告が多い．すなわち糖尿病があるとサルコペニア発症リスクが上がり，糖尿病患者でのサルコペニア合併率は一般集団より高い．骨粗鬆症とサルコペニアとの関連を示す報告も多数報告されており，サルコペニアと骨粗鬆症は加齢にともなう性ホルモンの低下，蛋白同化ホルモンの低下，ビタミンD不足，力学的負荷の減少など共通する要因が多くあることから，両者は密接に関連し，併存しやすいと考えられる．

サルコペニア診療ガイドライン

　2016年10月1日サルコペニアはICD-10のコードを取得したが，わが国ではまだ傷病名として認められていない．このような背景から2016年日本サルコペニア・フレイル学会では，サルコペニア診療ガイドラインを作成することを決定し，委員会を組織した．本ガイドラインは，サルコペニアの概念・定義，疫学，予防，治療の4章立てで構成され，システマティックレビューによりこれまでのエビデンスを集積し，エビデンスレベル，推奨を決定した．今後本ガイドラインが，地域や臨床現場で活用されることを希望しているが，まだまだエビデンスは不足しており，今後はガイドラインでエビデンスが十分ではないとされた領域についてのエビデンスの構築を進めるとともに，将来ガイドラインの改定を行うことを予定している．

フレイルの概念

　フレイル高齢者では日常生活機能障害，施設入所，転倒・骨折，入院，認知症をはじめとする健康障害を認めやすく死亡リスクも高くなる

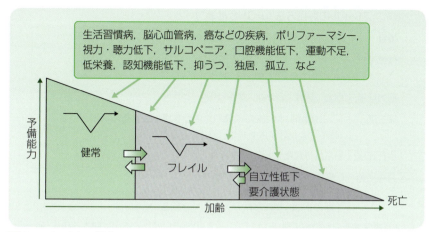
図4　フレイルの概念

ことが知られており（図2），生活習慣病や薬剤の多剤服用との関連も報告されている．しかも，フレイルには身体的な要因だけではなく，精神・心理的な要因，社会的な要因があり，それぞれが負のスパイラルを形成して，自立性の喪失へとつながっていく（図3）．ただ，フレイルには適切な介入によりふたたび健常な状態に戻りうるという可逆性もあり，早期発見・早期介入が重要である．

フレイルの発症メカニズムについては，心血管疾患，生活習慣病，加齢にともなう免疫異常，神経内分泌異常，慢性炎症，ミトコンドリア機能異常などもその発症・進展に複合的に関与する．また，栄養の重要性も指摘されており，低たんぱく質，ビタミンDの摂取不足などがフレイル発症に関連する．さらには運動習慣やサルコペニアもまたフレイルの重要な要因である．またポリファーマシーの関与も考慮すべきである（図4）．

フレイルの診断法

これまでフレイルについてさまざまな尺度や評価方法が提唱されているが，フレイルを要介護状態の前段階で介入による可逆性がある状態という考え方によると，FriedらによるPheno-type modelを用いた診断法を採用することが多くなる．Friedらは，体重減少，易疲労感，筋力低下，歩行速度低下，身体活動性低下のうち3項目以上該当した場合をフレイル，1〜2項目に該当した場合をプレフレイルと定義したが[3]，この診断基準は，身体的フレイルの診断のために用いられている．表1に日本人用に改変したJ-CHS（Cardiovascular Health Study）基準を示す．このなかで，筋力低下，歩行速度低下は，握力と歩行速度を指標として用いており，これらはサルコペニアの診断項目に含まれている．一方，Rockwoodらにより提唱されているのは，さまざまな疾病や身体機能，認知機能，抑うつなどをも評価項目に含む評価方法であり，要介護状態までを含む概念であるが，彼らが提唱しているFrailty Indexは死亡の予測式としてはすぐれているが，日常臨床で用いるのはやや煩雑である．したがってわが国では可逆性を重視するという観点から表1に示すようにCHS基準を採用し，その基準に基づく身体的フレイル評価を推奨している．

しかしながら，CHS基準では，認知的要因，社会的要因の評価がされていないため，基本チェックリストによる評価も推奨できる．基本チェックリストは介護予防事業を始めるにあた

表1　フレイルの評価方法（J-CHS基準＊）

項目	評価基準
体重減少	6か月で，2〜3kgの体重減少 （基本チェックリスト#11）
筋力低下	握力：男性＜26kg，女性18kg
疲労感	（ここ2週間）わけもなく疲れたような感じがする （基本チェックリスト#25）
歩行速度	通常歩行速度＜1.0m/秒
身体活動	①軽い運動・体操をしていますか？ ②定期的な運動・スポーツをしていますか？ 上記の2ついずれも「していない」と回答

＊長寿医療研究開発費事業25-11「フレイルの進行に関わる要因に関する研究」班

り，要介護に陥りやすい高齢者をスクリーニングで見い出すために開発された25の質問からなる評価ツールである．もともとの目的は二次予防事業高齢者を同定することであったが，このツールはADL，運動，口腔機能，社会性，栄養，認知機能，抑うつという7つのドメインからなっており，高齢者の身体的，認知的，社会的側面を含むフレイル評価に適しているといえるツールである．また，要介護，死亡といったアウトカムの予測能もすぐれており，Satakeらは要介護認定を受けていない高齢者を対象として，このチェックリストを用いた評価を行い，0〜3，4〜7，8〜25点の3群に分け，3年間前向きに追跡したところ，8点以上の群で有意に要介護認定のリスクが高く，死亡リスクも高かった．また，CHS基準による評価との相関性もすぐれていた[4]．

おわりに

サルコペニア，フレイルは，いずれも高齢者の生命・機能予後の推定や包括的医療を行ううえでも重要な概念であり，介入可能な病態である．高齢者においては疾病の管理と同様サルコペニア，フレイルの予防，および介入に取り組むことにより生活機能の維持をはかり，もって健康寿命の延伸をはかることが可能となる．サルコペニア，フレイルのさらなる啓発が必要である．

参考文献

1) Cruz-Jentoft AJ, Baeyens JP, Bauer JM, et al. European consensus on definition and diagnosis : Report of the European Working Group on Sarcopenia in Older People. Age Ageing 2010 ; 39 (4) : 412-23.
2) Chen LK, Liu LK, Woo J, et al. Sarcopenia in Asia : consensus report of the Asian Working Group for Sarcopenia. J Am Med Dir Assoc 2014 ; 15 (2) : 95-101.
3) Fried LP, Tangen CM, Walston J, et al. Frailty in older adults : evidence for a phenotype. J Gerontol A Biol Sci Med Sci 2001 ; 56 (3) : M146-56.
4) Satake S, Shimokata H, Senda K, et al. Validity of Total Kihon Checklist Score for Predicting the Incidence of 3-Year Dependency and Mortality in a Community-Dwelling Older Population. J Am Med Dir Assoc 2017 ; 18 (6) : 552.e1-e6.

Part 2
わが国における
サルコペニアの診断と実態

Part 2　わが国におけるサルコペニアの診断と実態

日本人の骨格筋指数（DXA）

真田樹義　Sanada, Kiyoshi

Keyword
サルコペニア，サルコペニック・オベシティ，DXA法，簡易診断

日本人の骨格筋指数とサルコペニア

現在，サルコペニアの筋量評価方法としては，二重エネルギーX線吸収法（DXA法）やインピーダンス法などが広く用いられている．そのうちDXA法は，体重を骨量，体脂肪量，除脂肪軟組織量の3要素に分類して体組成を評価する方法で，骨粗鬆症の診断や体脂肪量，筋量の評価法として幅広く用いられている．とくに，DXA法による四肢筋量は，そのほとんどが骨量，体脂肪量，筋量で構成されており，体幹部分よりも筋量を正確に区別できると考えられる．

Baumgartnerらは，ヒスパニック系および非ヒスパニック系白人高齢男女883名を対象としたコホートを用いて，DXA法の四肢筋量によるサルコペニアの評価基準値を算出し，日常生活活動との関連について検討した[1]．この研究は，DXA法による骨格筋指数［四肢筋量（kg）/身長（m）^{2}］を基にサルコペニアを分類し，介護関連リスクとの関連を検討したはじめての研究であるが，筋量のみの分類であるため厳密にはプレサルコペニアと健常群の比較となる[2]．その結果，男性では，年収，肺疾患，喫煙，日常的なアルコール摂取との関連が高く，女性では喫煙，冠動脈疾患，脳卒中，人種との関連が高いことが示された．さらに男女ともに，サルコペニアと手段的日常生活活動（IADL：Instrumental Activities of Daily Living）尺度との間に有意な関連が認められたと報告している．同様に，日本人成人男女を対象として，DXA法による骨格筋指数を基にサルコペニアを分類した研究では，男女ともプレサルコペニアの全身骨密度は健常群よりも有意に低い値を示し，男性のHbA1cおよび女性の上腕-足首脈波伝搬速度は健常群よりも有意に高い値が認められた[3]．

日本サルコペニア・フレイル学会では，Asian Working Group for Sarcopenia（AWGS）によるサルコペニアの診断基準を推奨している[4]．その際のDXA法による骨格筋指数のカットオフ値は，男性が$7.0 kg/m^2$，女性が$5.4 kg/m^2$未満である．日本人を対象とした研究において，AWGSの基準を用いたサルコペニアの有病率は，60歳以上の全被験者で男性は8.5％，女性は8.0％であり，年代別にみると0.0〜28.7％であったことが報告されている（図1）[5]．またこの研究では，サルコペニアに該当する被験者の骨粗鬆症の罹患率は，男性で21.9％，女性で77.6％であり，累積発生率は男性で2.2％/年，女性で1.9％/年であったと報告している．Lexellらは，筋線維断面積と筋線維数ともに，20歳頃をピークに30〜40歳頃まではほぼ維持され，40歳以降加速的に減少することを報告しており[6]，急速な筋断面積の減少期に当たる40歳代の筋量維持はサルコペニア予防にとって非常に重要な課題であるといえる．

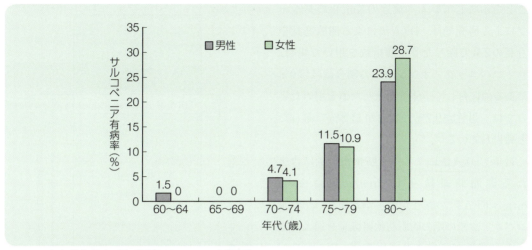

図1 日本人成人男女の年代別サルコペニア有病率
(Yoshimura N, et al. Osteoporos Int 2017；28 (1)：189-99[5] より)

サルコペニック・オベシティ

　最近，サルコペニアと肥満の合併がさらなるメタボリックシンドロームリスクを高めることが話題となっている．Herbertらは，BIA法に基づき，「加齢による除脂肪量の減少と体脂肪量の増加」を同時に認める者をサルコペニア肥満と分類した[7]．この報告は，サルコペニック・オベシティの定義をはじめて示した研究であると思われる．Herbertらの研究における対象者は，すべて肥満患者であり，除脂肪量と体脂肪量によって，肥満者をサルコペニック・オベシティ，バランス型肥満（体重増加に見合った除脂肪量の増加をともなう肥満），筋肉質肥満の3種類に分類している．また，Baumgartnerは，DXA法を用いたサルコペニアの診断基準を世界ではじめて示した研究グループであり[8]，サルコペニック・オベシティの場合も同様にDXA法による骨格筋指数と体脂肪率に基づいて，一般高齢者の体型を，標準，サルコペニア，肥満，サルコペニック・オベシティの4種類に分類した．骨格筋指数は身長の2乗で除した値を使用し，健康な若年者の平均値マイナス2SD未満をサルコペニアのカットオフ値とした．その値は，男性が$7.26\,kg/m^2$未満，女性が$5.45\,kg/m^2$未満である．体脂肪率は，一般成人の平均値を用いており，それぞれ男性は27％以上，女性は38％以上を肥満と定義している．この基準に基づいたサルコペニック・オベシティの発症率は，加齢によって増加し，80歳以上の高齢者においては一般高齢者のおよそ10％多かったと報告している．

　65歳以上の韓国人男女565名を対象とした韓国サルコペニック・オベシティ研究では，DXA法による四肢筋量とCT法による内臓脂肪面積で規定したサルコペニック・オベシティは，男性で16.7％，女性で5.7％が確認されている[9]．年齢，性別，喫煙習慣，アルコール摂取，運動習慣を調整したサルコペニック・オベシティのメタボリックシンドロームリスクに対するオッズ比は，健常者の8.2倍（95％ CI 4.45〜15.40）ともっとも高く，ついで肥満者の5.5倍（95％ CI 2.81〜10.80），サルコペニアが2.6倍（95％ CI 1.08〜6.44）を示した．これらの結果から，糖尿病予防対策としては，肥満とサルコペニアの両方からのアプローチが必要である

ことを示唆している．最近のKimらのグループによる研究では，DXA法による四肢筋量を身長の2乗で除した骨格筋指数を用いた場合，サルコペニック・オベシティの割合はほぼ0%であるのに対して，体重で除した値を用いた場合では，男性が9.7%，女性が11.8%であったと報告している[10]．

近年，DXA法による除脂肪軟組織量に含まれる非脂肪組織量（fat-free adipose tissue mass：FFAT）の存在が明らかとなり[11]，サルコペニア診断の際の除脂肪軟組織量を過大評価する可能性が指摘されている[12]．Heymsfieldらは，体組成のゴールドスタンダードである磁気共鳴画像診断法による体脂肪量および骨格筋量とDXA法による除脂肪軟組織量を比較したところ，DXA法で定量した全身体脂肪量に，およそ15%の非脂肪組織が存在し，これが除脂肪軟組織量の中に含まれていると指摘している（図2）[11,12]．そこで，Loennekeらは，50～78歳の中高齢女性41名を肥満群と非肥満群に分類し，DXA法によるFFATが除脂肪軟組織量および骨格筋量に及ぼす影響について検討した[12]．その結果，FFATおよび四肢筋量は肥満群で有意に高いことが確認されたが，四肢筋量からFFATを除いた除脂肪軟組織量は，肥満群と非肥満群で有意な差は認められなかったと報告している．なお，超音波法で推定した全身骨格筋量においても肥満群と非肥満群で有意な差は認められなかった．このことから，DXA法における四肢筋量は，肥満者において過大評価されることが考えられる．さらにLoennekeらは，従来のDXA法による四肢筋量をカットオフ値として用いた場合と四肢筋量に含まれるFFATを除いて分類した場合のサルコペニアの有病率を比較した[13]．その結果，従来のカットオフ値で分類したサルコペニアの有病率は肥満群が非肥満群よりも有意に低かったが，四肢筋量からFFATを除いて分類した

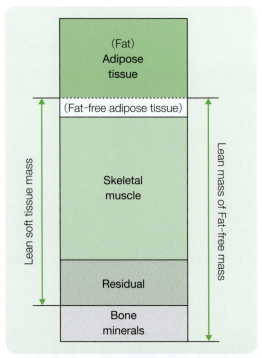

図2　DXA法による除脂肪軟組織量と骨格筋量の関係
(Abe T, et al. Age (Dordr) 2015；37 (1)：9741[12]より)

場合では，肥満群と非肥満群に有病率の違いは認められなかった（表1）[13]．これらの結果から，FFATを除外してサルコペニアを診断した場合は，肥満の影響を除外できる可能性が考えられる．

サルコペニアの簡易評価法

われわれの研究グループでは，一般にもサルコペニアが評価できるように身長，体重などの身体計測値と握力などの簡易体力測定値を用いたサルコペニア推定式を報告した[14]．ステップワイズ回帰分析という統計方法を用いてDXA法による骨格筋指数と関連する要因について解析したところ，男性は体格指数（BMI），腹囲，年齢，女性はBMI，握力，腹囲のそれぞれ3要因が選択された（表2）[14,15]．さらに，推定式に用いていない別の被験者についてサルコペニア推定式の妥当性を検討したところ，DXA法に

表1 Fat-free adipose tissueを考慮したサルコペニア有病率

	Uncorrected	Corrected	P-value
Prevalence of sarcopenia for total sample (%)			
<25% Body fat (N=141)			
Newman	37.8 (29.2, 46.3)	51.1 (41.4, 60.8)	<0.0001
Delmonico	40.3 (32.1, 48.5)	53.0 (41.5, 64.4)	<0.0001
Baumgartner	40.3 (32.1, 48.5)	53.0 (41.5, 64.4)	<0.0001
25-34% Body fat (N=729)			
Newman	24.4 (20.5, 28.3)	45.8 (39.6, 51.9)	<0.0001
Delmonico	24.6 (20.7, 28.6)	46.3 (40.5, 52.1)	<0.0001
Baumgartner	23.6 (18.8, 28.3)	46.3 (40.0, 51.9)	<0.0001
>35% Body fat (N=1076)			
Newman	17.3 (14.4, 21.2)	53.1 (47.8, 58.4)	<0.0001
Delmonico	18.1 (14.7, 21.4)	53.1 (47.8, 58.4)	<0.0001
Baumgartner	14.3 (11.9, 16.8)	47.0 (42.1, 51.9)	<0.0001

Data are presented as mean (95% confidence interval).
(Loenneke JP, et al. Eur J Clin Nutr 2016；70 (12)：1458-60[13] より)

表2 一般人および肥満者を対象としたサルコペニア簡易推定式

	Prediction equations (kg/m²)	R^2	SEE	F value	p value
Men	SMI=0.326×BMI−0.047×Waist C−0.011×Age+5.135	0.68	0.40	128.31	<0.0001
Women	SMI=0.156×BMI+0.044×Handgrip strength−0.010×Waist C+2.747	0.57	0.17	295.4	<0.0001
Obesity (BMI>25)	SMI=−1.190×Sex+0.162×Lower leg circumference+0.034×Handgrip strength+1.973"	0.82	0.86	62.6	<0.0001

SMI：DXA法による骨格筋指数
（真田樹義，ほか．体力科学 2010；59：291-302[14]，古嶋大詩，ほか．肥満研究 2015；21 (3)：167-76[15] より）

よる実測値と推定値との間に，男女とも強い相関関係が得られている．つまり，これらの項目を測定するだけで，日本人男女のサルコペニアを容易にかつ精度よく評価することが可能であると考えられる．また古嶋らは，日本人の成人肥満男女47名を対象に，真田ら（2010）の一般人を対象としたサルコペニア簡易評価法が肥満者に適応できるかどうかについて検討した[15]．その結果，一般人の推定式による骨格筋指数は，DXA法による実測の骨格筋指数よりも有意に高い値を示した（図3）[15]．これは，肥満者ではBMIが高く，これが一般人を対象とした推定式では筋量としてプラスの要因となるため過大評価される．そこで新たに，肥満者のみの被験者を対象にDXA法により算出した骨格筋指数を従属変数，15項目の簡易測定項目を説明変数としたステップワイズ回帰分析を行ったところ，骨格筋指数の決定変数として，握力＞下腿周径囲＞性別の順で3要因が選択された（表2）[14,15]．つまり，これらの簡易サルコペニ

ア推定式によって，肥満者を含む一般人のサルコペニア判定が容易にできると考えられる．

DXA法は，その方法が発見されてから30年を迎えているが，現在のところDXA法を診断基準として用いたサルコペニック・オベシティと死亡リスクに関する疫学研究は認められない．そこでわれわれは最近，これらの簡易推定式を用いてサルコペニック・オベシティが死亡リスクに及ぼす影響について調査した[16]．本研究は，ハワイ大学医学部老年学科が保有するクワキニ・ヘルスプログラム（旧NI-HON-SAN Study）をコホートとして使用し，DXA法の四肢筋量に基づいた骨格筋指数を用いて分類したサルコペニック・オベシティと死亡リスクの関係について検討した[16]．対象は，平均年齢78歳の心血管病，癌，肺疾患を除く日系米国人男性2,309名で，追跡期間は24年間（1991～2015年）であった．また，サルコペニアの診断基準は骨格筋指数が$7.77 kg/m^2$未満，肥満は腹囲85 cm以上を用い，これらの基準により被験者を標準，サルコペニア，肥満およびサルコペニック・オベシティの4群に分類した．エンドポイントは総死亡とし，調整変数として年齢，教育歴，婚姻歴，喫煙，アルコール摂取，身体活動量，総コレステロール，高血圧，糖尿病，認知機能低下の10項目を用いた．その結果，サルコペニア単独がもっとも死亡リスクを低下させた（図4）．これまでの先行研究では，肥満の指標として生体電気インピーダンス法（BIA法）による体脂肪率やBMI，腹囲，骨格筋量の指標として上腕筋周径囲やBIA法による筋量を用いてサルコペニック・オベシティを評価し，死亡リスクとの関係について検討されているが，現在のところ一致した見解は得られてい

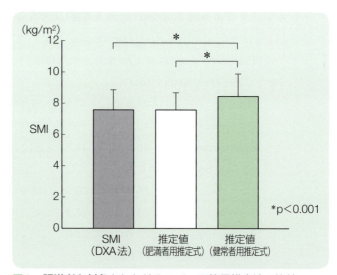

図3 肥満者を対象としたサルコペニア簡易推定法の比較
（古嶋大詩，ほか．肥満研究 2015；21 (3)：167-76[15]より）

ない[17~19]．サルコペニック・オベシティと総死亡リスクとの関係についての最近のレビュー論文では，人種や観察期間にかかわらず，サルコペニック・オベシティは総死亡リスクを24%増加させると報告されているが，関連が認められないとする研究も認められる[19]．現在のところサルコペニック・オベシティの診断基準について統一されたコンセンサスが得られていないが，今後どのようにサルコペニア肥満を診断するのが妥当であるのか，さらなる研究に期待したい．

おわりに

DXA法による四肢筋量を用いたサルコペニアの診断は，妥当性が高く臨床的応用性も確認され，日本サルコペニア・フレイル学会を含む世界のさまざまなガイドラインにおいてコンセンサスが得られている．しかしながら，DXA法は体組織を完全に分類するには至っておらず，骨格筋量の評価法としては今後改善すべき点もあげられる．サルコペニアあるいはサルコペニック・オベシティの診断法に関しては，今後もさらなる研究が必要であると考えられる．

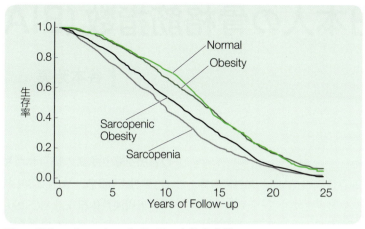

図4 サルコペニック・オベシティと生存曲線
(Sanada K, et al. Nutrition 2018；46：97-102[16]より)

参考文献

1) Baumgartner RN, Koehler KM, Gallagher D, et al. Epidemiology of sarcopenia among the elderly in New Mexico. Am J Epidemiol 1998；147(8)：755-63.
2) Cruz-Jentoft AJ, Baeyens JP, Bauer JM, et al. Sarcopenia：European consensus on definition and diagnosis：Report of the European Working Group on Sarcopenia in Older People. Age Ageing 2010；39(4)：412-23.
3) Sanada K, Miyachi M, Tanimoto M, et al. A cross-sectional study of sarcopenia in Japanese men and women：reference values and association with cardiovascular risk factors. Eur J Appl Physiol 2010；110(1)：57-65.
4) Chen LK, Liu LK, Woo J, et al. Sarcopenia in Asia：consensus report of the Asian Working Group for Sarcopenia. J Am Med Dir Assoc 2014；15(2)：95-101.
5) Yoshimura N, Muraki S, Oka H, et al. Is osteoporosis a predictor for future sarcopenia or vice versa？ Four-year observations between the second and third ROAD study surveys. Osteoporos Int 2017；28(1)：189-99.
6) Lexell J, Taylor CC, Sjöström M. What is the cause of the ageing atrophy？ Total number, size and proportion of different fiber types studied in whole vastus lateralis muscle from 15- to 83-year-old men. J Neurol Sci 1988；84(2-3)：275-94.
7) Herbert J. The age of dehydroepiandrosterone. Lancet 1995；345(8959)：1193-4.
8) Baumgartner RN. Body composition in healthy aging. Ann N Y Acad Sci 2000；904：437-48.
9) Lim S, Kim JH, Yoon JW, et al. Sarcopenic obesity：prevalence and association with metabolic syndrome in the Korean Longitudinal Study on Health and Aging (KLoSHA). Diabetes Care 2010；33(7)：1652-4.
10) Kim YS, Lee Y, Chung YS, et al. Prevalence of Sarcopenia and Sarcopenic Obesity in the Korean Population Based on the Fourth Korean National Health and Nutritional Examination Surveys. J Gerontol A Biol Sci Med Sci 2012；67(10)：1107-13.
11) Heymsfield SB, Gallagher D, Kotler DP, et al. Body-size dependence of resting energy expenditure can be attributed to nonenergetic homogeneity of fat-free mass. Am J Physiol Endocrinol Metab 2002；282(1)：E132-8.
12) Abe T, Patterson KM, Stover CD, Young KC. Influence of adipose tissue mass on DXA-derived lean soft tissue mass in middle-aged and older women. Age (Dordr) 2015；37(1)：9741.
13) Loenneke JP, Loprinzi PD, Abe T. The prevalence of sarcopenia before and after correction for DXA-derived fat-free adipose tissue. Eur J Clin Nutr 2016；70(12)：1458-60.
14) 真田樹義，宮地元彦，山元健太，ほか．日本人成人男女を対象としたサルコペニア簡易評価法の開発．体力科学 2010；59：291-302.
15) 古嶋大詩，中山侑紀，井門あゆみ，ほか．日本人成人肥満男女を対象としたサルコペニア簡易評価法の開発．肥満研究 2015；21(3)：167-76.
16) Sanada K, Chen R, Willcox B, et al. Association of sarcopenic obesity predicted by anthropometric measurements and 24-y all-cause mortality in elderly men：The Kuakini Honolulu Heart Program. Nutrition 2018；46：97-102.
17) Atkins JL, Whincup PH, Morris RW, et al. Sarcopenic obesity and risk of cardiovascular disease and mortality：a population-based cohort study of older men. J Am Geriatr Soc 2014；62(2)：253-60.
18) Batsis JA, Mackenzie TA, Barre LK, et al. Sarcopenia, sarcopenic obesity and mortality in older adults：results from the National Health and Nutrition Examination Survey III. Eur J Clin Nutr 2014；68(9)：1001-7.
19) Tian S, Xu Y. Association of sarcopenic obesity with the risk of all-cause mortality：A meta-analysis of prospective cohort studies. Geriatr Gerontol Int 2016；16(2)：155-66.

Part 2　わが国におけるサルコペニアの診断と実態

日本人の骨格筋指数 (BIA)

谷本芳美　Tanimoto, Yoshimi

Keyword
BIA，筋肉量，サルコペニア，IADL，地域高齢者

はじめに

　サルコペニアとは加齢にともなう筋肉量の減少とそれにともなう筋力や運動機能の低下をさす概念であり[1]，国内外の研究から生活機能や身体機能の低下，摂取エネルギー量の低さ，転倒，身体的脆弱と深い関連をもつことが明らかとなっている[2,3]．筋肉量は人種により異なることがすでに知られていることから[4]，わが国でサルコペニアを評価するには，まず，大きなサンプル数からなるバイアスが少ない日本人筋肉量の標準値の存在が必要となってくる．一方，バイオインピーダンス法 (BIA) による筋肉量の測定は信頼性と妥当性にすぐれ[5,6]，簡易かつ非侵襲性であることから，筋肉量の測定にはBIAが汎用されている．

　本稿ではサルコペニア研究の基礎資料として，BIAを用いて筋肉量の測定を行い，18歳以上の成人を対象とした解析から筋肉量の加齢による特徴を示すとともに，65歳以上の地域高齢者を対象とした解析からサルコペニアの分布および手段的自立 (IADL) との関連について記述する．

筋肉量の加齢による特徴

■方法

　大都市近郊や農村地区の福祉施設，大学や民間企業および民間の娯楽施設において本調査への参加を募り承諾の得られた18歳以上の4,003名（男性1,702名，女性2,301名）を対象とし，マルチ周波数体組成計MC-190（タニタ社）を使用して筋肉量の測定を行った[7]．

■結果

　筋肉量値はすべての部位において正規性の分布を示し，男性のほうが女性よりも有意に多いことを示した．部位別にみると上肢筋肉量における減少の傾きは比較的緩やかで，とくに女性は60歳頃まで横ばいに推移していた．下肢筋肉量は男女とも20歳代から大きな傾きで減少することを認めた（図1）．体幹部筋肉量は男性で45歳頃まで，女性で50歳頃まで緩やかに増加したのち，減少に転じることを示した．全身筋肉量は男性で40歳頃まで微量に増加したのち減少し，女性では50歳頃まで横ばいで推移したのち減少した．筋肉量と年齢との関連について，2次曲線回帰式から20歳時の推定筋肉量を求めると，全身筋肉量 (52.3kg) の構成割合は，男性では体幹部が約50％ (26.1kg)，下肢が約40％ (20.7kg)，上肢が約10％ (5.5kg) であり，女性における筋肉量の構成割合もほぼ同様で体幹部が約51％ (18.6kg)，下肢が約40％ (14.4kg)，上肢が約10％ (3.3kg) であった．20歳時と80歳時の推定筋肉量を比較すると，男女とも下肢筋肉量においてもっとも減少する割合が大きく，減少率は男性30.9％，女性28.5％であった．曲線回帰式の傾きから，すべての部位において男性のほうが女性よりも大きな割合で加齢にともない減少することが明らかとなった．また，男女ともより高齢になるほど筋肉量

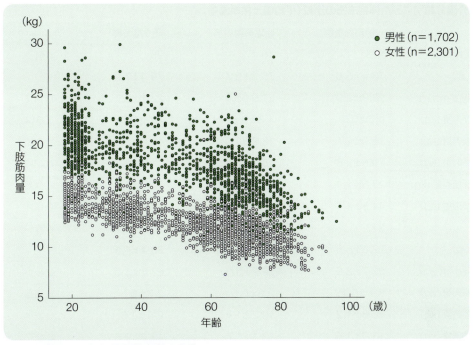

図1 年齢にともなう下肢筋肉量の変化
男性：下肢筋肉量＝0.025（年齢）−0.0013（年齢2）＋20.79　R2＝0.491（p＜0.001）
女性：下肢筋肉量＝−0.027（年齢）−0.0004（年齢2）＋15.08　R2＝0.553（p＜0.001）
（谷本芳美，ほか．日本老年医学会雑誌 2010；47（1）：52-7[7]）より）

の減少率が大きくなることも示した．しかし，本対象者のうち85歳以上は少数であったため，今後は80歳以降の高齢者を対象とし，詳細に検討する必要があると考える．

介護度別にみた筋肉量

地域高齢者を含めた日本成人における筋肉量の加齢変化については報告したが，わが国の要介護者における部位別筋肉量についてはいまだ知られていなかった．そこで著者らは認知症，および脳血管障害や整形外科的疾患により歩行困難がない対象者697名を対象とした研究から，筋肉量と要介護の有無との関連について解析した．対象者を要支援1，2および要介護1〜5は要介護者群，介護予防のチェックリストで特定高齢者（注：特定高齢者とは近い将来に要支援・要介護状態となる可能性のある65歳以上高齢者のことで2006年の改正介護保険法で

使用された概念．客観的評価の目安として，握力：男性29kg，女性19kg未満；開眼片足立ち時間：男性20秒，女性10秒未満；5m歩行速度：男性4.4秒，女性5.0秒以上）と認定されたものは特定高齢者群，それ以上の身体機能を有するものを一般高齢者群に分類した．結果を表1に示す．介護度別にみた筋肉量値は，男女ともにすべての部位において要介護者群でもっとも低いことを示した．また，年齢を共変量とした共分散分析よりその差が男性ではすべての部位において，女性では上肢，体幹部，全身において有意であることを示した．これらのことから，介護予防のためには筋肉量を維持することの重要性が明らかとなった．

地域高齢者におけるサルコペニアの分布およびIADLとの関連

サルコペニアの概念が提唱された初期の頃，

表1 介護分類別にみた体組成値の比較（平均値±標準偏差）

	一般高齢者群	特定高齢者群	要介護者群	
男性：n	173	16	28	p値
年齢（歳）	73.4±5.6	76.3±6.7	79.4±7.0	
BMI（kg/m²）	22.9±2.9	21.9±2.3	22.1±3.7	0.263
上肢筋肉量（kg）	4.6±0.6	4.3±0.6	4.0±0.7	0.014
下肢筋肉量（kg）	15.0±2.1	13.9±2.0	13.2±2.6	0.039
四肢筋肉量（kg）	19.6±2.6	18.2±2.5	17.2±3.3	0.050
体幹部筋肉量（kg）	25.3±2.4	23.5±2.3	22.3±4.0	0.000
全身筋肉量（kg）	44.8±4.7	41.6±4.3	39.5±6.4	0.001
女性：n	346	35	99	p値
年齢（歳）	72.8±5.6	77.3±6.4	83.4±6.3	
BMI（kg/m²）	22.7±3.0	22.2±3.3	22.8±3.6	0.608
上肢筋肉量（kg）	3.1±0.4	2.9±0.5	2.7±0.5	0.025
下肢筋肉量（kg）	10.8±1.2	10.2±1.4	9.5±1.8	0.254
四肢筋肉量（kg）	13.9±1.6	13.1±1.8	12.2±2.3	0.267
体幹部筋肉量（kg）	19.4±1.6	18.4±2.0	17.6±2.2	0.000
全身筋肉量（kg）	33.2±2.8	31.5±3.5	29.9±4.0	0.001

p値：年齢を共変量として共分散分析した介護分類による比較

筋肉量を操作的に分類し，補正四肢筋肉量（四肢筋肉量/身長²）が健常若年者の値の2SDを下回る場合をサルコペニアとする手法が用いられた[8]．また，2010年にはEuropean Working Group on Sarcopenia in Older People（EWGSOP）が，サルコペニアの評価は筋肉量のみでなく筋力や身体機能も含めた方法が望ましいことを報告した[9]．その後EWGSOPの基準を基本として診断方法がいくつか報告されているが，いずれの定義も筋肉量減少は必須であるのに対し，筋力低下と身体機能低下の扱いが各々の定義により異なる．そこで筋肉量のみと，筋肉量に筋力や身体機能も含めた場合と2つのサルコペニアの評価方法をわが国の地域高齢者に当てはめ，各々の分類における分布とIADLとの関連について検討した．

まずはじめに，BIAで測定した補正四肢筋肉量が健常若年者の平均値−2SD以下を低筋肉量群，平均値−2SDから平均値−SD以下を軽度低筋肉量群，平均値−SDより大きい場合は維持筋肉量群とした．健常若年者の値を表2に示す[10]．IADLの評価には老研式活動能力指標のうち下位分類の5項目を使用し，各々の質問に対して1項目でもできないと答えた場合はIADLの障害有とした[11]．筋肉量の分類による特徴については表3に示す．低筋肉量群は男性では17.2％，女性では19.9％であった．IADLの障害有の割合は低筋肉量群において男性では30.8％，女性では18.1％を示した．また，年齢を補正し，IADLの障害の有無を目的変数，筋肉量の分類を説明変数としたロジスティック回帰分析結果を表4に示す．維持筋肉量群に対する低筋肉量群のIADL障害有のオッズ比は男性では3.80（95％信頼区間1.25〜11.51 p値：

表2 18〜39歳までの日本成人における身体組成値（平均値±標準偏差）

	男性（n＝838）	女性（n＝881）
年齢（歳）	26.6±6.7	28.5±7.3
身長（cm）	171.4±5.7[a]	159.0±5.4
体重（kg）	66.3±10.1[a]	51.9±6.9
BMI（kg/m^2）	22.4±3.2[a]	20.8±2.9
四肢筋肉量（kg）	25.9±3.0[a]	17.2±1.5
補正四肢筋肉量（kg/m^2）	8.8±0.9[a]	6.8±0.5

補正四肢筋肉量（kg/m^2）＝四肢筋肉量／（身長^2）
[a]：$p<0.001$（男性と女性との比較）
(Ishizaki T, et al. Arch Gerontol Geriatr 2002；35 (2)：107-20[11] より一部改変)

表3 筋肉量分類別にみた対象者の特徴（男性：379名，女性889名）

筋肉量分類	n（%）	年齢（歳）	BMI（kg/m^2）	IADLの障害あり（%）
男性				
維持筋肉量	184（48.5）	72.4±5.9*	24.8±2.2	13.6*
軽度低筋肉量	130（34.3）	75.5±5.9	22.2±2.0	18.5
低筋肉量	65（17.2）	77.5±6.5	19.7±2.2	30.8
女性				
維持筋肉量	475（53.4）	73.0±5.8*	24.6±3.0	6.1*
軽度低筋肉量	237（26.7）	73.8±6.3	21.7±2.2	9.7
低筋肉量	177（19.9）	76.6±6.9	20.0±2.3	18.1

*：$p<0.05$
(Ishizaki T, et al. Arch Gerontol Geriatr 2002；35 (2)：107-20[11] より改変)

0.019），女性では2.68（95%信頼区間1.28〜5.62 p値：0.09）と，有意な関連を認めた[10]．

次に，筋肉量および筋力，身体機能も含めてサルコペニアを評価した場合を示す．筋肉量は補正四肢筋肉量が若年者の平均値−2SDより少ない場合を低筋肉量とした．また，筋力の評価は握力，身体機能の評価には通常歩行速度を使用し，4分位の最下位を低筋力，低身体機能とした．低筋肉量であり低筋力または低身体機能であるものをサルコペニアと定義し，低筋肉量，低筋力，低身体機能のいずれもない場合を正常，サルコペニアでも正常でもない場合を中間とした．IADLの評価は前項と同様に老研式活動能力指標の下位分類を用いた．サルコペニ

表4 筋肉量分類とIADLの障害との関連
（男性：379名，女性：889名）

筋肉量分類	オッズ比	95%信頼区間
男性		
維持筋肉量	1.0 (reference)	
軽度低筋肉量	1.47	0.70-3.09
低筋肉量	3.80	1.25〜11.51*
女性		
維持筋肉量	1.0 (reference)	
軽度低筋肉量	2.10	1.08〜4.09*
低筋肉量	2.68	1.28〜5.62*

*：$p<0.05$
(Ishizaki T, et al. Arch Gerontol Geriatr 2002；35 (2)：107-20[11] より改変)

表5 サルコペニア分類別にみた対象者の特徴（男性：364名，女性794名）

	n（%）	年齢（歳）	BMI（kg/m²）	IADLの障害あり（%）
男性				
正常	126（34.6）	71.3±5.1	24.7±2.0	11.0
中間	197（54.1）	75.6±6.0	22.5±2.7	18.8
サルコペニア	41（11.3）	79.0±6.9*	20.2±2.2*	39.0*
女性				
正常	266（33.5）	71.4±4.8	24.3±3.0	3.2
中間	443（55.8）	74.5±6.3	22.3±3.1	9.0
サルコペニア	85（10.7）	79.7±6.5*	20.2±2.5*	30.6*

*：p<0.05

(Tanimoto Y, et al. Arch Gerontol Geriatr 2012；55（2）：e9-13[12]より改変)

アの分類による特徴については表5に示す．サルコペニアの分布において男性は11.3%，女性では10.7%であった．また，サルコペニアにおける手段的自立の障害の割合は男性では39.0%，女性では30.6%であった．年齢を補正し，IADLの障害の有無を目的変数，サルコペニアの分類を説明変数としたロジスティック回帰分析結果を表6に示す．正常群に対するサルコペニア群のIADL障害有のオッズ比は男性では7.05（95％信頼区間2.52～19.74 p値：0.019），女性では5.04（95％信頼区間1.95～13.02 p値：0.09）であり，有意な関連を認めた[12]．

DEXAで測定した筋肉量のみでサルコペニアを評価した国外の先行研究では，地域在住の62歳以上の白人337名のうち，男性の26.8%，女性の22.6%がサルコペニアであることを報告している[13]．著者らの結果では筋肉量のみで評価した場合，男性の17.2%，女性の19.9%がサルコペニアに該当する低筋肉量であり，先行研究の割合よりも割合は少なかった．また，筋肉量のみでなく筋力と身体機能も含めた評価方法では，サルコペニアに該当する割合は男女ともに約11%とよりいっそう少なくなることを示した．これらのことから，サルコペニアの分布

表6 サルコペニア分類とIADLの障害との関連（男性：364名，女性：794名）

サルコペニア分類	オッズ比	95%信頼区間
男性		
正常	1.0（reference）	
中間	2.92	1.38～6.15*
サルコペニア	7.05	2.52～19.74*
女性		
正常	1.0（reference）	
中間	3.47	1.91～6.32*
サルコペニア	5.04	1.95～13.02*

*：p<0.05

(Tanimoto Y, et al. Arch Gerontol Geriatr 2012；55（2）：e9-13[12]より改変)

は人種や評価の方法により異なることが考えられる．

一方，IADLとサルコペニアとの関連については，サルコペニアを筋肉量のみで評価した先行研究からIADLの障害とサルコペニアとの関連についてオッズ比は男性3.66，女性4.08であることが報告されている[8]．著者らのサルコペニアを筋肉量のみで評価した報告でもほぼ同様の結果を示した．また，筋力と身体機能も含めた評価方法では，IADLの障害有に対するサル

コペニアのオッズ比は男性7.05, 女性5.04となり, 筋肉量と筋力および身体機能も含めた評価のほうが, 筋肉量のみで評価したサルコペニアよりも強く関連することが明らかとなった.

まとめ

本稿ではBIAを用いて測定した筋肉量について, 日本成人を対象とした解析から加齢変化についての特徴を示した. その結果, 下肢筋肉量がもっとも早期から加齢にともなう減少を認め, 加齢にともなう減少率が他の部位よりも大きいことが明らかとなった. また, 高齢者を対象とした解析からは筋肉量のみの評価よりも, 筋力および身体機能をも含めてサルコペニアを評価するほうが, IADLと強く関連することが示された.

参考文献

1) Rosenberg IH. Sarcopenia : origins and clinical relevance. J Nutr 1997 ; 127 (5Suppl) : 990S-1S.
2) Janssen I, Heymsfield SB, Wang ZM, Ross R. Skeletal muscle mass and distribution in 468 men and women aged 18-88 yr. J Appl Physiol (1985) 2000 ; 89 (1) : 81-8.
3) 谷本芳美. 地域高齢者の健康づくりのための筋肉量の意義. 日本老年医学会雑誌 2005 ; 42 (6) : 691-7.
4) Gallagher D, Visser M, De Meersman RE, et al. Appendicular skeletal muscle mass : effects of age, gender, and ethnicity. J Appl Physiol (1985) 1997 ; 83 (1) : 229-39.
5) Kyle UG, Genton L, Hans D, Pichard C. Validation of a bioelectrical impedance analysis equation to predict appendicular skeletal muscle mass (ASMM). Clin Nutr 2003 ; 22 (6) : 537-43.
6) Janssen I, Heymsfield SB, Baumgartner RN, Ross R. Estimation of skeletal muscle mass by bioelectrical impedance analysis. J Appl Physiol (1985) 2000 ; 89 (2) : 465-71.
7) 谷本芳美, 渡辺美鈴, 河野 令, ほか. 日本人筋肉量の加齢による特徴. 日本老年医学会雑誌 2010 ; 47 (1) : 52-7.
8) Baumgartner RN, Koehler KM, Gallagher D, et al. Epidemiology of sarcopenia among the elderly in New Mexico. Am J Epidemiol 1998 ; 147 (8) : 755-63.
9) Cruz-Jentoft AJ, Baeyens JP, Bauer JM, et al. Sarcopenia : European consensus on definition and diagnosis : Report of the European Working Group on Sarcopenia in Older People. Age Ageing 2010 ; 39 (4) : 412-23.
10) Tanimoto Y, Watanabe M, Sun W, et al. Association between muscle mass and disability in performing instrumental activities of daily living (IADL) in community-dwelling elderly in Japan. Arch Gerontol Geriatr 2012 ; 54 (2) : e230-3.
11) Ishizaki T, Kai I, Kobayashi Y, Imanaka Y. Functional transitions and active life expectancy for older Japanese living in a community. Arch Gerontol Geriatr 2002 ; 35 (2) : 107-20.
12) Tanimoto Y, Watanabe M, Sun W, et al. Association between sarcopenia and higher-level functional capacity in daily living in community-dwelling elderly subjects in Japan. Arch Gerontol Geriatr 2012 ; 55 (2) : e9-13.
13) Iannuzzi-Sucich M, Prestwood KM, Kenny AM. Prevalence of sarcopenia and predictors of skeletal muscle mass in healthy, older men and women. J Gerontol A Biol Sci Med Sci 2002 ; 57 (12) : M772-7.

Part 2　わが国におけるサルコペニアの診断と実態

日本人における診断

幸　篤武 Yuki, Atsumu
安藤富士子 Ando, Fujiko
下方浩史 Shimokata, Hiroshi

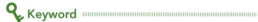

Keyword
握力，歩行速度，四肢筋量

はじめに

　当初は加齢にともなう筋肉（sarx）の喪失（penia）を意味したサルコペニアであったが[1]，これまでの研究の進捗によって，その定義は筋力や身体機能について研究間で異なる部分はあるものの「骨格筋量減少に加え，筋力低下または身体機能低下をあわせもつこと」がおおよそのコンセンサスとなったといえる（表1）[2]．アジア人を対象とした定義や診断法はAWGSによって2014年に提唱されており[3]，わが国ではそれを基にサルコペニア診療ガイドライン2017年版が取りまとめられている．本稿ではこの診療ガイドラインにおいて推奨されている診断法と，それを一般住民に当てはめた際のサルコペニアの有病率や危険因子について概述する．

サルコペニア診断法

　診療ガイドラインではAWGSの診断基準の使用を推奨している[2〜3]．診断では図1に示すとおり，握力と歩行速度の測定をまず行い，どちらも基準値以上であればサルコペニアなし，握力と歩行速度のどちらかまたは両方が基準値を下回る場合には筋量測定を行う．筋量測定の結果が基準値以上であればサルコペニアなしとなり，基準値未満であればサルコペニアと診断される．

　なおAWGSの診断のアルゴリズムは筋量の減少をサルコペニアの確定診断に用いている．

表1　サルコペニアの定義：骨格筋量，筋力低下，身体機能低下の取り扱い

	骨格筋量減少	筋力低下	身体機能低下
EWGSOP	必須	いずれか または 両方	
AWGS	必須	いずれか または 両方	
IWGS	必須	—	必須
FNIH	必須	必須	追加項目
SSCWD	必須	—	必須
ESPEN-SIG	必須	—	必須
JSH	必須	必須	—

骨格筋量減少を必須としているが，筋力低下や身体機能低下の取り扱いは研究グループ間で異なる．
（サルコペニア診療ガイドライン作成委員会．サルコペニア診療ガイドライン2017年版：ライフサイエンス出版；2017．p2-9[2]より引用改変）

●日本人における診断

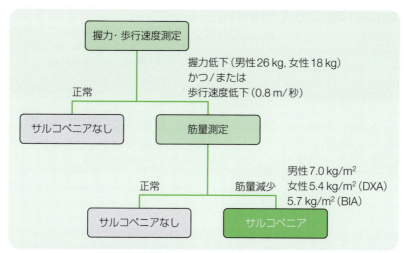

図1 サルコペニア診断のアルゴリズム
サルコペニアの判定には，まず歩行速度と握力の測定を行う．歩行速度低下かつ/または握力低下が認められた場合，筋量の測定を行い，筋量減少が認められた場合にはサルコペニアと判定する．
(Chen LK, et al. J Am Med Dir Assoc 2014 ; 15 (2) : 95-101[3]より引用改変)

したがって筋力や身体機能が低下していたとしても，筋量が正常であればサルコペニアと判定されないことに注意する必要がある．

筋力の評価

診療ガイドラインでは筋力の評価として握力の測定を行うことを求めている[2]．握力測定について使用機器については問わないが，Jamar式の油圧握力計を用いて次のとおり行うことが推奨されている[2]．被験者は座位で上肢は肘関節を直角にして体幹近くにおき，握力計を験者が支持して握力計の重さを被験者が感じないように行うことを基本とする．立位・上肢伸展位での測定も可とされている．左右2回ずつ測定を行い，その最大値を診断に用いる．カットオフ値は男性が26 kg未満，女性が18 kg未満としている[2,3]．

なお診療ガイドラインで推奨されているJamar式の油圧握力計であるが[2]，わが国では文部科学省の体力テストなどの影響からSmedley式の握力計による立位・上肢伸展位での測定が一般的であり，Jamar式の油圧握力計は認知度が低い点を念頭におく必要がある．一方，Jamar式の油圧握力計はバネばかりを利用したSmedley式の握力計と比較して正確性が高いとされており，座位にて測定できることがメリットとなる．

「国立長寿医療研究センター・老化に関する長期縦断疫学研究（NILS-LSA）」では，地域から無作為抽出された一般住民を対象にサルコペニアに関する測定を実施している．そのうち，NILS-LSAの第7次調査（2010〜2012年）に参加した65歳以上の高齢者949名のデータを用いて，筋力低下者の頻度を算出したところ，男性と比較して女性で多かった（表2）[4]．一方，加齢にともなう握力の低下率は女性よりも男性のほうが大きいことも明らかとなっている．10年間の握力の低下率は，女性では60歳代の低下率が−11％，70歳代で−12％であるのに対し，男性では60歳代で−16％，70歳代で−21％とされている（図2）[5]．これらは主に男性の筋力が女性よりも大きいことに起因した結

Part 2 わが国におけるサルコペニアの診断と実態

表2 NILS-LSAにおけるサルコペニアの有病率

	NILS-LSAでの有病率, n(%)				p for trend*
	全体	65〜74歳	75〜84歳	85歳以上	
男性 (n = 479)					
該当者数	479	266	190	23	
筋量減少	207 (43.2%)	89 (33.5%)	100 (52.6%)	18 (78.3%)	<0.0001
筋力低下	48 (10.0%)	6 (2.3%)	32 (16.8%)	10 (43.5%)	<0.0001
身体機能低下	26 (5.4%)	6 (2.3%)	14 (7.4%)	6 (26.1%)	<0.0001
サルコペニア	46 (9.6%)	6 (2.3%)	29 (15.3%)	11 (47.8%)	<0.0001
女性 (n = 470)					
該当者数	470	258	179	33	
筋量減少	95 (20.2%)	47 (18.2%)	40 (22.4%)	8 (24.2%)	0.234
筋力低下	101 (21.5%)	31 (12.0%)	54 (30.2%)	16 (48.5%)	<0.0001
身体機能低下	43 (9.1%)	8 (3.1%)	23 (12.9%)	12 (36.4%)	<0.0001
サルコペニア	36 (7.7%)	13 (5.0%)	21 (11.7%)	2 (6.1%)	0.084

pfor trend値はCochran-Mantel-Haenszel検定による.
男性ではサルコペニアの有病率と年代との間に関連が認められるが，女性では両者の間に関連は認められていない．
(Yuki A, et al. J Phys Fitness Sports Med 2015 ; 4 (1) : 111-5[4]より引用改変)

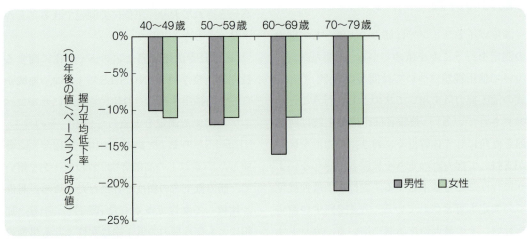

図2 握力の10年間の低下率
NILS-LSAの第一次調査に参加した40歳以上の男性648名，女性598名を対象に10年間の追跡を行った．男性では年代上昇にともない低下率は大きくなる一方で，女性では年代上昇の影響は少ない．
(Kozakai R, et al. J Phys Fitness Sports Med 2016 ; 5 (1) : 87-94[5]より引用改変)

果と考えられる．一般に，遅筋線維と比較して発揮張力が高い速筋線維の構成比率は女性よりも男性で高い[6]．そしてサルコペニアのような加齢性の筋萎縮では，不活動などの影響から速筋線維に選択的萎縮が起こることが報告されている[7]．したがって，女性では高齢期を迎える以前から，また男性では高齢になるほど筋力低下について注意をはらう必要があるといえる．

身体機能の評価

身体機能は普通歩行速度をもって評価する[2]．歩行速度の測定には，4m以上の歩行路に加え加減速路それぞれ1mずつ，すなわち最低6mの歩行路が必要となる．被験者がこの6mを歩行するうちの1mから5mまでの4mを通過するのに要する時間を測定し，歩行速度を算出する[2]．測定は原則1回とし，歩行速度のカットオフ値は男女ともに0.8m/秒以下とする[2~3]．

歩行速度はメジャーとストップウォッチがあれば測定は可能であるが，歩行路の設定のためにある程度のスペースが求められることになる．診察室や廊下などのレイアウトを変更するなどして確保する必要があるかもしれない．また脳卒中やパーキンソン病など，正常な歩行が困難なケースも想定する必要がある．

歩行速度のカットオフ値として0.8m/秒が設定されているが[2~3]，これはEWGSOPの基準値をAWGSがそのまま踏襲したものであり[3,8]，エビデンスに基づくものではないとしていることに注意する必要がある．実際に，一般住民であるNILS-LSAの対象者にこの基準値を当てはめた場合，前期高齢者では5%未満であり，後期高齢者を含めても10%に満たない（表2）[4]．歩行速度と障害発生や施設入所，また死亡との関連からみた場合，1.0m/秒が妥当とする指摘もあり[9]，今後さらなる検討を行う必要がある．

筋量の評価

骨格筋量の評価は四肢筋量を対象とする．DXAまたはBIAを用いて四肢の除骨除脂肪重量，または骨格筋量を得る[2~3]．それらをBMIと同様に身長（m）の2乗で除して補正した値を用いる．カットオフ値は男性がDXAもBIAも$7.0 kg/m^2$，女性ではDXAが$5.4 kg/m^2$，BIAは$5.7 kg/m^2$に設定されている[2~3]．

BIAでの測定は体水分量の影響をうけるため日内変動がある．また機種やメーカーによって筋量算出のためのアルゴリズムが異なるため，同一被験者であっても結果が異なることがある．一方でBIAはDXAと比較した場合，被曝しないことや，導入に必要な金額も少ないことがメリットとなる．

NILS-LSAのデータによると，筋力低下や身体機能低下とは異なり，女性よりも男性で筋量減少者が多かった（表2）[4]．年齢の影響をみると，男性では年代上昇にともない有病率は増加したが，女性では両者の間に関連を認めなかった（表2）[4]．また12年間の追跡データを用いて筋量の減少率を検討した研究では，男女ともにいずれの年代においても加齢性の減少は認められることが報告されている[10]．そのうち男性では40~50歳代と比較して60歳以降で減少率は加速することが示されている[10]．一方女性では，年代間で減少率に顕著な差はなかったことが示されている[10]．

なお診療ガイドラインでは，CTによる筋量評価は方法やカットオフ値に関するコンセンサスが得られず採用しなかったとしている[2]．日本肝臓学会では肝疾患ではCTの撮影を行うことが多いことなどから，肝疾患患者を対象に第3腰椎（L3）レベルの筋肉量の合計の横断面積を身長の2乗で補正した値を筋量の指標として用いている（男性：$42 cm^2/m^2$，女性：$38 cm^2/m^2$）[11]．詳細は日本肝臓学会のガイドラインを参照のこと．

一般住民におけるサルコペニアの実態

NILS-LSAのデータを用い，AWGSの示すアルゴリズムに従いサルコペニア判定を行ったところ，65歳以上の高齢者全体では男性の9.6％，女性の7.7％がサルコペニアと判定された(表2)[4]．男性では年代の上昇にともない，有病率は増加したが，女性では年代の影響は認められなかった．これらの性差は確定診断となる筋量減少の結果を反映したためと考えられる．これまでのアジア人の高齢者を対象にした研究では，男性が6.4〜9.3％，女性が4.1〜11.5％とされており[12,13]，一般住民を対象とした場合ではサルコペニアの有病率は10％前後となり，施設入所者などではこれより大きい数値となるように思われる．

なおNILS-LSAにおけるサルコペニアの有病率を基とした場合の日本人高齢者におけるサルコペニア有病者数推計値は，男性が約132万人，女性が約139万人であった[4]．

一次性サルコペニアと二次性サルコペニア

EWGSOPではサルコペニアの成因から，加齢のみに起因したサルコペニアを一次性サルコペニアとし，加齢以外に栄養，活動，疾患に起因したサルコペニアを二次性サルコペニアとしている[8]．AWGSや診療ガイドラインでもこの見解を踏襲している[14]．一次性サルコペニアの背景因子として，筋衛星細胞や運動神経細胞の減少，内分泌系の加齢による機能低下，炎症性サイトカインの増加，ミトコンドリア機能の低下，マイオカインの産生異常，食欲不振などがあげられている[14]．一方，二次性サルコペニアのうちの低栄養に関連したサルコペニアの背景因子として，総たんぱく質，分岐鎖アミノ酸の摂取不足やカロテノイドなどの抗酸化作用の高い食品群の摂取不足があげられている[14]．活動に関連したサルコペニアの背景因子として，寝たきりや不活動があげられている[14]．疾患に関連したサルコペニアでは，臓器不全，炎症性疾患，悪性腫瘍，内分泌疾患が背景因子としてあげられているほか，疾患の発症にともない安静を強いられることもサルコペニアのリスクとなることが指摘されている[14]．

NILS-LSAではサルコペニアのない65歳以上の高齢者を対象に12年間追跡したデータを用い，運動，栄養を中心に生活習慣などのサルコペニアの危険因子について網羅的に検討している．その結果，心疾患，総エネルギーおよび運動エネルギー消費量が少ないことが発症リスクとなっていた．また抑うつ指標得点が高いこともリスクとなっていた(表3)[15]．

おわりに

高齢化が進むわが国であるが，サルコペニアの診療体制の整備が緒に就きつつある．一方で，サルコペニアについて一般的な認知度は必ずしも高いとはいえない．サルコペニアはフレイルの核心要素の一つであり，介護予防における重要なターゲットの一つである．とくにわが国では，2025年には団塊の世代が75歳以上に達することになる．そのためサルコペニアの診療や予防に当たる人々は今後ますます重要な役割を担うこととなるだろう．

参考文献

1) Rosenberg IH. Summary comments. Am J Clin Nutr 1989；50(5)：1231-3.
2) サルコペニア診療ガイドライン作成委員会．第1章 サルコペニアの定義・診断．In：サルコペニア診療ガイドライン2017年版：ライフサイエンス出版；2017．p2-9.
3) Chen LK, Liu LK, Woo J, et al. Sarcopenia in Asia: consensus report of the Asian Working Group for Sarcopenia. J Am Med Dir Assoc 2014；15(2)：95-101.
4) Yuki A, Ando F, Otsuka R, et al. Epidemiology of sarcopenia in elderly Japanese. J Phys Fitness Sports Med 2015；4(1)：111-5.

表3 サルコペニア発症に関連する因子

変数	ハザード比	95%信頼区間		p値
喫煙習慣（有/無）	1.303	0.692	2.452	N.S.
飲酒習慣（有/無）	1.357	0.796	2.314	N.S.
高血圧症治療中（有/無）	0.751	0.436	1.294	N.S.
心臓病治療中（有/無）	2.200	1.082	4.471	<0.05
脂質異常症治療中（有/無）	1.107	0.544	2.253	N.S.
糖尿病治療中（有/無）	1.216	0.486	3.041	N.S.
脳卒中治療中（有/無）	1.067	0.258	4.412	N.S.
収縮期血圧（mmHg）	0.905	0.724	1.133	N.S.
拡張期血圧（mmHg）	0.899	0.711	1.137	N.S.
総身体活動量（Mets・分/日）	0.957	0.742	1.233	N.S.
余暇身体活動量（Mets・分/日）	0.880	0.681	1.136	N.S.
1日歩数（step/日）	0.967	0.757	1.236	N.S.
総エネルギー消費量（kcal/日）	0.423	0.300	0.596	<0.001
運動エネルギー消費量（kcal/日）	0.766	0.588	0.997	0.048
エネルギー摂取量（kcal/日）	0.781	0.599	1.019	N.S.
たんぱく質摂取量（g/日）	0.794	0.611	1.033	N.S.
ビタミンD摂取量（μg/日）	0.954	0.742	1.227	N.S.
バリン摂取量（mg/日）	0.792	0.609	1.030	N.S.
ロイシン摂取量（mg/日）	0.797	0.613	1.036	N.S.
イソロイシン摂取量（mg/日）	0.805	0.619	1.047	N.S.
アルギニン摂取量（mg/日）	0.797	0.612	1.040	N.S.
抑うつ指標（CES-D）得点	1.339	1.067	1.682	0.012
認知機能（MMSE）得点	0.919	0.733	1.152	N.S.

カテゴリー変数は2群への群分けをし，後者に対する前者のハザード比を算出．連続変数は単位を示し，1SDのハザード比を算出．N.S.：not significant
サルコペニアのリスクとして，心臓病，エネルギー消費量，抑うつに関連が認められた．

（下方浩史，ほか．サルコペニア診療マニュアル：メジカルビュー社；2016．p7-13[15]より引用改変）

5) Kozakai R, Ando F, Kim HY, et al. Sex-differences in age-related grip strength decline : A 10-year longitudinal study of community-living middle-aged and older Japanese. J Phys Fitness Sports Med 2016；5(1)：87-94.
6) Miller AE, MacDougall JD, Tarnopolsky MA, Sale DG. Gender differences in strength and muscle fiber characteristics. Eur J Appl Physiol Occup Physiol 1993；66(3)：254-62.
7) Nilwik R, Snijders T, Leenders M, et al. The decline in skeletal muscle mass with aging is mainly attributed to a reduction in type II muscle fiber size. Exp Gerontol 2013；48(5)：492-8.
8) Cruz-Jentoft AJ, Baeyens JP, Bauer JM, et al. Sarcopenia : European consensus on definition and diagnosis : Report of the European Working Group on Sarcopenia in Older People. Age Ageing 2010；39(4)：412-23.
9) 島田裕之：第2章サルコペニアの判定 2診断に必要な検査の理解と評価③身体機能の測定評価方法．In：原田敦，編．サルコペニア診療マニュアル：メジカルビュー社；2016．p34-8．
10) Shimokata H, Ando F, Yuki A, Otsuka R. Age-related changes in skeletal muscle mass among community-dwelling Japanese : a 12-year longitudinal study. Geriatr Gerontol Int 2014；14(Suppl 1)：85-92.

11) 日本肝臓学会. 肝疾患におけるサルコペニア判定基準（第1版）. 2016.
12) Han P, Kang L, Guo Q, et al. Prevalence and Factors Associated with Sarcopenia in Suburb-dwelling Older Chinese Using the Asian Working Group for Sarcopenia Definition. J Gerontol A Biol Sci Med Sci 2016；71(4)：529-35.
13) Huang CY, Hwang AC, Liu LK, et al. Association of Dynapenia, Sarcopenia, and Cognitive Impairment Among Community-Dwelling Older Taiwanese. Rejuvenation Res 2016；19(1)：71-8.
14) サルコペニア診療ガイドライン作成委員会. 第2章 サルコペニアの疫学. サルコペニア診療ガイドライン2017年版：ライフサイエンス出版；2017. p12-32.
15) 下方浩史, 安藤富士子, 幸 篤武. サルコペニアの疫学. In：原田 敦, 編. サルコペニア診療マニュアル：メジカルビュー社；2016. p7-13.

Part 3
サルコペニアの早期発見・治療

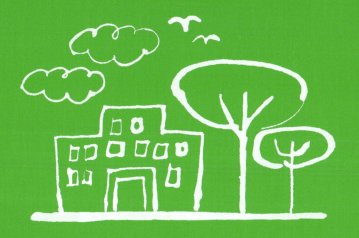

Part 3 サルコペニアの早期発見・治療

病院―急性期病院

若林秀隆 Wakabayashi, Hidetaka

Keyword
廃用症候群，悪液質，リハビリテーション栄養，プレリハビリテーション，ERAS

表1 サルコペニアの原因（EWGSOP）

原発性サルコペニア
加齢の影響のみで，活動・栄養・疾患の影響はない
二次性サルコペニア
活動に関連したサルコペニア（廃用性筋萎縮）
栄養に関連したサルコペニア（飢餓）
疾患に関連したサルコペニア（侵襲，悪液質，原疾患）

(Cruz-Jentoft AJ, et al. Age Ageing 2010；39(4)：412-23[1]）より）

はじめに

　急性期病院でサルコペニアとなる患者は多い．入院すると活動量が低下して，安静や臥床による廃用性筋萎縮を認めやすい．入院中の不適切な栄養管理で，体重減少や筋肉量減少を認めることがある．侵襲を生じる疾患や手術のために入院加療を要することが多く，侵襲による筋萎縮を認めることが多い．つまり，急性期病院は活動，栄養，疾患による二次性サルコペニア[1]を生じやすい環境にある．

　急性期病院におけるサルコペニアの原因，低栄養，廃用症候群，早期発見の重要性と方法，治療としてのリハビリテーション（以下リハ）栄養，プレハビリテーション（Prehabilitation），ERAS（Enhanced Recovery After Surgery）について解説する．

急性期病院のサルコペニアの原因

　European Working Group on Sarcopenia in Older People（EWGSOP）では，サルコペニアを加齢のみが原因の原発性（一次性）サルコペニアと，活動，栄養，疾患が原因の二次性サルコペニアに分類している（表1）[1]．

　急性期病院では高齢の入院患者も多く，原発性サルコペニアを入院前から認める方も少なくない．しかし，入院後に活動，栄養，疾患によ

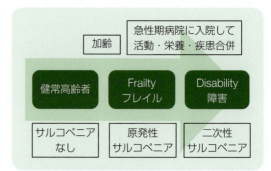

図1 フレイル・障害の進行とサルコペニア

る筋肉量減少や筋力低下を認めることも多い．歩行リハを行った60歳以上の患者187名のうち，サルコペニアを75名（40％）に認め，75名中30名が飢餓，37名が悪液質を合併していたという報告がある[2]．また，急性期病院入院時はサルコペニアでなかった患者のうち，退院時には14.7％にサルコペニアを認めたという報告もある[3]．入院前は健常高齢者やフレイルでADLが自立していても，急性期病院に入院すると活動，栄養，疾患による二次性サルコペニアを合併して，ADLに障害を認めやすい（図1）．

サルコペニアと低栄養

　低栄養の原因は，飢餓，急性疾患・外傷（侵襲），慢性疾患（悪液質）に分類できる[4]．これらは二次性サルコペニアの原因でもある．つまり，低栄養ではサルコペニアを認めることが多い．

　飢餓とは，狭義では肝臓と筋肉のグリコーゲンが枯渇すること，広義ではエネルギー摂取量がエネルギー消費量より少ない状態が続き栄養不良となることである．飢餓では脂肪の減少が目立つが，筋肉量も減少する．

　侵襲とは，手術，外傷，骨折，感染症，熱傷など，生体の内部環境の恒常性を乱す刺激である．急性炎症を認める病態であり，傷害期，異化期，同化期に分類できる．異化期では筋肉のタンパク質が分解し，高度の侵襲の場合，1日1kgの筋肉が失われることがある．

　がん悪液質とは「多くの要因による症候群である．従来の栄養サポートでは十分な回復がむずかしい骨格筋減少の進行を認める．脂肪は喪失することもしないこともある．食思不振や代謝異常の併発でタンパク質とエネルギーのバランスが負になることが，病態生理の特徴である[5]」．悪液質の原因疾患には，がん以外に慢性感染症（結核，エイズなど），膠原病・自己免疫疾患（関節リウマチなど），慢性心不全，慢性腎不全，慢性呼吸不全，慢性肝不全，炎症性腸疾患などがある．慢性炎症を認める病態であり，前悪液質，悪液質，不応性悪液質に分類できる．がん悪液質の診断基準を表2に示す[5]．

サルコペニアと廃用症候群

　安静や臥床によって，廃用症候群や廃用性筋萎縮を生じる．廃用症候群とは，疾患などのために活動性や運動量の低下した状態が続くことで生じる二次的障害である．廃用性筋萎縮のほか，骨粗鬆症，関節拘縮，起立性低血圧，心臓機能低下，摂食・嚥下障害，誤嚥性肺炎，胃食道逆流症，褥瘡，便秘，尿失禁，尿路結石，尿路感染症，深部静脈血栓症，抑うつ状態，睡眠障害，高次脳機能障害，せん妄などを認めることがある．フレイルとは異なり，ADLに障害を認めることが多い．

　廃用症候群と診断された急性期病院入院患者169名の栄養状態を，リハ科併診時にMNA®-SF（Mini Nutritional Assessment-Short Form）で調査したところ，148名（88％）が低栄養，21名（12％）が低栄養のおそれありで，栄養状態良好は0名であった[6]．また，飢餓（1日エネルギー摂取量が基礎エネルギー消費量以下の場合）を75名（44％），侵襲（入院時，入院後に急性疾患・外傷を認めた場合）を141名（83％），前悪液質（悪液質の原因となる慢性疾患の存在，6か月以内に5％以下の体重減少，慢性・再発性の全身炎症反応，食思不振の4項目すべてに該当した場合[7]）を51名（30％）に認めた[6]．

　サルコペニアの視点で考えると，廃用症候群の急性期病院入院患者の大半は低栄養で，廃用性筋萎縮単独のサルコペニアは少ない．急性期病院では活動，栄養，疾患によるサルコペニア

表2　がん悪液質の診断基準

いずれもがんの存在が必要条件
前悪液質
6か月で5％未満の体重減少
食思不振や代謝変化を認めることがある
悪液質
6か月で5％以上の体重減少
もしくは
BMI＜20かサルコペニアで2％以上の体重減少
食事量減少や全身炎症を認めることが多い
不応性悪液質
以下の6項目すべてに該当
悪液質の診断基準に該当
生命予後が3か月未満
Performance statusが3か4
抗がん治療の効果がない
異化が進んでいる
人工的栄養サポートの適応がない

(Fearon K, et al. Lancet Oncol 2011；12(5)：489-95[5]より)

が重複することで，筋肉量減少や筋力低下が著明となり，身体機能やADLが低下することが多い．

サルコペニアの早期発見の重要性と方法

急性期病院に入院する原因が，侵襲をともなう急性疾患・外傷や手術のことが多いため，入院中の筋肉量減少を0にすることはむずかしい．しかし，活動や栄養によるサルコペニアは，早期離床や適切な栄養管理である程度予防できる．そのため，サルコペニアの存在を早期から疑い発見することが重要である．

急性期病院では，すべての高齢入院患者にサルコペニアの可能性を疑う．低栄養とサルコペニアの原因は重複しているため，入院時栄養スクリーニングで栄養状態に問題のあった場合，サルコペニアが疑われる．リハを要する障害者や高齢者でも，サルコペニアが疑われる．

サルコペニアの診断は，AWGS基準で行うことが推奨される．しかし，急性期病院では筋肉量評価の目的でDEXA，BIA，CT，MRIが行われていることは少ない．そのため，身体計測で筋肉量を評価せざるを得ないことが多い．入院高齢患者では，下腿周囲長（ふくらはぎでもっとも太い部分の周径）が男性30cm未満，女性29cm未満を筋肉量減少の目安のカットオフ値とする[8]．歩行速度に関して急性期病院では，歩行できない障害者や高齢者も少なくない．つまり，歩行困難で筋肉量減少を認めればサルコペニアと診断できる．

サルコペニアの介入方法：リハ栄養

急性期病院ではサルコペニアに対して，運動としてリハによるレジスタンストレーニングや有酸素運動，栄養として栄養サポートチーム（Nutrition Support Team：NST）による栄養管理などが行われている．NSTとは，臨床栄養管理を実践する職種の壁を越えた医療チームである．主な参加職種は，医師，管理栄養士，看護師，薬剤師，臨床検査技師，理学療法士，作業療法士，言語聴覚士，歯科医師，歯科衛生士である．

リハとNSTは以前，別々に活動して，筋肉量の維持や増加をめざしていた．しかし，サルコペニアの原因が加齢，活動，栄養，疾患を重複する場合，リハ単独もしくはNST単独の効果は限られる．そのため，リハと栄養管理を同時に行うリハ栄養の考え方と実践が有用である．

リハ栄養の新しい定義は，国際生活機能分類（International Classification of Functioning, Disability and Health：ICF）による全人的評価と栄養障害・サルコペニア・栄養素摂取の過不足の有無と原因の評価，診断，ゴール設定を行ったうえで，障害者やフレイル高齢者の栄養状態・サルコペニア・栄養素摂取・フレイルを改善し，機能・活動・参加，QOLを最大限高める「リハからみた栄養管理」や「栄養からみたリハ」である[9]．

ICFは生活機能を，健康，心身機能・身体構造，活動，参加，個人因子，環境因子の6つの概念に分類して，障害者や高齢者を全人的に評価するツールであり，リハで頻用されている（図2）[10]．ICFの心身機能・身体構造には，摂食機能，消化機能，同化機能，体重維持機能，全般的代謝機能といった栄養関連の項目がある．つまり，広義のリハには栄養評価が含まれている．

サルコペニアの原因別治療

リハ栄養では，サルコペニアの原因に合わせた介入を行う．原発性サルコペニアの場合，レジスタンストレーニングを行う．レジスタンストレーニング終了後30分以内に，BCAA 2g以上（たんぱく質10g程度）を糖質と一緒に摂取

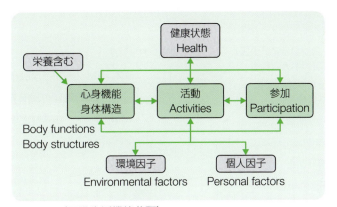

図2 ICF（国際生活機能分類）
(障害者福祉研究会．ICF 国際生活機能分類―国際障害分類改定版：中央法規；2002．p17[10]より)

すると，筋肉のタンパク合成を促進できる[11]．レジスタンストレーニング終了直後にBCAAを2g以上含む栄養剤を機能訓練室で飲むことで，筋肉量と筋力の増加をめざす取り組みも行われている[11]．

活動が原因の場合，不要な安静を避けて，四肢体幹の筋肉量を低下させないことがもっとも重要である．つまり，早期離床をめざしたリハを行い，廃用症候群を予防する．

栄養（飢餓）が原因の場合，栄養改善を考慮した栄養管理を行う．1日エネルギー消費量＝1日エネルギー摂取量の場合，現在の栄養状態を維持できても栄養改善は困難である．低栄養の改善をめざす場合，1日エネルギー必要量＝1日エネルギー消費量＋エネルギー蓄積量（200～1,000kcal）とする．飢餓で基礎エネルギー消費量＞1日エネルギー摂取量の場合，筋肉量が減少するためレジスタンストレーニングは禁忌となる．機能維持を目標とした関節可動域訓練，ADL訓練，座位・立位・歩行訓練などを低負荷で行う．

疾患が原因の場合，原疾患の治療がもっとも重要である．しかし，適切な栄養療法，運動療法，薬物療法の併用も有効である．

侵襲の異化期では，多くの外因性エネルギーを投与しても筋肉のタンパク質の分解を抑制できず，栄養状態の悪化防止を目標とする．侵襲時の過栄養はノルエピネフリンの分泌を増加させ，栄養ストレスとして骨格筋のタンパク分解を促進させる[12]．侵襲時の栄養管理として，急性期の極期は6～15kcal/kg/日，一般的な急性期と侵襲が慢性期に移行した場合は6～25kcal/kg/日を投与する目安がある[12]．異化期ではレジスタンストレーニングは禁忌であり，機能維持を目標とする．

侵襲の同化期では，栄養改善を目標とできる．異化期か同化期かの判断には窒素バランスが最適であるが，CRPが3mg/dLを下回った場合に同化期と考える目安もある．同化期で栄養改善をめざす場合，1日エネルギー必要量＝1日エネルギー消費量＋エネルギー蓄積量とする．リハは機能改善を目標に，レジスタンストレーニングも含めた積極的な機能訓練を行う．

前悪液質と悪液質では，栄養管理単独での栄養改善には限度がある．高たんぱく質（1.5g/kg/日）やn-3脂肪酸（EPA：エイコサペンタエン酸）2～3g/日が有効という報告もある．運動（有酸素運動，レジスタンストレーニング）には抗炎症作用があり，積極的な機能訓練を行う．運動による抗炎症作用で慢性疾患の炎症を

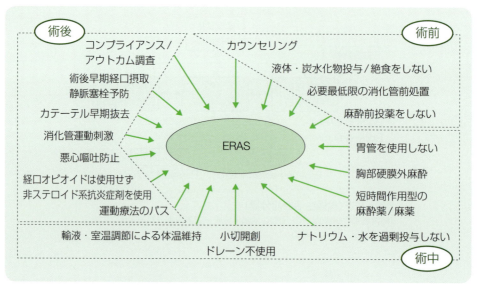

図3 ERASプロトコールの実際
(谷口英喜. リハビリテーション栄養ハンドブック：医歯薬出版；2010. p145-8[15]より)

改善できれば，食欲と栄養状態の改善を期待できる．一方，不応性悪液質では，緩和医療の一環として，QOLを低下させないようなリハと栄養管理を行う．

神経筋疾患では，原疾患の進行による筋肉量・筋力低下は避けられないことが多い．ただし，飢餓と廃用の予防に十分留意する．原疾患による筋萎縮に活動と栄養のサルコペニアを合併した場合，適切なリハと栄養管理でサルコペニアを多少改善できることがある．

プレハビリテーションとERAS

急性期病院で外科手術後の身体活動性の早期回復をめざす方法には，術前に身体活動性を強化するプレハビリテーションと，周術期の集学的リハプログラムであるERASがある．いずれもサルコペニアの予防や治療となる．

プレハビリテーションの内容には，有酸素運動やレジスタンストレーニングだけでなく，運動直後の栄養摂取や疼痛管理を含むことがある．待機手術でサルコペニアを認める場合，プレハビリテーションによる筋肉量や体力の改善で，術後の合併症が軽減する可能性がある．

たとえばレジスタンストレーニングであれば，手術6週前から週2回実施し，運動実施直後にたんぱく質10g，糖質7g，脂質3gの栄養剤を摂取する[13]．有酸素運動であれば，手術3か月前から週3回，1回20〜45分実施し，運動実施3時間前に糖質140gを摂取する[13]．がん患者に対するプレハビリテーションは，術後合併症の減少と在院日数の短縮に有用そうである[14]．

ERASとは，手術後の回復促進に役立つ各種ケアをエビデンスに基づき統合的に導入して，安全性と回復促進効果を強化した集学的リハプログラムである(図3)[15]．侵襲，禁食，安静・臥床期間を少なくすることで，入院中のサルコペニアをより予防できる．たとえば結腸開腹切除術の場合，早期離床として手術当日に2時間，手術翌日から4〜6時間程度歩行する．

当初は結腸開腹切除術を対象に作成され，現在では多くの術式が対象となっている．上部消化管，肝臓，膵臓手術のERASのコクランレビューでは，ERAS群で在院日数が短く，医療費が低い可能性がある[16]．

おわりに

急性期病院では，加齢に加え活動，栄養，疾患によるサルコペニアを合併することが多い．原発性サルコペニアの場合，レジスタンストレーニングとその直後のBCAA摂取が有用である．一方，二次性サルコペニアの場合，原因によってレジスタンストレーニングは禁忌となることがある．サルコペニアの有無だけでなく原因の評価が必須となる．

急性期病院ではサルコペニアの治療として，リハ栄養の考え方が重要である．リハ栄養を多職種で考え，学び，実践していく研究会として日本リハ栄養研究会がある．サルコペニアに対するリハ栄養に関心のある方は，日本リハ栄養学会に入会してほしい（日本リハ栄養学会ホームページ：https://sites.google.com/site/jsrhnt/home）．

参考文献

1) Cruz-Jentoft AJ, Baeyens JP, Bauer JM, et al. Sarcopenia : European consensus on definition and diagnosis : Report of the European Working Group on Sarcopenia in Older People. Age Ageing 2010 ; 39(4) : 412-23.
2) Yaxley A, Miller MD, Fraser RJ, et al. The complexity of treating wasting in ambulatory rehabilitation : Is it starvation, sarcopenia, cachexia or a combination of these conditions? Asia Pac J Clin Nutr 2012 ; 21(3) : 386-93.
3) Martone AM, Bianchi L, Abete P, et al. The incidence of sarcopenia among hospitalized older patients : results from the Glisten study. J Cachexia Sarcopenia Muscle 2017 ; 8(6) : 907-914.
4) Jensen GL, Mirtallo J, Compher C, et al. Adult starvation and disease-related malnutrition : a proposal for etiology-based diagnosis in the clinical practice setting from the International Consensus Guideline Committee. Clin Nutr 2010 ; 29(2) : 151-3.
5) Fearon K, Strasser F, Anker SD, et al. Definition and classification of cancer cachexia : an international consensus. Lancet Oncol 2011 ; 12(5) : 489-95.
6) Wakabayashi H, Sashika H. Malnutrition is associated with poor rehabilitation outcome in elderly inpatients with hospital-associated deconditioning a prospective cohort study. J Rehabil Med 2014 ; 46(3) : 277-82.
7) Muscaritoli M, Anker SD, Argilés J, et al. Consensus definition of sarcopenia, cachexia and pre-cachexia : joint document elaborated by Special Interest Groups (SIG) "cachexia-anorexia in chronic wasting diseases" and "nutrition in geriatrics". Clin Nutr 2010 ; 29(2) : 154-9.
8) Maeda K, Koga T, Nasu T, et al. Predictive Accuracy of Calf Circumference Measurements to Detect Decreased Skeletal Muscle Mass and European Society for Clinical Nutrition and Metabolism-Defined Malnutrition in Hospitalized Older Patients. Ann Nutr Metab 2017 ; 71(1-2) : 10-5.
9) Wakabayashi H. Rehabilitation nutrition in general and family medicine. J Gen Fam Med 2017 ; 18(4) : 153-4.
10) 障害者福祉研究会．ICF国際生活機能分類—国際障害分類改定版—：中央法規；2002．p17.
11) 澤田篤史．北海道済生会小樽病院におけるリハビリテーション直後のプロテイン摂取の取り組み．In：若林秀隆，編．リハビリテーション栄養ケーススタディ—臨床で成果を出せる30症例：医歯薬出版；2011．p13-20.
12) 寺島秀夫，只野惣介，大河内信弘．周術期を含め侵襲下におけるエネルギー投与に関する理論的考え方〜既存のエネルギー投与量算定法からの脱却〜．静脈経腸栄養 2009；24(5)：1027-43.
13) Killewich LA. Strategies to minimize postoperative deconditioning in elderly surgical patients. J Am Coll Surg 2006 ; 203(5) : 735-45.
14) Treanor C, Kyaw T, Donnelly M. An international review and meta-analysis of prehabilitation compared to usual care for cancer patients. J Cancer Surviv. 2017 doi : 10.1007/s11764-017-0645-9.
15) 谷口英喜．ERASプロトコール．In：若林秀隆，編．リハビリテーション栄養ハンドブック．医歯薬出版；2010．p145-8.
16) Bond-Smith G, Belgaumkar AP, Davidson BR, Gurusamy KS. Enhanced recovery protocols for major upper gastrointestinal, liver and pancreatic surgery. Cochrane Database Syst Rev. 2016 ; 2 : CD011382.

Part 3 サルコペニアの早期発見・治療

病院-回復期リハ病棟

吉村芳弘 Yoshimura, Yoshihiro

Keyword
サルコペニア，回復期リハビリテーション，高齢者，栄養サポート，レジスタンス運動

はじめに

リハビリテーション（以下，リハ）を行う高齢者には低栄養とサルコペニアの合併が多い．高齢リハ患者の低栄養とサルコペニアの有症率はそれぞれ49〜67％，40〜46.5％と報告されている．低栄養とサルコペニアはいずれもリハや健康関連のアウトカムと負の関連がある．それゆえ，リハを行う高齢者に対しては全身管理と併存疾患のリスク管理を行いつつ，積極的な栄養サポートを多職種で推進する必要がある．

回復期リハビリテーションにおける低栄養とサルコペニア

リハビリテーション（以下，リハ）を行う高齢者では低栄養を高い頻度に認める[1,2]．入院リハを行う高齢者の先行研究では，低栄養の頻度は49〜67％である[3]．オーストラリアにおいて，リハ病院に入院した高齢者の栄養状態をMini Nutritional Assessment-Short Form（以下，MNA®-SF）で評価したところ，33％が低栄養，51.5％が低栄養リスクとそれぞれ診断された[4]．海外12か国からの24の研究データから解析された高齢者4,507名の検討では，MNAで評価した低栄養をもっとも多く認めたのはリハ施設であった（リハ施設，50.5％；病院，38.7％）[5]．ドイツにおける650名の高齢者を対象とした研究では，リハ施設で40.8％に低栄養を認めた[6]．低栄養の病態はさまざまなものが報告されているが（表1）[7〜9]，リハ高齢者はいずれの病態もきたしうる．さらに，低栄養の臨床的合併症は多岐にわたるが（表2）[7,10]，リハ高齢者における低栄養の系統的レビューでは，低栄養は機能回復や退院後のquality of life（以下，QOL）に対して負の効果を与える[11]．入院時に低栄養を認める高齢者は，急性転化や長期療養型病院への転院が多く，在宅復帰が少ない[12,13]．さらに，リハのアウトカムが低栄養の高齢者ではより低下することが，脳卒中[14]，大腿骨近位部骨折[15]，廃用症候群[16]，およびそ

表1 低栄養症候群

診断	特徴
消耗性疾患 Wasting	body cell massの減少．浮腫や低Alb血症はともなわないことが多い．
サルコペニア Sarcopenia	骨格筋量の減少．筋力や機能低下をともなう．
サルコペニア肥満 Sarcopenic obesity	サルコペニア＋肥満
悪液質 Cachexia	炎症性疾患をともなう低栄養．浮腫や低Alb血症をともないやすい．
PEM Protein-energy malnutrition	食事量減少にともなうbody cell massの減少．浮腫や低Alb血症をともないやすい．

(Pennington CR. Postgrad Med J 1998 ; 74 (868) : 65-71[7]より) (de Ulíbarri Pérez JI. Nutr Hosp 2014 ; 29 (4) : 785-96[8]より) (Ignacio de Ulíbarri J, et al. Nutr Hosp 2005 ; 20 (1) : 38-45[9]より)

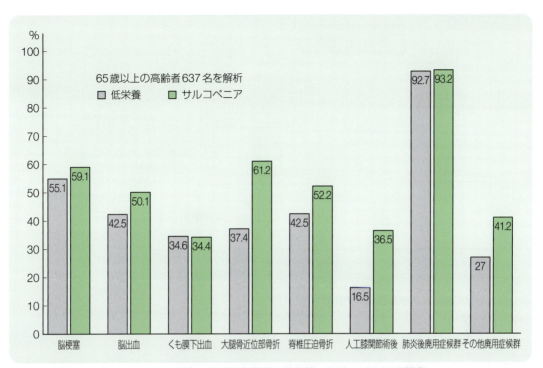

図1　回復期リハビリテーション病棟における疾患別の低栄養，サルコペニアの頻度
(Yoshimura Y, et al. Clin Nutr 2017 Sep 23. pii：S0261-5614(17)31341-9. doi：10.1016/j.clnu.2017.09.009[1]より)

表2　低栄養の臨床的合併症

免疫能の低下，感染症
褥瘡，創治癒遅延
歩行不安定，転倒，骨折
認知機能低下，依存
治療抵抗性
長期入院，頻回の再入院
QOLの低下
予後不良の合併症

(吉村芳弘ほか，編．臨床栄養別冊　低栄養対策パーフェクトガイド：医歯薬出版；2017．p710-7[10]より)

の他のさまざまな疾患で報告されている．

　リハを行う高齢者ではサルコペニアも高い頻度で認める[1,2]．先行研究によると，リハを行う地域在住高齢者では10～30％に[17]，リハ施設における自立歩行可能な高齢者では，40％に[18]それぞれサルコペニアを認めた．最近のシステマティックレビューでは[19]，リハを行う高齢者を対象としたサルコペニアの質の高い14の先行研究によると（9つの前向きコホート研究，4つの横断研究，1つのランダム化介入研究），リハ病院におけるサルコペニアの有症率は約50％であった．サルコペニアの原因は加齢，低活動，低栄養，疾患と多岐にわたり，かつ重複していることが多いため，リハ高齢者においてはこれらの原因の検索を早期に行う必要がある[20]．サルコペニアは世界的に多くの領域で注目度が高まっており，2016年10月にはICD-10のコード（M62.84）を取得し，国際的には独立した疾患として認識されるようになった．さらに，2017年12月に世界初の診療ガイドラインが本邦より発表された[21]．回復期リハにおいても，すべての高齢患者に対して入院早期にサルコペニアをスクリーニングし，原因に応じて運動療法と栄養療法を中心とした対策を講じていくべきである．

　本邦の回復期リハ病棟における低栄養およびサルコペニアの臨床的背景のエビデンスは乏しい．そのため，当院において低栄養とサルコペニアの実態を調査した（図1）[1]．低栄養は

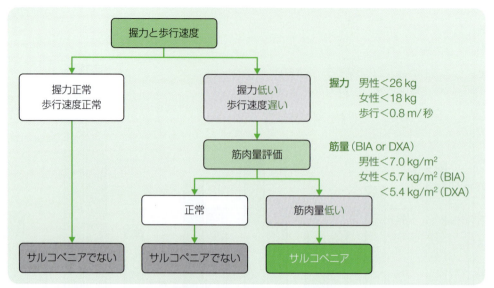

図2 AWGSによるサルコペニア診断アルゴリズム
(Chen LK, et al. J Am Med Dir Assoc 2014；15(2)：95-101[22]より)

MNA-SFを用いて評価し，サルコペニアは生体電気インピーダンス法（BIA，InBodyS10）で体組成を評価した骨格筋指数と握力の2つの変数で，AWGSのカットオフ値（図2）[22]を用いて評価した．結果として，低栄養は全体で55％の患者に認め，とくに肺炎後廃用症候群では92％超が低栄養であった．脳梗塞や大腿骨近位部骨折では低栄養の頻度が高く，人工膝関節置換術後では低栄養の頻度が低かった．脳梗塞患者に低栄養が多い原因としては，糖尿病をはじめとした動脈硬化性疾患や心房細動などの併存疾患が多いことが考えられる．大腿骨近位部骨折患者では，低栄養や低体重による転倒リスクの上昇が背景にあると考えられる．また，サルコペニアは全体で53％の患者に認め，低栄養と同様に疾患別に頻度の差を認めた（図1）[1]．

回復期リハでは低栄養とサルコペニアを多く認め，いずれもリハの帰結や身体機能と負の関連がある．それゆえ，リハを行う高齢者に対しては全身管理と併存疾患のリスク管理を行いつつ，積極的な栄養療法を多職種で推進する必要がある．

疾患別の低栄養と栄養サポートのエビデンス

回復期リハの対象疾患として，脳卒中（47.9％），大腿骨近位部骨折（35.2％）を含む運動器疾患，廃用症候群（10.5％），頭部外傷や脊髄損傷（5.4％）などがあげられる[23]．以下に，脳卒中と大腿骨近位部骨折における低栄養がリハの帰結に与える影響と，栄養サポートの先行研究をレビューする．

■脳卒中

回復期リハにおける脳卒中患者では，訓練時間（リハの単位数）を多くすることで身体機能の改善や在宅復帰率の向上に寄与することが知られているが[24,25]，脳卒中患者では8.2～49.0％に栄養障害を認めており，リハのステージが進むにつれて栄養障害が増加する[26]．栄養ケアを考慮せずに積極的なリハを行うことで，意図せぬ消費エネルギーの亢進により，患者の栄養状態がさらに悪化する可能性がある．また，BMIが18.5 kg/m²以下の低体重の脳卒中患者はFIM（Functional Independence Measure）

の改善効果がもっとも低い[27]．

　本邦の回復期リハ病棟における脳卒中の高齢患者230名を対象とした多施設研究によると，低栄養患者は入院時ADL，退院時ADLがともに低く，入院時の低栄養は入院時ADLと独立して退院時ADLと関連しており，低栄養患者は自宅復帰率が低かった[28]．また，栄養状態が改善した脳卒中患者は退院時のFIMがより改善することを，本邦回復期の管理栄養士が英語論文として報告している[29,30]．

　脳卒中における骨格筋の構造的，代謝的，機能的変化については十分に関心が払われていないのが現状であり[31,32]，脳卒中におけるサルコペニアの診断はこの領域における挑戦的課題の一つである．脳卒中後の骨格筋減少に関するレビューによると[33]，脳卒中発症から6か月の時点で，麻痺がある上下肢は麻痺がない上下肢に比べて有意に除脂肪量が少ない．脳卒中に関連した骨格筋萎縮のメカニズムには，廃用性萎縮や痙縮，炎症，除神経，神経再支配，不十分な栄養などが関与するとされているが[32]，脳卒中によるサルコペニアを正確に診断し適切に治療するために，この領域のさらなる研究が必要である．

　栄養サポートは脳卒中リハのアウトカムを改善する．116名の低栄養の脳卒中リハ患者を対象としたRCTでは，積極的な栄養療法を行ったグループはルーチンの栄養療法を行ったグループに比べてFIMがより改善した[34]．また，低栄養at riskの急性期脳卒中患者におけるRCTで，個別に栄養ケアを行うとルーチンケアに比べて体重減少がより制御され，QOLや握力がより改善した[35]．コクランレビューによると，急性期もしくは回復期の脳卒中患者で積極的な栄養ケアを行うと，褥瘡の発生頻度の減少や総エネルギー摂取量やたんぱく摂取量の増加を認めることが報告されている[36]．

■ 大腿骨近位部骨折

　大腿骨近位部骨折は他の整形外科疾患より身体障害や医療コスト，死亡率とより関連することが示されている[37]．また，世界的にみても，大腿骨近位部骨折の罹患患者は年々増加しており，2000年の160万人から2050年には630万人に上昇すると推察されている[37]．大腿骨近位部骨折は高齢者の運動期リハを要する疾患でもっとも頻発するものであるといえるだろう．

　大腿骨近位部骨折における低栄養の頻度は総じて高い傾向がある．BMIによる評価では13％に低栄養を認め，MNA-SFによる評価では27％に，ICD10-AMによる報告では48％に，血中アルブミン値による評価では53％にそれぞれ低栄養を認めている[38]．また，入院時のMNAスコアが大腿骨近位部骨折の6か月後の歩行状態や死亡率の予測因子となることや[39]，血中アルブミン値とBMIが大腿骨近位部骨折後の死亡に影響していることを示したコホート研究がある[40]．大腿骨近位部骨折では低栄養を認めることが多く，リハのアウトカムに影響を与えることが少なくないといえる．

　大腿骨近位部骨折におけるサルコペニアの頻度も高い．先行研究によると，対象患者のセッティングによりばらつきがあるものの，21.8～95.0％の大腿骨近位部骨折の患者にサルコペニアを認めている[41～43]．本邦における大腿骨近位部骨折の受傷直後の357名を対象とした研究では，女性の44.7％および男性の81.1％にサルコペニアを認め，サルコペニアは大腿骨近位部骨折の頻度と独立して関連していた[44]．

　栄養サポートは大腿骨近位部骨折の予後を改善する．コクランレビューによると，大腿骨近位部骨折の高齢者に対する栄養補助食品のエビデンスが弱いながら示されている[45]．ある介入研究では，静脈栄養とその後の経口補助食品による栄養介入で，合併症が減少することが示された[45]．前向きコホート研究の先行研究による

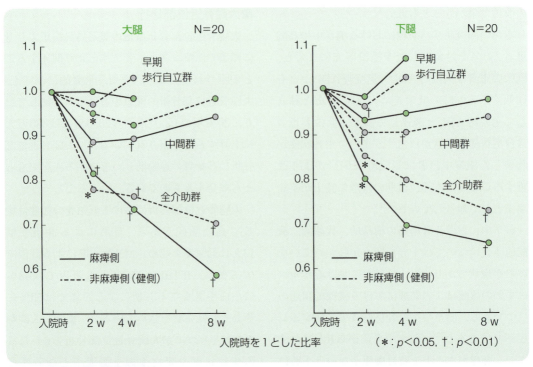

図3 下肢断面積の経時的変化

(近藤克則, 太田 正. リハビリテーション医学会誌 1997；34 (2)；129-33[49]より)

と，多職種による術後の栄養ケアの介入により，低栄養が減少しQOLが改善する[46]．栄養士による厳格なエネルギー管理を栄養ケアの介入としたランダム化介入研究では，栄養ケアの介入により術後の合併症が減少した[47]．本邦におけるランダム化介入研究では，リハにホエイたんぱく摂取を積極的に併用することで術後早期の筋力と活動レベルの改善効果を認めた[48]．これらの結果より，大腿骨近位部骨折患者に対する栄養サポートは，栄養状態の改善やリハのアウトカム改善に効果があるものと推察される．

回復期で実践できるレジスタンス運動

脳卒中や骨折後の高齢者は，自力で起立・歩行ができない状態が続くと車椅子生活やベッド上の生活を余儀なくされ，結果として四肢や体幹の筋力低下，筋量減少をきたす．脳卒中患者に早期リハを開始した場合でも，十分なレジスタンス運動を行わなければ，下肢に経時的な筋萎縮が進行する（図3）[49]．筋萎縮は麻痺側も健側も同様に生じ，いったん廃用性の筋力低下，筋量減少を生じると，その回復には長期間を要す．脳卒中に関連するサルコペニアの病態は十分に解明されていないが[50]，他の疾患におけるサルコペニアと同様にレジスタンス運動を中心とした運動療法を行う必要がある．脳卒中後の麻痺肢に対するレジスタンス運動に対しては，痙性や連合反応を増加させるので控えるべき，との否定的な考えが古くからあったが，むしろ筋量の増加だけでなく機能的パフォーマンス向上，痙性低下，伸張反射過活動低下，同時収縮低下を認めることを示すエビデンスが多い[51~55]．回復期リハ病棟の高齢者に対しては，脳卒中でもそれ以外でも，発症直後から進行する廃用性変化を最小限に防ぐためにも，できるだけ早期から筋レジスタンス運動を行う必要性がある．

起立動作は自立した生活を送るのに必要な基

本的動作の一つである．自力で起立できないと廃用や身体の不活動で筋力や体力低下をきたす[56]．起立困難であることは高齢者の転倒の一般的原因である．転倒の20％は車椅子から，22％はベッドから立ち上がる際に起こっている[57〜59]．起立動作の自立度の低下は，施設入所のリスクを増大させることにもっとも関連している[60]．また，独居の脳卒中高齢者が家庭復帰するうえでもっとも重要なADLには移動能力（起立，歩行，車椅子）が欠かせないことがわかっている[61]．つまり，起立動作が可能になることが，ADL自立，転倒予防，在宅復帰の3つの重要な因子となっている．

脳卒中後の麻痺肢の機能回復訓練にばかり注力すると，麻痺肢は簡単に回復しないだけでなく，健側肢まで筋力低下を起こし，ADLの自立が遅れる可能性がある[62]．健側下肢を筋力強化することで，歩行を始め，身の回り動作は迅速に回復し，結果的には麻痺肢の回復をうながすことになる．早期から十分な起立訓練を行い，適切な下肢装具を併用することで，重度片麻痺でも4週間で歩行が可能になることが多い．

リハ室におけるセラピストによる一般的な徒手的筋力強化訓練は，単一筋レジスタンス運動である．一方で，起立訓練は健側肢・麻痺肢・体幹・頸部筋の筋活動が同時に誘発され，全身の筋力強化が可能で効率的である．座位訓練においての筋収縮は，筋電図上は微々たるものであるが，起立訓練は比較的強い筋収縮が生じ，同時に全身の筋力強化ができる[63]．

栄養と運動で予防・治療するサルコペニア：リハビリテーション病院の実践例

低栄養やサルコペニアに対する栄養サポートの基本は十分なエネルギーと良質かつ十分なたんぱく質の摂取である．さらに，レジスタンス運動を含むリハや運動療法の効果を高め，筋量増大効果を期待するためにはグルコースやたんぱく質の摂取タイミングも重要である．

■熊リハパワーライス®

当院では2012年より，たんぱく質と中鎖脂肪のパウダーとソースを軟飯に混ぜて「熊リハパワーライス®」として，経口摂取量が低下した患者の栄養強化を行っている[64]．レシピは，軟飯150gに中鎖脂肪オイル12g，中鎖脂肪パウダー1.5g，たんぱく質パウダー3gをそれぞれ混ぜるだけである．このライスを3食提供することで，1日当たり熱量411kcal，中鎖脂肪40.5g，たんぱく質9gを追加増量できる．1）物性や量・味に影響を与えないこと，2）エネルギーを炭水化物に頼らないこと，3）誰でも簡単につくれること，4）従来の栄養補助にありがちであった炭水化物供給過多による糖尿病や呼吸不全の増悪をきたさないこと，5）他の栄養補助食品より低コストなどの臨床的な有用性がある．

脳卒中後に嚥下障害を併発した患者を対象とした熊リハパワーライス®の臨床効果を図4に示す．熊リハパワーライス®を提供することで，体重の増加，FIMの改善，入院期間の短縮，経口摂取までの日数の短縮，最終形態が常食の割合の増加などの改善効果が示されている[64]．

■分岐鎖アミノ酸（BCAA）やロイシン

たんぱく質は骨格筋合成の材料であり，リハを行うサルコペニアの患者に対しては高エネルギー高たんぱく食による骨格筋量の増大とADLの改善が期待される．近年，必須アミノ酸のなかでもBCAA摂取によるサルコペニア予防・治療の可能性が多数報告されている．とくに，加齢が現認のサルコペニアの場合，筋力増強訓練とBCAAやロイシンを含む栄養剤摂取の併用は筋量増大に有用である．

当院の回復期リハ病棟で行ったランダム化介入研究では，骨格筋の減少した高齢患者に対し

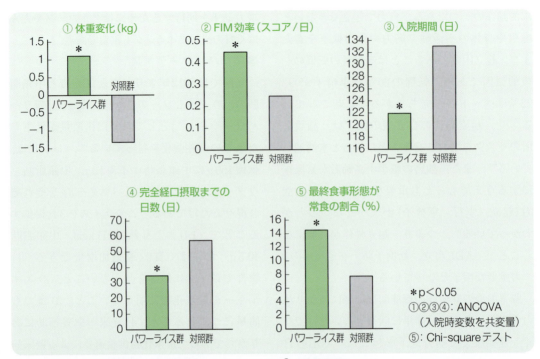

図4 脳卒中嚥下障害患者に対する熊リハパワーライス®の臨床効果
(吉村芳弘. PDNレクチャー. http://www.peg.or.jp/lecture/enteral_nutrition/04-07-03.html (アクセス日：2018年1月18日)[64]より)

てBCAAを含む栄養剤の摂取とリハを併用することで，退院時の骨格筋量の増大とADLの改善効果を認めた（図5）[65]．エビデンスの充実のためには，さらに質の高い多施設での介入研究が望まれる．BCAAやロイシンの代謝産物であるHMB，ビタミンDなどを高配合したリハ高齢者向けの栄養補助食品もいくつか商品化されており，サルコペニア高齢者のリハに対するこれらの栄養補助食品の併用は考慮に値すると思われる．

■ 集団起立訓練

2009年に回復期リハ病棟で起立訓練研究チームを立ち上げた．起立訓練の妥当性を検証するために，入院時FIM得点が79点以下の低ADL患者に対して，通常訓練群と，起立訓練追加群（通常訓練に加えて100回/日の起立訓練を追加）の2群に割り付けて検証を行ったところ，2009年における通常訓練群（n＝45）と起立訓練追加群（n＝25）のFIM利得がそれぞれ35.7と56.0（t検定，p＜0.05），FIM効率がそれぞれ0.26と0.44（t検定，p＜0.05）であり，起立訓練追加によるADLの有意な改善効果が示唆された．そのため，2010年度より脳卒中患者を中心に起立訓練100回/日を目標に多職種（PT/OT/ST/Ns）での個別起立訓練を開始した．多職種の協働業務にもかかわらず導入はスムーズであったが，個別対応での訓練量の充実（平均100回/日以上）には限界があった．そこで2013年1月より，240回/日（120回×2）を目標に集団起立訓練を回復期の各病棟で開始した．

集団起立訓練を行う患者は，バイタルサインが安定していること，座位保持ができること，栄養状態が悪くないこと，隔離が必要な感染症がないことなどが条件としてあげられる．午前（11時30分）と午後（15時30分）にそれぞれ約20分間が集団起立訓練として病棟のタイムス

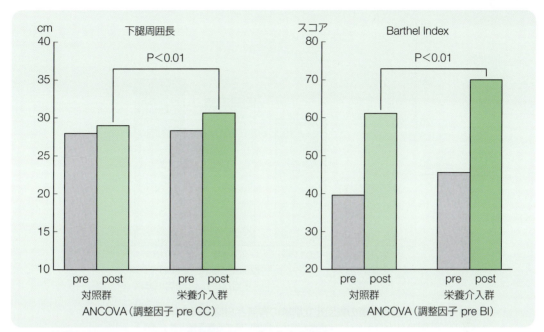

図5 回復期におけるリハ×BCAA栄養剤のランダム化介入研究
(Yoshimura Y, et al. J Nutr Health Aging 2016；20(2)：185-91[65]より)

ケジュールに割り当てられた．実際の動作は，座椅子やリハテーブル，車椅子などに軽く腰掛けて，4秒間で起立，4秒間で着座を行う．8秒間の一連の動作をなるべく大きな声を出してカウントしながら行う．動作に応じて，肋木や病棟の手すり，平行棒などを使用する．必要時は個別にリハスタッフが介助を行う．各病棟のリハ室に対象患者全員が集合し，この起立訓練を午前と午後にそれぞれ120回（計20分）を目標に連日行う．

　起立訓練は低負荷レジスタンス運動であるが，十分な回数と時間を考慮すると，高齢者にとって適度な負荷で持続可能なレジスタンス運動であり，また全身耐久性向上の効果も期待される．最新の系統的レビューとメタ解析によると，低強度のレジスタンス運動でも高頻度かつ長時間行うことで高強度のレジスタンス運動と同等の筋量増大効果を認めている[66]．そのため，起立訓練はサルコペニアや身体的フレイルが多いリハ高齢者に対して有効なレジスタンス

運動だと思われる．起立訓練回数の目安は，ボルグ（Borg）指数13を基本とし，徐々に回数を増やす．起立訓練が初回に10回もできない症例でも，日ごとに回数が増え，リハ時間以外の自主訓練が可能になれば1日300回以上可能になる．自主訓練を併用することで入院生活による廃用症候群の予防と退院後の体力・筋力維持が可能となる．

　集団起立訓練のその他の利点として，複数の転倒しやすい高齢患者を同時に見守りながら行えるのでスタッフの人的節約効果がある．また，多数の患者が同じ空間で，同時に，同じ訓練を行うことで，強い仲間意識やライバル意識をもたらし，意欲向上や社会参加（閉じこもり防止）にもつながっている．意識障害や認知症，重度麻痺の患者も，集団訓練に参加することで覚醒刺激につながり，起立回数が顕著に増加する．自ら大きな声で回数を数えながら訓練することで，発声量や発話明瞭度が改善する．これは構音障害や失語症，心肺機能の改善につなが

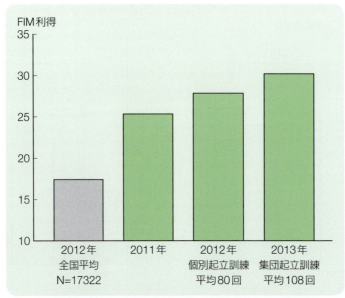

図6 脳血管患者の集団起立訓練の有無とFIM利得の年次比較
(回復期リハビリテーション病棟の現状と課題に関する調査報告書；2013．p3[67]より)

る可能性がある．

　集団起立訓練を開始する以前の2011年度に回復期リハを行った脳卒中患者（n＝156）と，個別での起立訓練を開始した2012年度の脳卒中患者（n＝171），および集団起立訓練を開始した2013年度の脳卒中患者（n＝172）のFIM利得について前後比較研究を図6[67]に示す．対象には集団起立訓練を実施できなかった症例も含む．結果として，集団訓練によるADL改善効果が示唆された．回復期リハ病棟で集団起立訓練を行うことが，患者のADL改善や自立に対して有効であると考える．

おわりに

　回復期でのサルコペニアとその対策としての栄養療法と運動療法の概念と実践例を解説した．回復期では低栄養とサルコペニアを多く認め，いずれもリハや健康関連のアウトカムと負の関連がある．それゆえ，回復期では障害に対するリハや全身管理と併存疾患のリスク管理に加えて，積極的な栄養サポートとレジスタンス運動を多職種で推進する必要がある．

参考文献

1) Yoshimura Y, Wakabayashi H, Bise T, Tanoue M. Prevalence of sarcopenia and its association with activities of daily living and dysphagia in convalescent rehabilitation ward inpatients. Clin Nutr 2017 Sep 23. pii：S0261-5614(17)31341-9. doi：10.1016/j.clnu.2017.09.009.
2) Wakabayashi H, Sakuma K. Rehabilitation nutrition for sarcopenia with disability：a combination of both rehabilitation and nutrition care management. J Cachexia Sarcopenia Muscle 2014；5(4)：269-77.
3) Strakowski MM, Strakowski JA, Mitchell MC. Malnutrition in rehabilitation. Am J Phys Med Rehabil 2002；81(1)：77-8.
4) Charlton KE, Nichols C, Bowden S, et al. Older rehabilitation patients are at high risk of malnutrition：evidence from a large Australian database. J Nutr Health Aging 2010；14(8)：622-8.
5) Kaiser MJ, Bauer JM, Rämsch C, et al. Frequency of malnutrition in older adults：a multinational perspective using the mini nutritional assessment. J Am Geriatr Soc 2010；58(9)：1734-8.
6) Kaiser MJ, Bauer JM, Uter W, et al. Prospective validation of the modified mini nutritional assessment short-forms in the community, nursing home, and rehabilitation setting. J Am Geriatr Soc 2011；59

(11) : 2124-8.
7) Pennington CR. Disease-associated malnutrition in the year 2000. Postgrad Med J 1998 ; 74 (868) : 65-71.
8) de Ulíbarri Pérez JI. Clinical undernutrition in 2014 ; pathogenesis, early diagnosis and consequences ; undernutrition and trophopathy. Nutr Hosp 2014 ; 29 (4) : 785-96.
9) Ignacio de Ulíbarri J, González-Madroño A, de Villar NG, et al. CONUT : a tool for controlling nutritional status. First validation in a hospital population. Nutr Hosp 2005 ; 20 (1) : 38-45.
10) 吉村芳弘：21世紀における低栄養の諸問題．In：吉村芳弘ほか，編．臨床栄養別冊 低栄養対策パーフェクトガイド：医歯薬出版；2017．p710-7.
11) Marshall S, Bauer J, Isenring E. The consequences of malnutrition following discharge from rehabilitation to the community : a systematic review of current evidence in older adults. J Hum Nutr Diet 2014 ; 27 (2) : 133-41.
12) Visvanathan R, Penhall R, Chapman I. Nutritional screening of older people in a sub-acute care facility in Australia and its relation to discharge outcomes. Age Aging 2004 ; 33 (3) : 260-5.
13) Thomas DR, Zdrowski CD, Wilson MM, et al. Malnutrition in subacute care. Am J Clin Nutr 2002 ; 75 (2) : 308-13.
14) Davis JP, Wong AA, Schluter PJ, et al. Impact of premorbid undernutrition on outcome in stroke patients. Stroke 2004 ; 35 (8) : 1930-4.
15) Anker SD, John M, Pedersen PU, et al. ESPEN guidelines on enteral nutrition : cardiology and pulmonology. Clin Nutr 2006 ; 25 (2) : 311-8.
16) Wakabayashi H, Sashika H. Malnutrition is associated with poor rehabilitation outcome in elderly inpatients with hospital-associated deconditioning a prospective cohort study. J Rehabil Med 2014 ; 46 (3) : 277-82.
17) Fielding RA, Vellas B, Evans WJ, et al. Sarcopenia : an undiagnosed condition in older adults. Current consensus definition : prevalence, etiology, and consequences. International Working Group on Sarcopenia. J Am Med Dir Assoc 2011 ; 12 (4) : 249-56.
18) Yaxley A, Miller MD, Fraser RJ, et al. The complexity of treating wasting in ambulatory rehabilitation : is it starvation, sarcopenia, cachexia or a combination of these conditions? Asia Pac J Clin Nutr 2012 ; 21 (3) : 386-93.
19) Sánchez-Rodríguez D, Calle A, Contra A, et al. Sarcopenia in post-acute care and rehabilitation of older adults : A review. European Geriatric Medicine 2016 ; 7 (3) : 224-31.
20) Cruz-Jentoft AJ, Baeyens JP, Bauer JM, et al. Sarcopenia : European consensus on definition and diagnosis : Report of the European Working Group on Sarcopenia in Older People. Age Ageing 2010 ; 39 (4) : 412-23.
21) サルコペニア診療ガイドライン作成委員会．サルコペニア診療ガイドライン2017年度版：ライフサイエンス出版；2017.
22) Chen LK, Liu LK, Woo J, et al. Sarcopenia in Asia : consensus report of the Asian Working Group for Sarcopenia. J Am Med Dir Assoc 2014 ; 15 (2) : 95-101.
23) Miyai I, Sonoda S, Nagai S, et al. Results of new policies for inpatient rehabilitation coverage in Japan. Neurorehabil Neural Repair 2011 ; 25 (6) : 540-7.
24) Nagai S, Sonoda S, Miyai I, et al. Relationship between the intensity of stroke rehabilitation and outcome : A survey conducted by the Kaifukuki Rehabilitation Ward Association in Japan (second report). Jpn J Compr Rehabil Sci 2011 ; 2 : 77-81.
25) Tokunaga M, Sannomiya K, Watanabe S, et al. Relationship between hospital ranking based on Functional Independence Measure (FIM) efficiency and factors related to rehabilitation system for stroke patients-A study of three hospitals participating in Kumamoto Stroke Liaison Critical Pathway. Jpn J Compr Rehabil Sci 2012 ; 3 : 51-8.
26) Foley NC, Martin RE, Salter KL, Teasell RW. A review of the relationship between dysphagia and malnutrition following stroke. J Rehabil Med 2009 ; 41 (9) : 707-13.
27) Burke DT, Al-Adawi S, Bell RB, et al. Effect of body mass index on stroke rehabilitation. Arch Phys Med Rehabil 2014 ; 95 (6) : 1055-9.
28) 西岡心大，髙山仁子，渡邉美鈴，ほか．本邦回復期リハビリテーション病棟入棟患者における栄養障害の実態と高齢脳卒中患者における転帰，ADL帰結との関連．日本静脈経腸栄養学会雑誌 2015；30(5)：1145-51.
29) Nii M, Maeda K, Wakabayashi H, et al. Nutritional Improvement and Energy Intake Are Associated with Functional Recovery in Patients after Cerebrovascular Disorders. J Stroke Cerebrovasc Dis 2016 ; 25 (1) : 57-62.
30) Nishioka S, Wakabayashi H, Nishioka E, et al. Nutritional Improvement Correlates with Recovery of Activities of Daily Living among Malnourished Elderly Stroke Patients in the Convalescent Stage : A Cross-Sectional Study. J Acad Nutr Diet 2016 ; 116 (5) : 837-43.
31) Scherbakov N, Doehner W. Sarcopenia in stroke-facts and numbers on muscle loss accounting for disability after stroke. J Cachexia Sarcopenia Muscle 2011 ; 2 (1) : 5-8.
32) Scherbakov N, von Haehling S, Anker SD, et al. Stroke induced Sarcopenia : muscle wasting and disability after stroke. Int J Cardiol 2013 ; 170 (2) : 89-94.
33) English C, McLennan H, Thoirs K, et al. Loss of skeletal muscle mass after stroke : a systematic review. Int J Stroke 2010 ; 5 (5) : 395-402.
34) Rabadi MH, Coar PL, Lukin M, et al. Intensive nutritional supplements can improve outcomes in stroke rehabilitation. Neurology 2008 ; 71 (23) : 1856-61.
35) Ha L, Hauge T, Spenning AB, Iversen PO. Individual, nutritional support prevents undernutrition, increases muscle strength and improves QoL among elderly at nutritional risk hospitalized for acute stroke : a randomized, controlled trial. Clin Nutr 2010 ; 29 (5) : 567-73.
36) Geeganage C, Beavan J, Ellender S, Bath PM. Interventions for dysphagia and nutritional support in

acute and subacute stroke. Cochrane Database Syst Rev 2012 ; 10 : CD000323.
37) Ensrud KE. Epidemiology of fracture risk with advancing age. J Gerontol A Biol Sci Med Sci 2013 ; 68 (10) : 1236-42.
38) Bell JJ, Bauer JD, Capra S, Pulle RC. Concurrent and predictive evaluation of malnutrition diagnostic measures in hip fracture inpatients : a diagnostic accuracy study. Eur J Clin Nutr 2014 ; 68 (3) : 358-62.
39) Gumieiro DN, Rafacho BP, Gonçalves AF, et al. Mini nutritional assessment predicts gait status and mortality 6 months after hip fracture. Br J Nutr 2013 ; 109 (9) : 1657-61.
40) Miyanishi K, Jingushi S, Torisu T. Mortality after hip fracture in Japan : the role of nutritional status. J Orthop Surg (Hong Kong) 2010 ; 18 (3) : 265-70.
41) Fiatarone Singh MA, Singh NA, Hansen RD, et al. Methodology and baseline characteristics for the sarcopenia and Hip fracture study : a 5-year prospective study. J Gerontol A Biol Sci Med Sci 2009 ; 64 (5) : 568-74.
42) Di Monaco M, Vallero F, Di Monaco R, Tappero R. Prevalence of sarcopenia and its association with osteoporosis in 313 older women following a hip fracture. Arch Gerontol Geriatr 2011 ; 52 (1) : 71-4.
43) Di Monaco M, Castiglioni C, Vallero F, et al. Sarcopenia is more prevalent in men than in women after hip fracture : a cross-sectional study of 591 inpatients. Arch Gerontol Geriatr 2012 ; 55 (2) : c48-52.
44) Hida T, Ishiguro N, Shimokata H, et al. High prevalence of sarcopenia and reduced leg muscle mass in Japanese patients immediately after a hip fracture. Geriatr Gerontol Int 2013 ; 13 (2) : 413-20.
45) Avenell A, Handoll HH. Nutritional supplementation for hip fracture aftercare in older people. Cochrane Database Syst Rev 2010 ; (1) : CD001880.
46) Hoekstra JC, Goosen JH, de Wolf GS, Verheyen CC. Effectiveness of multidisciplinary nutritional care on nutritional intake, nutritional status and quality of life in patients with hip fractures : a controlled prospective cohort study. Clin Nutr 2011 ; 30 (4) : 455-61.
47) Anbar R, Beloosesky Y, Cohen J, et al. Tight calorie control in geriatric patients following hip fracture decreases complications : a randomized, controlled study. Clin Nutr 2014 ; 33 (1) : 23-8.
48) Niitsu M, Ichinose D, Hirooka T, et al. Effects of combination of whey protein intake and rehabilitation on muscle strength and daily movements in patients with hip fracture in the early postoperative period. Clin Nutr 2016 ; 35 (4) : 943-9.
49) 近藤克則, 太田 正：脳卒中早期リハビリテーション患者の下肢断面積の経時的変化. 廃用性筋萎縮と回復経過. リハビリテーション医学会誌 1997 ; 34 (2) : 129-33.
50) Shiraishi A, Yoshimura Y, Wakabayashi H, Tsuji Y. Prevalence of stroke-related sarcopenia and its association with poor oral status in post-acute stroke patients : Implications for oral sarcopenia. Clin Nutr 2018 ; 37 (1) : 204-7.
51) Davies JM, Mayston MJ, Newham DJ. Electrical and mechanical output of the knee Muscles during isometric and isokinetic activity in stroke and healthy subjects. Disabil Rehabil 1996 ; 18 (2) : 83-90.
52) Sharp SA, Brouwer BJ. Isokinetic strength training of the hemiparetic knee : effects on function and spasticity. Arch Phys Med Rehabil 1997 ; 78 (11) : 1231-6.
53) Brown DA, Kautz SA. Increased workload enhances force output during pedaling exercise in persons with poststroke hemiplegia. Stroke 1998 ; 29 (3) : 598-606.
54) Batemen A, Culpan FJ, Pickering AD, et al. The effect of aerobic training on rehabilitation outcomes after recent severe brain injury : a randomized controlled trial. Arch Phys Med Rehabil 2001 ; 82 (2) : 174-82.
55) Miller GJ, Light KE. Strength training in spastic hemiparesis : should it be avoided? NeuroRehabilitation 1997 ; 9 (1) : 17-28.
56) McLeod PC, Kettelkamp DB, Srinivasan SR, Henderson OL. Measurements of repetitive activities of the knee. J Biomech 1975 ; 8 (6) : 369-73.
57) Sorock G, Pomerantz R. A case-control study of falling episodes among hospitalized elderly. Gerontologist 1980 ; 20 : 240.
58) Yoshida K, Iwakura H, Inoue F. Motion analysis in the movements of standing up from and sitting down on a chair. A comparison of normal and hemiparetic subjects and the differences of sex and age the normals. Scand J Rehabil Med 1983 ; 15 (3) : 133-40.
59) Tinelli ME, Speechley M, Ginter SF. Risk factors for falls among elderly persons living in the community. N Engl J Med 1988 ; 319 (26) : 1701-7.
60) Branch LG, Meyers AR. Assessing physical function in the elderly. Clin Geriatr Med 1987 ; 3 (1) : 29-51.
61) 若林秀隆. 一人暮らしの脳卒中患者に対するリハビリテーションとその帰結. プライマリ・ケア 2003 ; 26 (2) : 102-10.
62) Gerald G, Hirschberg, Leon Lewis, Patricia Vaughan (三好正堂, 訳). 片麻痺患者のリハビリテーション. In : リハビリテーション医学の実際―身体障害者と老人の治療技術 : 日本アビリティーズ協会 ; 1980. p255-97.
63) 三好正堂. 片麻痺者が回復するメカニズム. 改訂 脳卒中リハビリテーションの要諦 : 現代書林 ; 2012. p85-103.
64) 吉村芳弘. 経腸栄養に用いられる製剤および食品. 中鎖脂肪酸 : PDNレクチャー. http://www.peg.or.jp/lecture/enteral_nutrition/04-07-03.html (アクセス日 : 2018年1月18日)
65) Yoshimura Y, Uchida K, Jeong S, Yamaga M. Effects of Nutritional Supplements on Muscle Mass and Activities of Daily Living in Elderly Rehabilitation Patients with Decreased Muscle Mass : A Randomized Controlled Trial. J Nutr Health Aging 2016 ; 20 (2) : 185-91.
66) Schoenfeld BJ, Grgic J, Ogborn D, Krieger JW. Strength and Hypertrophy Adaptations Between Low- vs. High-Load Resistance Training : A Systematic Review and Meta-analysis. J Strength Cond Res 2017 ; 31 (12) : 3508-23.
67) 回復期リハビリテーション病棟の現状と課題に関する調査報告書 ; 一般社団法人回復期リハビリテーション病棟編 ; 2013. p3.

高齢者施設・療養病棟

吉田貞夫 Yoshida, Sadao

Keyword

高齢者施設，療養病棟，介護保険，胃瘻，中心静脈栄養，認知症

高齢者施設・療養病棟におけるサルコペニアの罹患率

Landiらの研究によれば，施設に入所する高齢者のサルコペニアの罹患率は32.8％で，女性より男性に多く，脳血管障害や関節炎の既往がある高齢者に多く認められた．サルコペニアが認められた高齢者では，それ以外の高齢者と比較して，死亡に関するハザード比が2.34と高値を示した[1]．近年作成された，日本サルコペニア・フレイル学会によるサルコペニア診療ガイドライン2017年版では，「施設入所高齢者では，14〜33％がサルコペニアに該当」すると記載されている[2]．

本邦の療養病棟において，サルコペニアの罹患率を詳細に検討した研究はまだ知られていない．しかし，療養病棟では，脳出血，脳梗塞などといった脳血管障害の症例が入院患者の34％，パーキンソン病などの神経系の疾患が入院患者の12％を占めており[3]，サルコペニアの罹患率は高齢者施設の場合よりも高いことは容易に想像される．

著者らが療養病棟に入院する高齢者32名について調査したデータでは，ふくらはぎの周囲長が28cm未満の症例の割合は全体の53％で，歩行可能な症例では25％，車椅子レベルの症例では40％，寝たきりの症例では80％と，ADL低下との関連が示唆された（図1上）．また，ふくらはぎの周囲長の平均は，歩行可能な症例では30.1±3.9cm，車椅子レベルの症例では29.7±3.5cm，寝たきりの症例では25.6±3.0cmと，寝たきりの症例で，他の群に比較し有意に低値を示した（図1下）[4]．

高齢者施設・療養病棟における要介護度，重症度とサルコペニアの今後の動向

平成27年に厚生労働省がまとめた介護サービス施設・事業所調査の概況で，介護保険施設の種類ごとに要介護度別在所者数の構成割合をみると，介護老人福祉施設（特別養護老人ホーム）では「要介護4」が34.2％，「要介護5」が33.0％，「要介護4」「要介護5」の合計が67.2％，介護老人保健施設では「要介護4」が26.9％，「要介護5」が19.4％，「要介護4」「要介護5」の合計が46.3％，介護療養型医療施設では「要介護4」が33.0％，「要介護5」が54.7％，「要介護4」「要介護5」の合計が88.0％と，施設に入所する高齢者では，要介護度の高いものが大半を占めていることがわかる（図2）[5]．

一方，療養病棟においては，近年の診療報酬の改定で，医療区分2〜3（表1）の患者が入院患者の8割以上を占めていないと，療養病棟入院基本料1を算定できないという事情もあり，重症度の高い患者の占める割合が高くなってきている（図3）[6,7]．

高齢者施設・療養病棟に入所・入院している高齢者は，治療が必要な主な疾患のほかにも，慢性的な基礎疾患を複数合併していたり，さまざまな臓器の機能が低下している場合が少なく

Part 3　サルコペニアの早期発見・治療

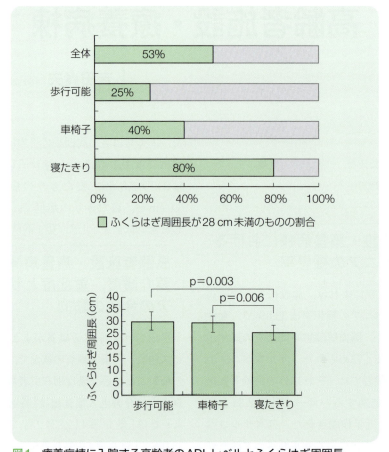

図1　療養病棟に入院する高齢者のADLレベルとふくらはぎ周囲長
(吉田貞夫. サルコペニアの早期発見・治療：医歯薬出版；2013[4]より)

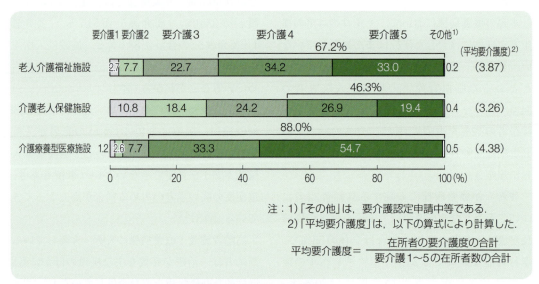

図2　介護保険施設の種類ごとの要介護度別在所者数の構成割合
(厚生労働省. 平成27年介護サービス施設・事業所調査の概況：2015[5]より)

表1　療養病棟に入院する患者の医療区分

Ⅰ　算定期間に限りがある区分 **医療区分3** ・24時間持続して点滴を実施している状態 **医療区分2** ・尿路感染症に対する治療を実施している状態 ・傷病等によりリハビリテーションが必要な状態 ・脱水に対する治療を実施している状態，かつ，発熱がある状態 ・消化管等の体内からの出血が反復継続している状態 ・頻回の嘔吐に対する治療をしている状態，かつ，発熱がある状態 ・せん妄に対する治療を実施している状態 ・経鼻胃管や胃瘻等の経腸栄養が行われている状態，かつ，頻回の嘔吐に対する治療をしている状態または発熱がある状態 ・頻回の血糖検査を実施している状態
Ⅱ　算定期間に限りがない区分 **医療区分3** ・スモン ・医師および看護職員により，常時，監視および管理を実施している状態，かつ，それ以外に1項目以上該当する状態 ・中心静脈栄養を実施している状態 ・人工呼吸器を使用している状態 ・ドレーン法または胸腔若しくは腹腔の洗浄を実施している状態 ・気管切開または気管内挿管が行われている状態，かつ，発熱がある状態 ・酸素療法を実施している状態（密度の高い治療を要する状態に限る．） ・感染症の治療の必要性から隔離室での管理を実施している状態 **医療区分2** ・筋ジストロフィー ・多発性硬化症 ・筋萎縮性側索硬化症 ・パーキンソン病関連疾患（進行性核上性麻痺，大脳皮質基底核変性症，パーキンソン病（ホーエン・ヤールの重症度分類がステージ3以上であって生活機能障害度がⅡ度またはⅢ度の状態に限る．） ・その他の指定難病等 ・脊髄損傷（頸椎損傷を原因とする麻痺が四肢すべてに認められる場合に限る．） ・慢性閉塞性肺疾患（ヒュー・ジョーンズの分類がⅤ度の状態に該当する場合に限る．） ・人工腎臓，持続緩徐式血液濾過，腹膜灌流または血漿交換療法を実施している状態 ・基本診療料の施設基準等の別表第五の三の三の患者 ・悪性腫瘍（医療用麻薬等の薬剤投与による疼痛コントロールが必要な場合に限る．） ・肺炎に対する治療を実施している状態 ・褥瘡に対する治療を実施している状態（皮膚層の部分的喪失が認められる場合または褥瘡が2か所以上に認められる場合に限る．） ・末梢循環障害による下肢末端の開放創に対する治療を実施している状態 ・うつ症状に対する治療を実施している状態 ・他者に対する暴行が毎日認められる場合 ・1日8回以上の喀痰吸引を実施している状態 ・気管切開または気管内挿管が行われている状態（発熱をともなう状態を除く．） ・創傷（手術創や感染創を含む．），皮膚潰瘍または下腿若しくは足部の蜂巣炎，膿等の感染症に対する治療を実施している状態 ・酸素療法を実施している状態 ・医師および看護職員により，常時，監視および管理を実施している状態

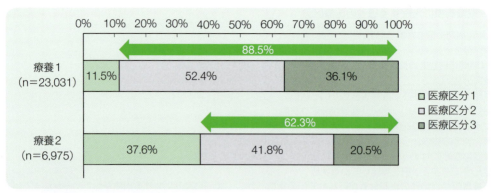

図3 療養病棟入院患者の医療区分の割合

(厚生労働省.平成29年度入院医療費の調査:2017[7]より)

ない.また,こうした疾患のために,活動性が低下していることもしばしば見受けられる.

高齢者施設・療養病棟では,低栄養の罹患率も高い.丸山らは,施設入所中の高齢者において,Mini Nutritional Assessment(MNA®)を用いて栄養アセスメントを行った.栄養状態良好と判定されたのは,わずか3%で,68%は今後深刻な低栄養となる危険性があるAt riskと判定され,29%は低栄養と判定された[8].

したがって,高齢者施設・療養病棟に入所・入院している高齢者では,加齢による一次性のサルコペニアに加えて,疾患,活動性低下,低栄養による二次性のサルコペニアをも合併するリスクが高く,サルコペニアの罹患率や,ADLの低下した患者の割合は,今後も増加する可能性が高いと考えられる.

サルコペニアが慢性期医療・介護に与える影響と問題点

サルコペニアは,転倒・骨折のリスクとなるほか,ADLの低下,肺炎発症のリスクとなることが知られている.

転倒・骨折や,筋力低下によるADLの低下は,現在政府が推し進めようとしている地域包括ケアシステムにおいては,大きな障壁となる.政府は,介護保険施設に対して,在宅復帰・在宅療養支援機能加算を,療養病棟に対しては,在宅復帰機能強化加算を設け,在宅での療養への移行を推奨する考えである.しかし,転倒・骨折や,筋力低下によりADLが低下した高齢者は,介護量が増大し,在宅で家族などが介護を継続することが困難となる.

超高齢社会が進行するなかで,日本人の死因として,肺炎が増加していることはよく知られている.高齢者施設・療養病棟では,入所・入院している高齢者が肺炎を発症するのを防止することが重要な課題である[9].脳血管障害等による嚥下障害,認知症の進行にともなう嚥下障害のほか,サルコペニアも嚥下障害の症状を呈し,肺炎発症のリスクとなることが明らかになりつつある[10].高齢者においては,サルコペニアにより嚥下機能が低下し,食事摂取量が低下することにより,さらにサルコペニアが進行するという悪循環を生じる可能性が高い.

わが国では,高齢者が,肺炎などを発症することなく,安全に経口摂取を継続するための取り組みが,各方面で行われている.介護保険施設においては,かねてから,経口摂取維持・移行加算が設けられていたが,2013年時点では,経口維持加算Ⅰの算定率は,特養・老健ともに0.19%,療養病床0.40%,経口維持加算Ⅱの算定率は,特養1.63%,老健2.25%,療養病床

1.56％と，算定率がきわめて低いことが問題視されていた．2015年，算定要件や評価方法などの見直しが行われ(図4)，多職種が参加し，口腔機能，嚥下機能の評価を行い，食事内容を調整し，食事摂取量を維持する取り組みが広がりつつある．全国老人保健施設協会が2015年に行った「介護老人保健施設等におけるリハビリテーションの在り方に関する調査研究」によると，経口維持加算Ⅰの算定率は，54.7％，経口維持加算Ⅱの算定率は，34.9％まで増加した[11]．

高齢者施設・療養病棟における栄養療法上の問題点とその対策

高齢者施設・療養病棟では，低栄養の罹患率が高く，前述の丸山らの研究では，低栄養と判定された症例のうち，血清アルブミンが3.5g/dL以下だった症例は，栄養状態良好だった症例に比較し，死亡に関するオッズ比が5.0と高値を示した[8]．高齢者施設・療養病棟では，低栄養のスクリーニング，アセスメントと，低栄養改善のための対策がきわめて重要である．

しかしながら，実際のところ，高齢者施設・療養病棟で適切なスクリーニング，アセスメントが普及しているかというと，若干の疑問も残る．近年，わが国の高齢者施設・療養病棟では，体重減少，体重減少率や血清アルブミン値などに基づく栄養ケアマネジメントが定着しつつある．しかしながら，その情報が多職種間で共有され，十分に活用されているかというと，必ずしもそうではない状況も見受けられる．また，体重減少，体重減少率や血清アルブミン値などに基づくスクリーニングでは，軽度の低栄養を見逃してしまう可能性がある．とくに，BMIのカットオフ値を18.5 kg/m^{2}とした場合，サルコペニアがかなり進行した状態でしか検出が困難となる．わが国の医療・介護では，主観的包括的評価(SGA：subjective global assessment)も広く使用されているが，SGAも，早期，あるいは，軽度の低栄養を見逃す危険性があることが指摘されている[12]．

MNAは，高齢者専用に開発されたスクリーニング，アセスメント・ツールで，BMIのカットオフ値を23.0 kg/m^{2}と高めに設定しており，高齢者の低栄養，サルコペニアをスクリーニングするために適していると考えられている[12]．

海外の研究でも，療養病棟に入院中の高齢者1,043名で，看護師による栄養状態の判断と，MNAによるアセスメントの結果を比較したところ，看護師が栄養不良と考えていた症例は15.2％だったのに対して，MNAでは56.7％が栄養不良と判定され，40％近くの症例で低栄養が見逃されていた[13]．著者らが療養病棟に入院する高齢者78例について行った検討でも，看護師が栄養不良と考えていた症例は78例中25例(32.1％)だったのに対して，MNAでは，35例(44.9％)が低栄養，39例(50.0％)がAt riskと判定され，栄養状態良好と判定された症例はわずか4例(5.1％)のみであった(図5)[14]．高齢者施設・療養病棟の現状に適合したツールを用い，スクリーニング，アセスメントの普及が求められる．

前述のように，高齢者は複数の薬剤を内服していることが多い．高齢者において，5～6剤以上の薬剤を内服している状況を，ポリファーマシーといい，薬剤の相互作用などにより，有害反応(いわゆる副作用)を呈するリスクも高くなる．ポリファーマシーは，低栄養とも関連するといわれている．ベルギーの施設入所者81例の研究では，内服薬の数が多くなると，MNAのスコアは低値となり，有意な逆相関が認められた[15]．医師，薬剤師による内服薬の適正な管理は，高齢者施設・療養病棟に入所・入院する高齢者の低栄養防止にも重要な意義があると考えられる．

図4 介護保険における経口摂取維持・移行加算の評価・計画の様式例

●高齢者施設・療養病棟

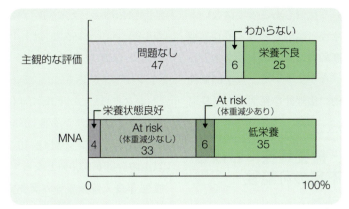

図5 看護師による主観的な評価とMNAによるアセスメント結果の相違
(吉田貞夫. ヘルスケア・レストラン 2010；18(6)：18-9[14]より)

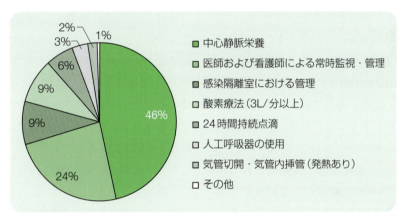

図6 療養病棟の医療区分3の患者のうち，該当項目数が1項目のものの項目の内訳
(厚生労働省. 平成29年度入院医療費等の調査：2017[7]より)

　高齢者施設・療養病棟に入所・入院する高齢者の栄養管理では，栄養投与ルートの選択も重要な課題となっている．2010年前後までは，胃瘻から経腸栄養を行う症例が増加し，社会問題にもなっていたが，近年は，家族などが胃瘻造設を希望せず，経鼻胃管のまま経腸栄養を継続する症例が増加している．経腸栄養を長期間継続するには，鼻腔，咽頭に違和感を生じ，チューブ交換時に気管への誤挿入のリスクの高い経鼻胃管に比べ，胃瘻のほうが，患者の苦痛が少なく，安全性も高い．今後，患者，家族へのさらなる啓発が必要と思われる．また，療養病棟では，胃瘻を造設する代わりに，中心静脈栄養を行う症例が増加し，問題視されている．厚生労働省による平成29年度入院医療等の調査では，療養病棟の医療区分3の患者のうち，該当項目数が1項目のものの項目の内訳をみると，中心静脈栄養を行っているものが46％を占めていた(図6)[7]．療養病棟で医療区分3を算定している症例の半数近くが，中心静脈栄養を行っていることのみで算定されていることになる．さらにいえば，中心静脈栄養を行ってさえいれば，医療区分3として長期の入院が可能で，病院経営上などの不適切な理由で中心静脈

栄養が選択されている症例もあるのではないかとの指摘もある．今後，高齢者施設・療養病棟に入所・入院する高齢者に，どのような栄養投与ルートを選択すべきかについて，医学的側面のみならず，社会的，倫理的な側面からも検討すべきと思われる．

高齢者施設・療養病棟におけるビタミンD不足の可能性

近年，サルコペニアの進行防止に，ビタミンDの摂取が重要であることがわかっている．オーストリアの施設入所中の高齢者で，ビタミンDの血中濃度について検討したところ，全例の92.8％でビタミンDの血中濃度が低下しているという驚くべき結果が得られた．また，ビタミンDの血中濃度が5.6 ng/mL以下の群の死亡のリスクは，10.2 ng/mL以上の群に比べて，1.49倍も高かった[16]．本邦でも，施設入所の高齢者の約8割がビタミンD不足だという報告もある．

ビタミンD血中濃度の低下が認められる症例にビタミンDを補充するような対策が必要と思われるが，現時点では，サルコペニア症例での血中ビタミンD濃度の測定は，保険適応外とされているため，実際の臨床の場で測定することは困難である．高齢者施設・療養病棟におけるビタミンD不足の実態を把握し，その改善が行えるよう，早急な対策が求められる．

高齢者施設・療養病棟における認知症の罹患率と問題点

認知症高齢者は，その経過中に食事摂取が困難となることが多く，しばしば体重減少を合併する．また，活動量も低下し，サルコペニア発症のリスクが高い．

厚生労働省による平成28年介護サービス施設・事業所調査の概況によれば，在所者の認知症の状況は，介護老人福祉施設では，「ランクⅢ」が44.5％，「ランクⅣ」が24.6％，「ランクM」が4.3％で，「ランクⅢ」以上の合計が73.4％，介護老人保健施設では，「ランクⅢ」が38.9％，「ランクⅣ」が13.6％，「ランクM」が2.1％で，「ランクⅢ」以上の合計が54.6％，介護療養型医療施設では，「ランクⅢ」が31.7％，「ランクⅣ」が45.0％，「ランクM」が10.3％で，「ランクⅢ」以上の合計が87.0％となっている[17]．また，平成26年度入院医療等の調査では，療養病棟の6割以上が「認知症あり」とされ，25％以上が「BPSDあり」であった[18]．高齢者施設・療養病棟では，認知症の罹患率がきわめて高いことがうかがわれる．

施設入所中の高齢者で，栄養状態とADL，認知機能などの関連についての検討を行った研究では，低栄養と評価された群では，1年後のADLや認知機能の有意な低下が認められ，介護の必要性も増加した[19]．栄養状態の悪化を防ぐことができれば，その後のADLや認知機能の低下を防ぎ，介護のマンパワーを節約することができる可能性も示唆される．しかしながら，認知症高齢者においては，「食事を口腔内にためこんでしまう」，「食事を吐き出してしまう」，「食事に時間がかかる」，「偏食」，「誤嚥性肺炎を繰り返す」など，食事に関するトラブルの内容は多種多様で，それぞれの症候や，認知症の病態を理解し，食事がとれない原因を迅速かつ正確にアセスメントし，対応する必要がある[20]．今後ノウハウの蓄積が望まれる．

高齢者施設・療養病棟におけるリハビリテーションとその問題点

施設に入所する高齢者におけるリハビリテーションの有効性は，多くの研究によって支持されている．これらの研究から，サルコペニア防止のためには，少なくとも30分程度の訓練を週2～3回以上行うことが望ましいと考えられている[21]．とくにレジスタンストレーニングを

行うことによって，筋力や歩行速度，バランス，階段昇降速度などが有意に改善した[22]．今後も，高齢者施設におけるリハビリテーションの必要性が増すにつれ，それに要するマンパワーや設備の拡充が望まれる．

療養病棟では，リハビリテーション専門職の配置に対する基準や診療報酬が明確に設定されていないこともあり，かつては，実際にリハビリテーションが行われていたのは入院患者の63％程度であったという報告がある[23]．そのうえ，疾患の影響などで，歩行訓練やレジスタンストレーニングを行うことができるのは，そのなかでもごく一部の症例に限られる．多くの症例では，関節の拘縮を防ぐための可動域訓練のみが行われていると思われ，はたしてサルコペニアの防止，改善にどの程度寄与しているのかについては不明な点が多い．今後の組織的な取り組みが期待される．

参考文献

1) Landi F, Liperoti R, Fusco D, et al. Prevalence and risk factors of sarcopenia among nursing home older residents. J Gerontol A Biol Sci Med Sci 2012；67(1)：48-55.
2) サルコペニア診療ガイドライン作成委員会．サルコペニア診療ガイドライン2017年版：ライフサイエンス出版；2017.
3) 厚生労働省．平成26年 患者調査の概況：2015.
4) 吉田貞夫．サルコペニアの早期発見・治療（高齢者施設・療養病床）．In：葛谷雅文，雨海照祥，編．栄養・運動で予防するサルコペニア：医歯薬出版；2013．p56-9.
5) 厚生労働省．平成27年介護サービス施設・事業所調査の概況：2015.
6) 下田 靜，吉田貞夫．長期入院患者に特徴的な栄養状態と栄養ケアの手段．療養病床の場合．臨床栄養 2012；121(2)：159-65.
7) 厚生労働省．平成29年度入院医療等の調査：2017.
8) 丸山たみ，木川 眞，三浦麻子，清水 進．介護老人福祉施設におけるMNA (Mini Nutritional Assessment) による栄養評価の試み．日本栄養・食糧学会誌 2006；59(4)：207-13.
9) 吉田貞夫．長期入院患者の栄養管理を見直す-問題点と対応策．臨床栄養 2012；121(2)：146-52.
10) Mori T, Fujishima I, Wakabayashi H, et al. Development, reliability, and validity of a diagnostic algorithm for sarcopenic dysphagia. J Cachexia Sarcopenia Muscle 2017；2(2)：e00017.
11) 公益社団法人 全国老人保健施設協会．介護老人保健施設等におけるリハビリテーションの在り方に関する調査研究事業報告書：2016.
12) 吉田貞夫．MNAの経済効果～高齢者の誤嚥性肺炎とMNA．In：雨海照祥，監修，葛谷雅文，吉田貞夫，宮澤 靖，編．高齢者の栄養スクリーニングツール MNAガイドブック：医歯薬出版；2011．p41-6.
13) Suominen MH, Sandelin E, Soini H, Pitkala KH. How well do nurses recognize malnutrition in elderly patients? Eur J Clin Nutr 2009；63(2)：292-6.
14) 吉田貞夫．高齢者の栄養管理の重要性と最適な栄養アセスメントツール．ヘルスケア・レストラン 2010；18(6)：18-9.
15) Griep MI, Mets TF, Collys K, et al. Risk of malnutrition in retirement homes elderly persons measured by the "mini-nutritional assessment". J Gerontol A Biol Sci Med Sci 2000；55(2)：M57-63.
16) Pilz S, Dobnig H, Tomaschitz A, et al. Low 25-hydroxyvitamin D is associated with increased mortality in female nursing home residents. J Clin Endocrinol Metab 2012；97(4)：E653-7.
17) 厚生労働省．平成28年介護サービス施設・事業所調査の概況：2017.
18) 厚生労働省．平成26年度入院医療等の調査：2015.
19) Odlund Olin A, Koochek A, Ljungqvist O, Cederholm T. Nutritional status, well-being and functional ability in frail elderly service flat residents. Eur J Clin Nutr 2005；59(2)：263-70.
20) 吉田貞夫，編著．認知症の人の摂食障害 最短トラブルシューティング 食べられる環境，食べられる食事がわかる：医歯薬出版；2014.
21) Forster A, Lambley R, Young JB. Is physical rehabilitation for older people in long-term care effective? Findings from a systematic review. Age Ageing 2010；39(2)：169-75.
22) Valenzuela T. Efficacy of progressive resistance training interventions in older adults in nursing homes：a systematic review. J Am Med Dir Assoc 2012；13(5)：418-28.
23) 日本慢性期医療協会．維持期リハビリテーションに関するアンケート結果報告：2009.

Part 3 サルコペニアの早期発見・治療

在宅

佐竹昭介 Satake, Shosuke

Keyword
SARC-F, 指輪っかテスト, タンパク質同化抵抗性, mTOR (mammalian target of rapamycin)

はじめに

　高齢社会における重要な課題の一つに，健康長寿社会の実現があげられている．そのためには，健康障害をきたしやすいフレイル高齢者を早期に抽出し，有効な介入を行うことが必要である．サルコペニアは，高齢者の脆弱化に拍車をかける病態の一つと考えられ，フレイルの中核的病態の一つに位置づけられている．したがって，サルコペニアを予防するとともに，早期発見と適切な対策を講じることが高齢者の自立支援につながると期待される．

　サルコペニアの概念は，2010年，欧州のワーキンググループ(European Working Group on Sarcopenia in Older People：EWGSOP)により，「進行性かつ全身性の筋肉量と筋力の減少によって特徴づけられる症候群で，身体機能障害，生活の質(quality of life：QOL)の低下，死のリスクをともなうもの」と定義された[1]．その具体的な運用上の定義は，骨格筋量の減少を必須項目とし，筋力または身体機能(歩行速度など)の低下のいずれかを含むこととされている．したがって，サルコペニアの診断には骨格筋量の評価が必要不可欠であり，その評価法としては，再現性や正確性の高い二重エネルギーX線吸収測定法(DXA法)やインピーダンス法(BIA法)が推奨されている．しかしながら，地域に在住する在宅高齢者の健康維持を担うプライマリケアにおいては，これらの機器を利用することはむずかしいことも多く，より簡便で有用性の高い評価法や評価基準が求められる．

　本稿では，在宅(地域在住)高齢者の診療に当たるプライマリケアにおいて，実用可能な評価法や介入方法について，近年発表された「サルコペニア診療ガイドライン」を踏まえて紹介する．

サルコペニアの早期発見

1. スクリーニングを行うべき対象者

　Asian Working Group for Sarcopenia (AWGS)は，2014年に，アジアの人々に対するサルコペニア診断基準を発表し，表1のような条件に該当する地域在住高齢者をスクリーニング対象者とすることを推奨した[2]．適用する年齢に関しては，各国の高齢者の定義に基づき，60歳以上または65歳以上とされている．

2. プライマリケアでのサルコペニア評価法

(1) 自記式質問紙法

SARC-F(表2)

　SARC-Fは簡便にサルコペニアを抽出する質問票として考案され，Strength(筋力)，Assistance in walking(歩行補助)，Rise from chair(椅子からの立ち上がり)，Climb stairs(階段を登ること)，Falls(転倒)の各頭文字を取った命名がされている[3]．各質問は0～2点の3段階(0=困難なし，1=いくらか困難，2=とても困難あるいは不可能)に分類され，それぞれの質問において該当する得点を加算して評価する．10点満点のうち(もっとも良い場合=0，もっとも悪い場合=10)，4点以上はサルコペニア

74

表1 スクリーニングを行うべき対象者

項　目	基　準
スクリーニング対象者	地域在住高齢者および下記のような状態にある高齢者 ・機能低下や機能障害が最近現れた ・1か月の間に5%以上意図しない体重減少があった ・うつ気分または認知機能障害 ・繰り返す転倒 ・栄養障害 ・慢性疾患の合併（慢性心不全，COPD，糖尿病，慢性腎臓病，膠原病，結核感染，およびその他の消耗性疾患）
対象年齢層	60歳あるいは65歳以上（各国における高齢者の定義に従う）
スクリーニング	握力と歩行速度
歩行速度のカットオフ値	0.8m/秒
握力のカットオフ値	男性26kg，女性18kg
筋肉量のカットオフ値 （四肢筋肉量/身長^2）	DXA法：男性 7.0kg/m^2，女性 5.4kg/m^2 BIA法：男性 7.0kg/m^2，女性 5.7kg/m^2

(Arai H, et al. Geriatr Gerontol Int 2014；14 (Suppl 1)：1-7[2] より改変引用)

表2　SARC-F

項　目	質　問	回答（点数化）
Strength（筋力）	4.5kgの荷物の持ち運びはどの程度困難ですか？	0点＝まったく困難でない 1点＝いくらか困難 2点＝非常に困難またはできない
Assistance in walking（歩行補助）	部屋の端から端まで歩行するのにどの程度困難がありますか？	0点＝まったく困難でない 1点＝いくらか困難 2点＝非常に困難，補助を使う，またはできない
Rise from a chair（椅子からの立ち上がり）	椅子やベッドからの移動はどの程度困難ですか？	0点＝まったく困難でない 1点＝いくらか困難 2点＝非常に困難またはできない
Climb stairs（階段を登ること）	階段10段をのぼることはどの程度困難ですか？	0点＝まったく困難でない 1点＝いくらか困難 2点＝非常に困難またはできない
Falls（転倒）	過去1年で何度転倒しましたか？	0点＝なし，1点＝1～3回，2点＝4回以上

＊筆者訳(Malmstrom TK, Morley JE. J Am Med Dir Assoc 2013；14 (8)：531-2[3] より)

の疑いと評価される．この方法でサルコペニアが疑われる被験者は，手段的日常生活活動（IADL）の低下，椅子からの立ち上がり時間の遅延，握力の低下，Short Physical Performance Battery（SPPB）スコアの低下，最近の入院，歩行速度の低下（0.8m/秒未満）をともなうことが多いとされている．また，縦断調査の解析でも，サルコペニアの疑いとして抽出された被験者は，将来的な身体機能の低下（立ち上がり時間の遅延，歩行速度の低下，SPPBスコアの低

Part 3 サルコペニアの早期発見・治療

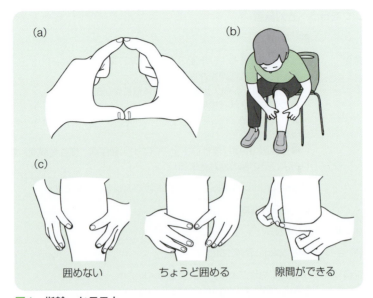

図1 指輪っかテスト
(a) 指輪っか (b) 測定の状態 (c) 判定方法
(Tanaka T, et al. Geriatr Gerontol Int 2018；18（2）：224-32[8]より改変引用)

下，握力や脚力の低下など），入院，死亡など と関連することが確認されている[4]．

SARC-Fは，前述のような予測妥当性が検証されているものの，筋肉量の実測をともなうサルコペニアの標準的診断（例：EWGSOPやAWGSによる基準）に対し，感度が低いことが指摘され[5]，スクリーニングとしての妥当性に疑問を投げかける意見もある．これに対し，下腿周囲長の測定を加えることで感度が改善することが示された[6]．近年，アジア人を対象とした検証も行われ，下腿周囲長を加えることで感度が29.5％から60.7％に上昇したことが報告されている[7]．

(2) 身体測定法

① 指輪っかテスト（図1）[8]

指輪っかテストは，被験者が自分の両手の親指と人差し指で輪をつくり，下腿周囲のもっとも太い部分を，指でつくった輪で囲めるか否かをみるものである[8]．判定の方法は，両手指でつくった輪で下腿周囲を囲めない群，ちょうど囲める群，輪と下腿の間に隙間ができる群の3群に分類する．地域在住高齢者1,904名を対象とした調査（平均年齢72.8歳）によれば，AWGSの基準に基づくサルコペニアの診断に対し，そのオッズ比は，囲めない群を1としたとき，ちょうど囲める群は2.42（95％信頼区間 1.44〜4.07），隙間ができる群は6.60（95％信頼区間 3.49〜12.5）であった．そして，登録時にサルコペニアのない被験者のうち，2年間で新たなサルコペニアを発症した被験者のハザード比（HR）は，指輪っかテストで囲めない群を対照としたとき，ちょうど囲める群で2.09（95％信頼区間 1.16〜3.77），隙間ができる群は3.36（1.77〜6.36）と有意に高値を示した．さらに，2年間に障害状態に陥った者のHRは，囲めない群を基準として，ちょうど囲める群で1.11（95％信頼区間 0.73〜1.68），隙間ができる群で1.96（95％信頼区間 1.68〜5.93），また2年間の総死亡に対するHRは，ちょうど囲める群で0.84（95％信頼区間 0.43〜1.64），隙間ができる群で3.16（95％信頼区間 1.68〜5.93）であった．このように，まったく機器や道具を用いない，

自己の手指を用いた身体評価法の有用性が確認されている．

② 下腿周囲長（calf circumference：CC）

70歳以上の地域在住高齢女性1,458名を対象として，大腿骨頸部骨折の危険因子を評価するために行われた前向き調査EPIDOS Studyの結果を，後ろ向きに解析した調査[9]で，下腿周囲長はDXA法による四肢筋肉量と有意な相関を示すことが明らかにされた（r＝0.63，95％信頼区間：0.60〜0.66）．この調査では，CC 31 cmをカットポイントとして自記式身体機能評価との関連も解析されており，日常生活活動における問題の有無（歩行，入浴・整容または歩行）や身体機能の問題の有無（階段の昇降，重い荷物の持ち上げ，移動）と相関することが示された．

③ 握力

握力は，計測器があればどこでも測定できる簡便な身体機能評価の一つであり，その低下は，将来的な骨折の発生，認知機能低下あるいは認知症の発症と関連することがシステマティックレビューでも示されている[10]．

ただし，従来の報告では，握力の測定方法が必ずしも統一されていないことを踏まえ，「サルコペニア診療ガイドライン2017年版」[11]では次のような測定法を推奨している．握力測定は座位で行い，上肢は肘関節を直角に曲げ，握力計を握った位置で検査者が握力計を支持する（図2）．左右2回ずつ測定し，その最大値を採用する．ただし，検査に対する協力が得られない場合は，客観性や再現性が乏しくなるため，評価が困難になることも認識しておく必要がある．

④ 上腕筋周囲長（mid arm muscle circumference：MAMC）

80歳以上の地域在住高齢者357名を対象としたilSIRENTE study[12]で，右腕の上腕筋周囲長（MAMC）は，背景となる因子（年齢，性別，

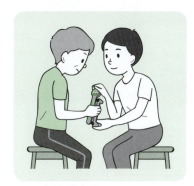

図2　握力検査法

独居，感覚障害，アルブミン値，コレステロール値，BMI）を調整しても，握力，歩行速度，SPPB（Short Physical Performance Battery）などの運動機能と関連性があることを示し，MAMCの値を3分位に分けたとき，最下位群では4年後の生存曲線は有意に低下したことを示した．身体計測値は，3回測定された平均値が用いられ，右腕に疾患の影響がある場合は左腕で計測された．身体計測を行う場合，精度が問題となるため，測定時の条件を明確にしておく必要がある．

上腕筋周囲長（cm）＝上腕周囲長（cm）－π×上腕三頭筋皮下脂肪厚（cm）

⑤ 上腕筋面積（arm muscle area：AMA）／上腕三頭筋皮下脂肪厚（triceps skin fold：TSF）

介護保険の認定を受けた957名の在宅療養高齢者を対象としたNLS-FE調査[13]では，ケアマネジャーによって評価された基本的ADLスコア（Barthel Index）と上腕筋面積の間に相関性があることを報告している．さらに，上腕筋面積と上腕三頭筋皮下脂肪厚の値を3分位に分けたとき，もっとも低い群ではもっとも高い群に比較して，2年後の生存率が有意に低下することを示した．この調査の対象者は，介護保険の認定を受けている高齢者であり，基本的ADLの平均得点は20点中約10点（男性11.0±6.5，女性9.9±7.1）であった．したがって，

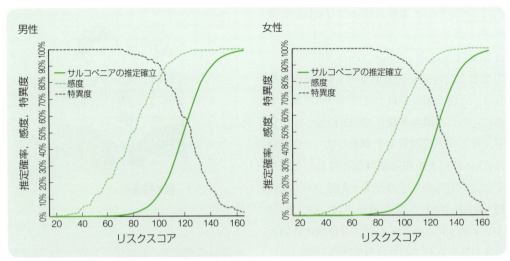

図3　サルコペニアの推定確率，感度，特異度
(Ishii S, et al. Geriatr Gerontol Int 2014 ; 14 (Suppl 1) : 93-101[14] より)

ADLが低下した要介護高齢者でも，筋肉量測定を行うことは生命予後の推定に妥当であることを示唆している．

上腕筋面積(cm^2)＝［上腕筋周囲長(cm)］$^2/4\pi$

⑥ 年齢，握力，下腿周囲長の複合評価

65歳以上の地域在住高齢者1,971名を対象としたわが国の調査で，EWGSOP基準に基づくサルコペニア診断に対する複合評価法の有用性を示す報告がされた[14]．この報告では，身体測定，機能評価，活動性，併存症，血清アルブミン値などの変数のなかから，最終的に年齢，握力，および下腿周囲長が抽出された．そして，男女別に評価を行ったとき，その組み合わせによる評価がもっとも識別にも長けていることを示しており，ROC（Receiver Operating Characteristic）曲線下面積は男性0.939（95％信頼区間 0.918～0.958），女性0.909（95％信頼区間 0.887～0.931）であった．さらに，この3つの変数を用いたスコア計算により，サルコペニアの確率を推測するための計算式と，その計算値に基づく確率のグラフも示されている（図3）．

男性：0.62×（年齢－64）－3.09×（握力－50）
－4.64×（下腿周囲長－42）
女性：0.80×（年齢－64）－5.09×（握力－34）
－3.28×（下腿周囲長－42）

サルコペニアの予防・介入法

サルコペニアの機序はまだ十分に解明されていないが，主要な病態である筋肉量の減少は，筋タンパクの合成と分解のバランスが加齢にともない負に傾くことが原因と考えられる．通常，筋肉の収縮，アミノ酸やインスリンなどは，タンパク質同化刺激作用を有し筋タンパクの増加をもたらす．しかし，若年者に比べ高齢者では，このようなタンパク質同化刺激に対する反応が減弱し，「タンパク質同化抵抗性（anabolic resistance）」をきたすようになる[15]．したがって，タンパク質同化作用を改善し，筋力や筋機能を回復する介入方法を講じることが，サルコペニアの対処法として重要である．

1. サルコペニアの予防
(1) 栄養・食事

高齢者では，筋肉を維持・増強するために，前述の同化作用抵抗性に打ち勝つ同化刺激が必要となる．実際に，血液中のアミノ酸濃度が一

定以上になると，若年者と同等の同化作用が観察されるという研究結果から，たんぱく質の摂取量は従来考えられているよりも多く摂取することが推奨されるようになっている．これを裏づける報告として，たんぱく質摂取量が多いほど，登録後3年間の除脂肪量の減少（おおむね筋肉量の減少と同義）が少なかったことを示す調査[16]や，動物由来のたんぱく質摂取が豊富な群は，筋肉量や機能性の維持と関連することを示す調査[17]などがある．

これらの結果を踏まえ，高齢者のたんぱく質摂取量は，従来推奨されていた0.8（g/kg 体重）よりも多く摂取することが望ましいと考えられるようになり，「サルコペニア診療ガイドライン2017年版」では，1日（適正体重1kg当たり）1.0g以上摂取することを推奨している[18]．ただし，腎機能障害が高度に進行している場合には，その摂取量を調整する必要があるため，状態に応じて減量する必要がある．

(2) 運動習慣・身体活動

65歳以上の高齢者1,000名を対象としたわが国の症例対照調査では，中年期の運動習慣の有無がサルコペニア発症と関連したことを報告しており，運動習慣のあった群は，年齢，性別，BMIで調整したとき，オッズ比0.53（95％信頼区間 0.31～0.90）と有意にサルコペニアが少なかった[19]．

また，歩数計による歩数と活動量を調査した研究では，歩数を四分位に分けたとき，もっとも多い群（男性＞9,000歩/日，女性＞8,400歩/日）に比べ，もっとも少ない群（男性＜6,700歩/日，女性＜6,800歩/日）では，サルコペニア発症のハザード比（HR）が男性で2.33（95％信頼区間 1.43～4.51），女性で2.99（95％信頼区間 1.91～3.41）であったことが報告されている[20]．また，同じ調査において，活動量を四分位に分けたとき，3METs（安静時の3倍のエネルギー消費）以上の活動時間がもっとも少ない群（男性＜16分/日，女性＜14分/日）では，もっとも多い群（男性＞28分/日，女性＞22分/日）に比べ，男性でHR 3.01（95％信頼区間 2.02～5.99），女性でHR 3.49（95％信頼区間 2.11-6.32）と有意にサルコペニアの発症が増加していた．これらの結果から，1日当たり7,000～8,000歩以上，または安静時の3倍以上のエネルギー消費になる活動を1日に15～20分以上行うことが，サルコペニア予防となる可能性が示唆されている[20]．

(3) 慢性疾患に対する薬物治療

高齢者は，一般的に複数の慢性疾患を併存していることが多く，これらの疾患に対する薬物治療が，サルコペニアの進行に関連する可能性が示唆されている．

高血圧に対する治療では，レニン・アンギオテンシン（RA）系阻害薬が，筋タンパクの分解抑制効果や修復効果を示す基礎研究が多数ある．しかし，臨床研究においては，アンギオテンシン変換酵素（ACE）阻害薬の使用が，サルコペニアの発症や筋肉機能の低下に対し，予防的効果があるという明確な結論はいまのところ得られていない．

糖尿病に対する治療では，チアゾリジン薬またはビグアナイド薬使用群において，それ以外の薬剤を使用していた群と比較して四肢骨格筋量の減少が少なかったという報告がある[21]．

アルコール性肝硬変に対しては，分枝鎖アミノ酸（BCAA）を投与した際，筋タンパク合成にかかわるmTOR（mammalian target of rapamycin）シグナル経路が活性され，オートファジー不全が改善することが臨床研究において示されており，サルコペニアの予防・改善につながる可能性も示唆されている[22]．

2. サルコペニアの治療（介入）

すでにサルコペニアを有する高齢者に対し，確立された治療（介入）方法はまだない．これまでの多くの研究や調査では，運動介入と栄養介入に関する報告が多い．

Part 3 サルコペニアの早期発見・治療

(1) 運動介入

基礎研究に基づく知見によれば，筋力トレーニングはmTORシグナルの活性化を介した筋タンパク合成を促進し，筋力の増強をもたらすと考えられている．また，このシグナルが，二次的に筋タンパクの分解を抑制し，全体的には筋タンパク合成＞筋タンパク分解となり，サルコペニアを改善することが期待される．しかし臨床研究の分野では，サルコペニアを有する高齢者を対象とした研究が少なく，その効果も一定していないため，基礎研究で得られた知見はまだ確実なものにはなっていない．

サルコペニアを有する地域在住高齢者を対象としたわが国の調査では，レジスタンス運動を含む包括的プログラム（60分/回，週2回，3か月間）により，四肢骨格筋量，膝伸展筋力，通常歩行速度，最大歩行速度の改善効果が報告されており[23]，そのようなプログラムの実施が推奨されている．ただし，前述のように報告がまだ少なく，結果も一貫性がないため，エビデンスレベルおよび推奨度は低い．

(2) 栄養介入

近年，ホエイタンパク質とビタミンDなどを含む補助栄養の効果をRCTで確認した報告がある[24]．サルコペニアを有する高齢者380名を，無作為に2群に分け，一方にはホエイタンパク質20g，ロイシン3g，炭水化物9g，脂肪3g，ビタミンD 800IUを含む栄養剤の補充を行い，他方には同等のエネルギーを有するがたんぱく質と微量栄養素を含まない炭水化物と脂肪だけの栄養補充を行った．13週間の投与により，四肢筋肉量が有意に増加し，椅子からの立ち上がり時間が有意に短縮した．このような補強が，サルコペニアの改善につながる可能性が示唆されている．

「サルコペニア診療ガイドライン2017年版」では，必須アミノ酸を中心とした栄養介入が，膝伸展筋力の改善をもたらす可能性があるため，低い推奨レベルではあるが，推奨事項としてあげられている[25]．

(3) 複合（運動＋栄養）介入

Kimらは，サルコペニアと診断された155名の高齢女性を対象に，運動（レジスタンス運動）＋アミノ酸群，運動群，アミノ酸群，健康指導群の4群に無作為割付を行い3か月間の介入を行った[26]．下肢筋肉量，歩行速度，膝進展筋力のうちの一部は，運動群やアミノ酸群でも改善が認められたが，すべての項目で有意な改善が認められたのは，運動＋アミノ酸群のみであった．また，多重ロジスティック回帰分析による介入効果の検討において，筋肉量と筋肉機能（膝進展筋力あるいは歩行速度）の改善が有意に認められたのは，やはり運動＋アミノ酸群のみであり，他の群では有意差が見い出されなかった．この結果は，アミノ酸（ロイシン）と運動（レジスタンス運動）の併用が，タンパク質同化刺激作用を増強するとともに，筋肉の質的な改善をもたらす可能性を示唆している．

サルコペニア診療ガイドラインでは，Kimらの報告も踏まえ，レジスタンス運動を含む包括的プログラムと栄養療法を組み合わせることで，より大きな効果を引き出すことができる可能性があることを示し，エビデンスレベルは低いものの弱い推奨をしている[27]．

おわりに

在宅高齢者を最前線で診療するプライマリケアの場において，高齢者の健康維持，疾病予防，ADL低下予防として，サルコペニアやフレイルの問題はますます重要になっている．老いは不可避的な問題を内在させているが，環境要因や生活習慣の改善により可逆的な要素も含まれている．サルコペニアやフレイルの予防・早期治療という観点から，これらの原因や誘因となる問題が根ざす生活習慣への働きかけが，科学的にも重要であることを，多数の論文が示

唆している．

📖 参考文献

1) Cruz-Jentoft AJ, Baeyens JP, Bauer JM, et al. Sarcopenia : European consensus on definition and diagnosis : Report of the European Working Group on Sarcopenia in Older People. Age Ageing 2010 ; 39 (4) : 412-23.
2) Arai H, Akishita M, Chen LK. Growing research on sarcopenia in Asia. Geriatr Gerontol Int 2014 ; 14 (Suppl 1) : 1-7.
3) Malmstrom TK, Morley JE. SARC-F : a simple questionnaire to rapidly diagnose sarcopenia. J Am Med Dir Assoc 2013 ; 14 (8) : 531-2.
4) Malmstrom TK, Miller DK, Simonsick EM, et al. SARC-F : a symptom score to predict persons with sarcopenia at risk for poor functional outcomes. J Cachexia Sarcopenia Muscle 2016 ; 7 (1) : 28-36.
5) Woo J, Leung J, Morley JE. Validating the SARC-F : a suitable community screening tool for sarcopenia? J Am Med Dir Assoc 2014 ; 15 (9) : 630-4.
6) Barbosa-Silva TG, Menezes AM, Bielemann RM, et al. Enhancing SARC-F : Improving sarcopenia screening in the clinical practice. J Am Med Dir Assoc 2016 ; 17 (12) : 1136-41.
7) Yang M, Hu X, Xie L, et al. Screening sarcopenia in community-dwelling older adults : SARC-F vs SARC-F combined with calf circumference (SARC-CalF). J Am Med Dir Assoc 2018 ; 19 (3) : 277.e1-e8.
8) Tanaka T, Takahashi K, Akishita M, et al. "Yubi-wakka" (finger-ring) test : A practical self-screening method for sarcopenia, and a predictor of disability and mortality among Japanese community-dwelling older adults. Geriatr Gerontol Int 2018 ; 18 (2) : 224-32.
9) Rolland Y, Lauwers-Cances V, Cournot M, et al. Sarcopenia, calf circumference, and physical function of elderly women : a cross-sectional study. J Am Geriatr Soc 2003 ; 51 (8) : 1120-4.
10) Cooper R, Kuh D, Cooper C, et al. Objective measures of physical capability and subsequent health : a systematic review. Age Ageing 2011 ; 40 (1) : 14-23.
11) サルコペニア診療ガイドライン作成委員会．サルコペニアの診断法について．サルコペニア診療ガイドライン2017年版：ライフサイエンス出版；2017．pXII-XIII
12) Landi F, Russo A, Liperoti R, et al. Midarm muscle circumference, physical performance and mortality : results from the aging and longevity study in the Sirente geographic area (ilSIRENTE study). Clin Nutr 2010 ; 29 (4) : 441-7.
13) Enoki H, Kuzuya M, Masuda Y, et al. Anthropometric measurements of mid-upper arm as a mortality predictor for community-dwelling Japanese elderly : the Nagoya Longitudinal Study of Frail Elderly (NLS-FE). Clin Nutr 2007 ; 26 (5) : 597-604.
14) Ishii S, Tanaka T, Shibasaki K, et al. Development of a simple screening test for sarcopenia in older adults. Geriatr Gerontol Int 2014 ; 14 (Suppl 1) : 93-101.
15) Haran PH, Rivas DA, Fielding RA. Role and potential mechanisms of anabolic resistance in sarcopenia. J Cachexia Sarcopenia Muscle 2012 ; 3 (3) : 157-62.
16) Houston DK, Nicklas BJ, Ding J, et al. Dietary protein intake is associated with lean mass change in older, community-dwelling adults : the Health, Aging, and Body Composition (Health ABC) Study. Am J Clin Nutr 2008 ; 87 (1) : 150-5
17) Bradlee ML, Mustafa J, Singer MR, Moore LL. High-protein foods and physical activity protect against age-related muscle loss and functional decline. J Gerontol A Biol Sci Med Sci 2017 ; 73 (1) : 88-94.
18) サルコペニア診療ガイドライン作成委員会．第3章 サルコペニアの予防 CQ1 栄養・食事がサルコペニア発症を予防・抑制できるか？ サルコペニア診療ガイドライン2017年版：ライフサイエンス出版；2017．p34-5．
19) Akune T, Akune T, Muraki S, Oka H, et al. Exercise habits during middle age are associated with lower prevalence of sarcopenia : the ROAD study. Osteoporos Int 2014 ; 25 (3) : 1081-8.
20) Shephard RJ, Park H, Park S, Aoyagi Y. Objectively measured physical activity and progressive loss of lean tissue in older Japanese adults : longitudinal data from the Nakanojo study. J Am Geriatr Soc 2013 ; 61 (11) : 1887-93.
21) Lee CG, Boyko EJ, Barrett-Connor E, et al. Insulin sensitizers may attenuate lean mass loss in older men with diabetes. Diabetes Care 2011 ; 34 (11) : 2381-6
22) Tsien C, Davuluri G, Singh D, et al. Metabolic and molecular responses to leucine-enriched branched chain amino acid supplementation in the skeletal muscle of alcoholic cirrhosis. Hepatology 2015 ; 61 (6) : 2018-29.
23) サルコペニア診療ガイドライン作成委員会．第4章 サルコペニアの治療 CQ1 運動療法はサルコペニアの治療法として有効か？ サルコペニア診療ガイドライン2017年版：ライフサイエンス出版；2017．p46-9．
24) Bauer JM, Verlaan S, Bautmans I, et al. Effects of a vitamin D and leucine-enriched whey protein nutritional supplement on measures of sarcopenia in older adults, the PROVIDE study : A randomized double-blind, placebo-controlled trial. J Am Med Dir Assoc 2015 ; 16 (9) : 740-7.
25) サルコペニア診療ガイドライン作成委員会．第4章 サルコペニアの治療 CQ2 栄養療法はサルコペニアの治療法として有効か？ サルコペニア診療ガイドライン2017年版：ライフサイエンス出版；2017．p50-4．
26) Kim HK, Suzuki T, Saito K, et al. Effects of exercise and amino acid supplementation on body composition and physical function in community-dwelling elderly Japanese sarcopenic women : a randomized controlled trial. J Am Geriatr Soc 2012 ; 60 (1) : 16-23.
27) サルコペニア診療ガイドライン作成委員会：第4章 サルコペニアの治療 CQ4 複数の治療法の組み合わせはサルコペニアの治療法として有効か？ サルコペニア診療ガイドライン2017年版：ライフサイエンス出版；2017．p59-63．

Topics

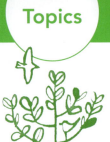

がん患者における
サルコペニアとカヘキシア

土師誠二　Haji, Seiji

Keyword
サルコペニア，カヘキシア，
代謝異常，炎症反応

はじめに

　サルコペニアは，いわゆる老年症候群(geriatric syndrome)の一つで"加齢にともなう筋肉量の減少[1]"のことをさし，近年，その臨床的な意義が強く認識されている．サルコペニアはその成因から，加齢を主因とする1次性サルコペニアと，"活動"，"疾患"，"栄養"に関連した2次性サルコペニアに分類されている[2]．"疾患"には"がん"も含まれる．一方，カヘキシア(悪液質)はヒポクラテスの時代から認識されていた"疾患と炎症を背景とする重度の消耗性代謝異常"で，骨格筋量減少をともなう体重減少を特徴とする[3]．カヘキシアは心不全や慢性閉塞性肺疾患でもみられるが代表的な疾患は"がん"である．すなわち，がん患者では骨格筋量減少を主徴候とするサルコペニアとカヘキシアの2つの病態が併存しうることになる．ここで，サルコペニアとカヘキシアがどのように区別され，臨床上どのような意義をもつのか理解することは，これらの診断と治療法を考えるうえで必要である．そこで本稿では，がん患者でみられるサルコペニアとカヘキシアについて概念上の相違，メカニズム，栄養治療戦略について概説する．

がん患者におけるサルコペニアとカヘキシアの関係

　サルコペニアは，"進行性，全身性の骨格筋量減少と筋力低下により特徴づけられる症候群"と定義されている[2]．サルコペニアの診断基準に関しては，2010年に高齢者サルコペニアに関する欧州ワーキンググループ(EWGSOP)から提唱された基準[2]が代表的で，筋肉量減少に加えて筋力の低下もしくは身体機能の低下を認める場合(表1)とし，歩行速度と握力，筋肉量から診断アルゴリズムを提唱している(図1)．また，欧州臨床栄養代謝学会(ESPEN)のサルコペニア研究グループ(ESPEN, SIG)は，筋肉量減少(成人平均の2標準偏差未満)ならびに歩行速度の低下(4 m歩行で0.8 m/秒未満)を併せ持つ場合としている[3]．一方，アジア人に適したサルコペニア基準を定義するために，2014年にはアジアのサルコペニアワーキンググループ(AWGS)から診断アルゴリズムが提唱され，握力低下または歩行速度の低下を認めた場合に筋肉量を測定し，低下していればサルコペニアと判定する(図2)[4]．

　一方，カヘキシアは，"併存疾患を背景とする，脂肪量減少の有無にかかわらず，骨格筋量減少をともなう複雑な代謝性症候群"と定義され，特徴的な臨床徴候は体重減少である[5]．カヘキシアの診断基準はいまだ国際的に明確に確立されているとはいえず，2008年のEvansらの報告[3]では，主徴候である体重減少に加えて，筋力，疲労感，食欲不振，除脂肪量減少，生化学データ異常の5項目のうち3項目が併存していることとした(表2a)．しかし，Fearonら[6]は2011年に国際的コンセンサスのある診断基準として，体重減少率と骨格筋量減少(サルコペニア)をあげている(表2b)．また，ESPENのSpecial Interest Group[5]は，カヘキシアの前段階であるプレカヘキシアの診断基準として，1)体重減少率，2)慢性的全身性炎症反応，3)食欲不振または食欲不振関連症候群をあげている(表2c)．すなわち，サルコペニアが骨格筋量の減少を主徴とするのに対して，カヘキシアでは体重減少を主徴とし，これに加えて骨格筋量の減少(サルコ

表1 サルコペニアの診断基準項目

1. 筋肉量の減少
2. 筋力の低下
3. 身体機能の低下

基準1に加えて，基準2または3を満たす場合
(Rosenberg IH. Am J Clin Nutr 1989；50：1231-3[1])より)

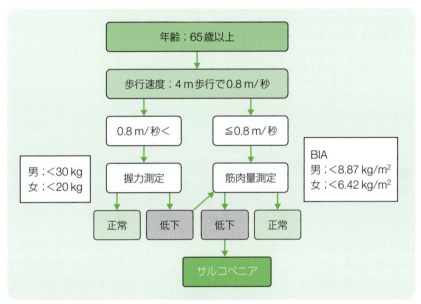

図1 EWSOPによるサルコペニア診断アルゴリズム
(Cruz-Jentoft AJ, et al. Age Aging 2010；39(4)：412-23[2])より)

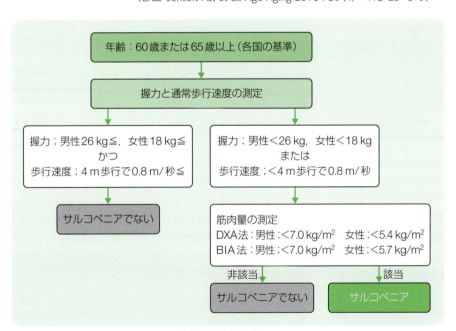

図2 AWGSによるサルコペニア診断アルゴリズム
(Chen LK, et al. J Am Med Dir Assoc 2014；15(2)：95-101[4])より)

Topics

表2　カヘキシア・プレカヘキシアの診断基準

a) カヘキシアの診断基準[3]
1. 疾患併存のもとで体重減少率/12か月以内＞5％，または，BMI＜20kg/m² ＋ 2. 次の5条件のうち3つを満たす 　1）筋力の低下 　2）疲労 　3）食欲不振（例；エネルギー摂取量＜20kcal/kg，または＜70％通常摂取量） 　4）除脂肪量低下（例；上腕筋囲径＜年齢と性別で補正した10パーセンタイル， 　　または，DXA測定値（kg/m²）；女性＜5.45，男性＜7.25） 　5）生化学データの異常 　　・炎症マーカー上昇（CRP＞0.5mg/dL，IL-6＞4pg/mL） 　　・貧血（Hb＜12g/dL） 　　・低ALB血症（＜3.2g/dL）

b) カヘキシアの診断基準[6]	c) プレカヘキシアの診断基準[5]
1. 体重減少率＞5％	1. 最近6か月間の体重減少率＞5％
2. 体重減少率＞2％（BMI＜20kg/m²）	2. 全身性炎症反応（例；CRP上昇）
3. 骨格筋量の減少（サルコペニア）	3. 食欲不振（例；必要摂取量の70％未満）

ペニア）や食欲不振など他の臨床徴候の併存を特徴とする．たとえば，サルコペニアが肥満症例でも生じるように体重減少と直接の関連はないが，サルコペニア症例で体重減少が著明になるとカヘキシアが疑われることになる．サルコペニアの成因には生活強度の低下やタンパク同化ホルモンの産生低下などさまざまな要因があげられるが，カヘキシアは骨格筋量減少（サルコペニア）と，"がん"による炎症反応を主とした複雑な代謝異常症候群であるため，簡略化すれば"カヘキシア≒サルコペニア＋がんによる代謝異常（炎症反応，安静時エネルギー消費量亢進，筋タンパク分解亢進，など）"といえる．急性疾患にともなうサルコペニアはカヘキシアの発生機序と比較的近く，臨床上においてサルコペニアとカヘキシアの厳密な区別は困難で

もある．

サルコペニアとカヘキシアの代謝変化の違い

加齢を原因とする原発性サルコペニア（＝狭義のサルコペニア）では，加齢にともなう筋タンパク同化刺激に対する筋タンパク合成促進反応と分解抑制反応の減弱がみられる[2]．同様に，2次性サルコペニアのうち廃用性症候群などの"活動"，エネルギーたんぱく量摂取不足などの"栄養"に関連するサルコペニアでは，タンパク合成と分解反応の減弱，身体活動低下にともなう体脂肪量の増加，エネルギー消費量の低下，筋肉量の低下によるインスリン抵抗性の増悪がみられる．

一方，カヘキシアでは，炎症性サイトカインの産生亢進による筋タンパク分解亢進と安静時エネルギー消費量の増加を特徴とする．脂肪分解も亢進するため脂肪量は減少する．安静時エネルギー消費量の増加にもかかわらず，日常生活強度の低下のため総エネルギー消費量は低下する．これらをまとめると表3のようになる．

サルコペニアとカヘキシアのメカニズム

サルコペニアのメカニズムは現在，図3のように提唱されている[2]．高齢者サルコペニアの発生機序は複雑であり，サルコペニアの進展には内的因子と外的因子の関与が考えられている．内的因子としては，タンパク同化ホルモン（テストステロン，エストロゲン，成長ホルモン，insulin-like-growth factor）の減少と筋線維細胞のアポトーシス亢進，炎症性サイトカインの増加，活性酸素種の

表3 サルコペニアとカヘキシアの代謝変化

代謝変化	サルコペニア	カヘキシア
筋タンパク合成	↓→	↑
筋タンパク分解	↓→	↑↑
筋肉量，筋力，筋機能	↓	↓
脂肪量	↑	↓
REE	↓	↑→
TEE	↓	↓
炎症	→	↑↑
インスリン抵抗性	↑	↑

REE (resting energy expenditure)；安静時エネルギー消費量
TEE (total energy expenditure)；総エネルギー消費量

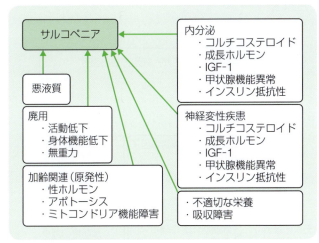

図3 サルコペニアのメカニズム
(Cruz-Jentoft AJ, et al. Age Aging 2010；39 (4)：412-23[2]より)

集積による酸化ストレス，筋細胞ミトコンドリア機能低下，運動神経細胞数の減少が，原因とされている．外的因子では，エネルギーたんぱく摂取量不足が筋肉量と筋肉機能の低下に関与する．ビタミンD摂取量の低下は，高齢者の行動機能低下と関連する．その他，高齢者に併存する急性，慢性疾患は，サルコペニアの進展を助長し，身体機能の低下や寝たきり期間を延長させ，他方，炎症性サイトカインの産生増加にも関与する．一方，がん患者のカヘキシアにおける特徴的な臨床的徴候として，高度の体重減少，食欲不振，脂肪量や骨格筋量の低下，タンパク異化亢進，インスリン抵抗性の増悪がみられる[3]（図4）．全身性炎症反応がこの代謝異常の主たる発生機序であり，炎症サイトカインである腫瘍壊死因子(TNF)，インターロイキン(IL)-1，6，インターフェロン(IFN)-γと抗炎症性サイトカインであるIL-4，12，15のアンバランスがみられる．IL-6の高値はCRPの高値を引き起こし，さらに体重減少と密接に関係する．また，腫瘍が産生するタンパク分解誘導因子(PIF)や脂肪遊走因子(LMF)の放出は，筋タンパク分解の亢進や体脂肪分解の亢進などカヘキシアに特徴的な代謝変化，身体構成比変化を引き起こす（図5）．PIFやLMFは高齢者サルコペニアではみられないため，カヘキシアとサルコペニアの病態と相違を理解するうえで役立つ．

サルコペニアとカヘキシアへの栄養治療戦略

サルコペニアは筋タンパク量の減少と筋肉機能の低下であることから，これらの改善が治療のターゲットとなる．原発性サルコペニアでは，筋タンパク同化刺激に対する筋タンパク合成促進反応と分解抑制反応の加齢にともなう減弱がみられる[7]．さらに，床上安静を強いられる高齢者では筋重量の減少もみられ，サルコペニアはいっそう顕著となる．十分な必須アミノ酸投与（必須アミノ酸15g/日）は，高齢者の床上安静による筋肉量の減少，タンパク合成力の低下を改善することが報告されている[8]．したがって，高齢者サルコペニアの改善には，十分なたんぱく量投与に加えて運動療法を行うことが理論的にもっとも有効であると考えられる．さらに，タンパク合成促進作用のある分岐鎖アミノ酸の投

Topics

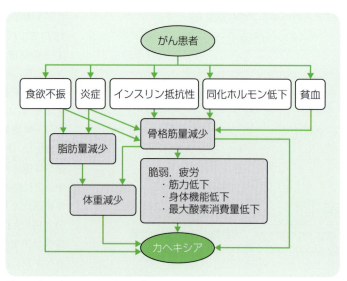

図4 カヘキシアのメカニズム

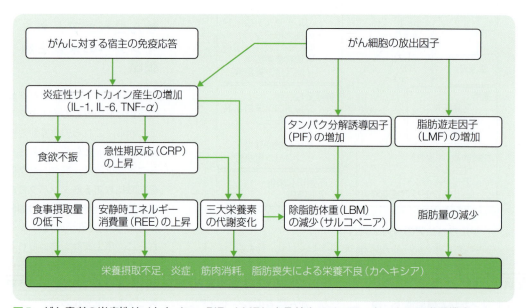

図5 がん患者の炎症性サイトカイン，PIF，LMFによるサルコペニア，カヘキシア進展機序

与，高齢者で摂取不足がみられるビタミンD投与も有効と考えられるが，サルコペニアの改善への有効性に関しては確立されてはいない．同様に，活動や栄養に関連した2次性サルコペニアでも，十分なエネルギー量投与，たんぱく量投与とリハビリテーションを包括的に行うことが治療戦略として重要と考えられる．

一方，カヘキシアに対して通常の栄養管理単独で改善することは実際困難であることが多い．がん患者においては，宿主もしくはがん細胞からの炎症性サイトカインの放出，がん細胞からのタンパク分解誘導因子（PIF）の放出があいまって特異的な筋タンパク崩壊亢進と全身性代謝変動が生じると考えられている（図3）．すなわち，炎症反応は栄養投与による筋肉量増加効果を阻害する強力な因子である．しかし，栄養投与による体タンパク異化抑制の効果そのものは影響を受けず，がん悪液

質患者ではより多くのタンパク投与量が必要となる．さらに，特殊栄養療法として抗炎症作用を有するエイコサペンタエン酸（EPA）を含む栄養投与が，がん悪液質をともなう膵がん患者において，エネルギー消費量の低下を正常化し身体活動レベルを回復すること[9]，同様に，体重減少をともなう膵がん患者200例を対象にした大規模比較試験[10]でも，血中EPA濃度が除脂肪量（骨格筋量）の増加と有意な線形関係をもつことが示されている．また，がん悪液質患者でみられる食欲不振に対して，MC4-R拮抗剤の末梢投与によるメラノコルチン刺激伝達系のブロックが，担がんマウスにおける経口摂取量，体重増加，除脂肪量の増加，脂肪量の増加を認め，がん悪液質の消耗状態を改善するとして期待されている[11]．ロイシンの代謝物であるβヒドロキシβメチル酪酸は，がん患者のみならず高齢者においても筋肉量を増加させることが報告されている[12]．このように骨格筋分解の亢進を含む複雑な代謝変動を呈するカヘキシアでは，栄養療法単独で筋肉の消耗を抑制することは困難であり集学的戦略が必要である．

おわりに

筋肉量減少（サルコペニア）はカヘキシアの特徴である一方，大部分のサルコペニアはカヘキシアではない．筋肉量減少と筋力低下を認めても全身性炎症反応を認めない症例はサルコペニアといえる．炎症反応はカヘキシアの主要な徴候であるため，カヘキシアに関連したサルコペニアを改善するためには，炎症反応の制御が重要となる．サルコペニアとカヘキシアに対しては，それぞれの病態と機序を理解したうえで治療戦略を計画することが肝要である．

参考文献

1) Rosenberg IH. Summary comments. Am J Clin Nutr 1989 ; 50 : 1231-3.
2) Cruz-Jentoft AJ, Baeyens JP, Bauer JM, et al. Sarcopenia : European consensus on definition and diagnosis : Report of the European Working Group on Sarcopenia in Older People. Age Aging 2010 ; 39(4) : 412-23.
3) Evans WJ, Morley JE, Argilés J, et al. Cachexia : a new definition. Clin Nutr 2008 ; 27(6) : 793-9.
4) Chen LK, Liu LK, Woo J, et al. Sarcopenia in Asia : consensus report of the Asian Working Group for Sarcopenia. J Am Med Dir Assoc 2014 ; 15(2) : 95-101.
5) Muscaritoli M, Anker SD, Argilés J, et al. Consensus definition of sarcopenia, cachexia and pre-cachexia : joint document elaborated by Special Interest Groups (SIG) "cachexia-anorexia in chronic wasting diseases" and "nutrition in geriatrics". Clin Nutr 2010 ; 29(2) : 154-9.
6) Fearon K, Strasser F, Anker SD, et al. Definition and classification of cancer cachexia : an international consensus. Lancet Oncol 2011 ; 12(5) : 489-95.
7) Cuthbertson D, Smith K, Babraj J, et al. Anabolic signaling deficits underlie amino acid resistance of wasting, aging muscle. FASEB J 2005 ; 19(3) : 422-4.
8) Ferrando AA, Paddon-Jones D, Hays NP, et al. EAA supplementation to increase nitrogen intake improves muscle function during bed rest in the elderly. Clin Nutr 2010 ; 29(1) : 18-23.
9) Moses AW, Slater C, Preston T, et al. Reduced total energy expenditure and physical activity in cachectic patients with pancreatic cancer can be modulated by an energy and protein dense oral supplement enriched with n-3 fatty acids. Br J Cancer 2004 ; 90(5) : 996-1002.
10) Fearon KC, Von Meyenfeldt MF, Moses AG, et al. Effect of a protein and energy dense n-3 fatty acid enriched oral supplement on loss of weight and lean tissue in cancer cachexia : a randomized double blind trial. Gut 2003 ; 52(10) : 1479-86.
11) Markison S, Foster AC, Chen C, et al. The regulation of feeding and metabolic rate and the prevention of murine cancer cachexia with a small-molecule melanocortin-4 receptor antagonist. Endocrinology 2005 ; 146(6) : 2766-73.
12) Fitschen PJ, Wilson GJ, Wilson JM, et al. Efficacy of β-hydroxy-β-methylbutyrate supplementation in elderly and clinical populations. Nutrition 2013 ; 29(1) : 29-36.

Topics

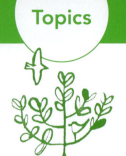

サルコペニアと摂食嚥下障害

國枝顕二郎 Kunieda, Kenjiro
藤島　一郎 Fujishima, Ichiro

Keyword
サルコペニア，嚥下圧，
リハビリテーション，嚥下障害，
廃用性筋萎縮

はじめに

嚥下障害は，機能的原因による障害と器質的原因による障害に分けられる．機能的障害は，脳卒中（脳血管疾患），神経筋疾患（パーキンソン病，ALS，筋炎など），末梢神経障害（反回神経麻痺など）であり，器質的障害は，先天奇形，腫瘍，外傷，術後などがある[1]．臨床で遭遇する嚥下障害の代表的な原因疾患に脳卒中があり，誤嚥性肺炎や認知症で嚥下障害の症状を呈している患者でも，既往歴や画像所見から多発性脳梗塞などを合併していることはしばしば経験する．一方で嚥下障害の原因が，いまひとつはっきりしない症例も存在する．そのなかで高齢者（とくに75歳以上のやせ形，虚弱体型）が重症の誤嚥性肺炎を契機に誘因なく嚥下障害をきたす症例があるが，このような症例で嚥下造影検査（VF）を行うと，喉頭挙上不良，咽頭収縮の減弱，食道入口部の開大不全などといった所見を認め，嚥下リハの効果も乏しく治療に難渋することが多い[2]．筆者らはこのような症例の原因はサルコペニアが関与しているのではないかと考えている．

2010年のEuropean Working Group on Sarcopenia in Older People (EWGSOP) の論文では，サルコペニアの原因は，加齢にともなう原発性サルコペニアと，それ以外の活動，栄養，疾患による二次性サルコペニアに分類され，加齢のみが原因のものを一次性，加齢に他の原因を加えたものを二次性のサルコペニアとしている[3]．嚥下障害はこれらのサルコペニアと密接な関連があり，前述のような症例では，疾患（肺炎）を契機に嚥下筋のサルコペニアが顕在化した病態が考えられる．一方，健常高齢者が急性疾患，手術，化学放射線療法などを契機に嚥下障害をきたすことがある[4]が，これにも疾患による直接的な影響だけでなくサルコペニアが関与している可能性がある．

サルコペニアは，嚥下障害を考えるうえで新たな視点として重要な位置を占めているものと思われるが，嚥下筋のサルコペニアに関する診断基準やその臨床的対応法はまだ十分とはいえない．本稿では，われわれがこれまで行った検討の一端を紹介しながら，現時点での考えを述べることとしたい．

嚥下筋群の特徴

嚥下筋は横紋筋であるが四肢の骨格筋を構成する横紋筋と異なる発生学的特徴がある．咽頭筋は第4鰓弓由来の横紋筋であり，嚥下時以外にも呼吸中枢からの制御を受けて主に呼気活動を示す．そのため常に呼吸中枢からの刺激を受けて持続的筋活動を行っている[5]．これによって四肢の筋とは大きく異なり廃用性の筋萎縮を生じにくいと考えられる[6]し，サルコペニアについても四肢の骨格筋と同列に述べることはできない．しかし，Israel[7]によれば，加齢にともなう筋萎縮（サルコペニア）の著しい筋に頸部筋群が含まれており，サルコペニアによる嚥下障害への影響は必須と考えられる．廃用性萎縮とサルコペニアの臨床像は類似しているが，両者は質的にかなり相違があり，臨床的にそれをとらえることは容易ではなく，実際には両者は併存し相互に影響し合って進行するものと考えられる．サルコペニアが改善した場合，サルコペニアそのものが改善したのか，サルコペニアと併存している廃用の部分が改善したのか，明らかにすることは困難である．嚥下筋は，その収縮特性

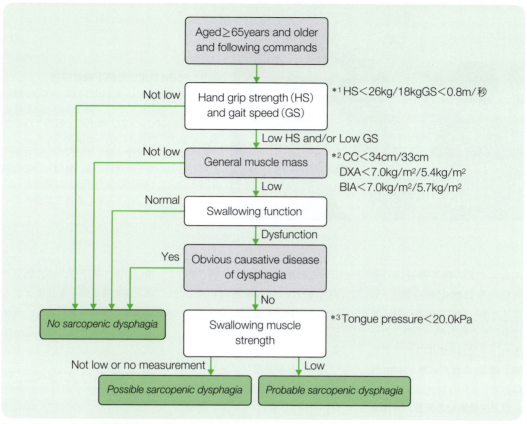

図1 サルコペニアの嚥下障害の診断フローチャート
年齢が65歳以上の患者で握力と歩行速度,全身の筋量を評価しサルコペニアと診断された患者を対象としている.そのなかで嚥下障害を有する患者のうち,明らかな嚥下障害の原因疾患の有無,嚥下筋力(舌圧)を評価し,「可能性あり(possible)」群と「可能性が高い(probable)」群に分けることとした.

(Mori T, et al. JCSM Clinical Reports 2017;2(2)[12]より)

から遅筋(TypeⅠ)線維と速筋(TypeⅡ)線維に分類されるが,廃用性の筋萎縮で筋線維の減少は遅筋(TypeⅠ)優位の萎縮が起こり(速筋化),サルコペニアでは筋線維数が減少し速筋(TypeⅡ)に選択的な萎縮や遅筋化が起こる[8].嚥下筋は速筋が多く含まれ[9],たとえばオトガイ舌筋は前方が速筋線維,後方は遅筋線維が多い[10]など,速筋が多い嚥下筋に対するサルコペニアの影響は大きいものと思われる.

一般に単なる老化では重度の嚥下障害(咽頭期嚥下の障害)は起こらない[11].経口摂取ができていれば,嚥下筋を常に使用しているため,四肢筋などと比較すると嚥下筋に対する廃用やサルコペニアの影響は,遅い段階になると予想される.

嚥下筋のサルコペニアの評価

2010年Cruz-Jentoftらによるサルコペニアの診断基準では,筋量低下に加えて,筋力低下あるいは運動機能障害のどちらかが揃うことが診断に必要とされるが,嚥下筋のサルコペニアの診断においても同様に,嚥下筋量の減少,嚥下筋の筋力低下,あるいは嚥下運動機能障害の診断が必須であろう.われわれは,「サルコペニアの嚥下障害」の診断フローチャートを開発し信頼性と妥当性を検証した(図1)[12].この診断フローチャートでは,全身のサルコペニアが存在する嚥下障害患者を対象としている.そのなかで脳卒中など嚥下障害の原因疾患を有する患者を除外したうえで,嚥下筋力として舌圧を計測し,「サ

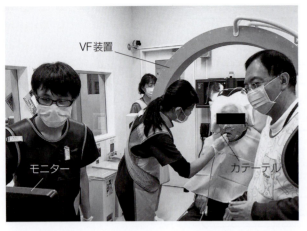

図2　HRMを用いた嚥下機能評価
HRMは1cmごとに36cmにわたって36個のセンサーが全周性にあり，受圧部の方向を確認する必要はなく，1回の嚥下で上咽頭から中咽頭，下咽頭，食道入口部へと順次タイミングよく嚥下関連筋が収縮し発生する圧を記録することができる．嚥下圧検査では，食道入口部の静止時圧の変化や咽頭収縮力を圧力の変化として知ることができ，嚥下障害の病態を把握するのに有用である．

ルコペニアの嚥下障害」の「可能性あり（possible）」群と「可能性が高い（probable）」群に分けることとしたが，このフローチャートでは「サルコペニアの嚥下障害」の確定診断（definit）は設定していない．

嚥下関連筋群の筋量との関連では，Tamuraらは超音波による舌の厚さがTSF（triceps skinfolds）およびAMA（arm muscle area）と相関することを示し[13]，われわれの検討でもサルコペニアによる嚥下障害患者では舌の筋量が低下していた[14]．また，筋力（舌圧）との関連では，Butlerらは誤嚥を有する高齢者の等尺性の舌筋力は舌前方，後方ともに低下し，舌筋力と握力に有意な相関を認めるとしており[15]，Maedaらは最大舌圧の低下はサルコペニアによる嚥下障害と関連したと報告している[16]．握力と嚥下機能の関連の報告も散見され，われわれも握力と嚥下筋筋力低下の結果生じる咽頭残留の関連を調べたところ，握力が少なければ梨状窩残留が多い結果となった[17]．

これらの報告や検討は，嚥下筋のサルコペニアは全身のサルコペニアの進行と並行して進行する可能性を示唆しているといえる．

近年，高解像度マノメトリー（High Resolution Manometry：HRM）を用いた嚥下圧検査は，嚥下機能の新たな評価方法の一つとして世界的にも広まってきている．当施設でもHRMを用いた嚥下機能評価を行っており（図2），サルコペニアの嚥下障害が疑われる患者の嚥下圧も評価している．図3は健常人の咽頭の圧トポグラフィーであるが，これと比較して図4はサルコペニアの嚥下障害が疑われる所見で，咽頭収縮力が弱く食道入口部の開大も不良で，嚥下リハに難渋した症例である[18]．舌圧は嚥下関連筋群の筋評価に広く使用されているが，HRMは咽頭収縮力を直接評価することができ，サルコペニアによる嚥下障害の臨床や研究への応用が期待されている．

嚥下筋のサルコペニアの評価においては，多数の嚥下筋の筋量の計測，嚥下筋の筋力低下や嚥下運動機能低下を定量化する方法など課題はまだ多く，今後の研究の成果を待たねばならない．

嚥下筋のサルコペニアの対応

あらゆる疾患に共通することではあるが，サルコペニアによる嚥下障害に関しては予防がもっとも大切である．嚥下筋のサルコペニアは，通常のサルコペニアへの対応法と同様に，適切な栄養管理を行ったうえでのレジスタンストレーニングが基本となる．

レジスタンストレーニングの具体的な方法は嚥下リハの成書を参照されたいが，代表的な間接訓練である頭部挙上訓練[19]は，頭部の等尺性運動と等張性運動を組み合わせて舌骨上筋の筋肉を鍛える訓練である．また舌の等尺性運動[20]は，舌の筋力増強により嚥下圧，気道保護，舌体積に関連するとされる．また，神経筋電気刺激（バイタルスティム®）は速筋を選

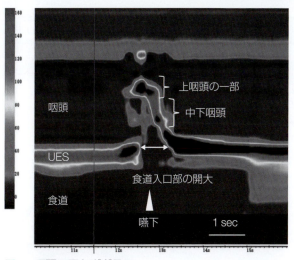

図3 咽頭の圧トポグラフィー
嚥下時の上咽頭や中下咽頭の収縮圧，UESの機能評価などが可能である．嚥下が起こると咽頭が収縮しUESが開くが，嚥下障害患者では咽頭収縮力の減弱やUESの開大不全などの異常所見がみられる．

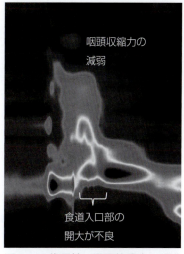

図4 80代男性．腸腰筋膿瘍，誤嚥性肺炎．BMI 13.6
咽頭収縮力は減弱しており，喉頭挙上も弱いため食道入口部の開大が不良である．るいそうも著明で，サルコペニアによる嚥下障害が疑われる症例．

表1 嚥下体操セット

①	食べる前の準備体操	意義：頸部の緊張をとり嚥下をスムーズにする
②	嚥下おでこ体操	意義：嚥下筋力強化
③	ペットボトルブローイング	意義：嚥下改善，呼吸改善，鼻咽腔閉鎖機能，口唇閉鎖機能改善
④	アクティブサイクル呼吸法	意義：咳嗽力強化，咽頭感覚改善
⑤	発声訓練	方法：カラオケでも朗読でもよい，なるべく大きな声を出す

毎食前に実施（1〜2分）
②〜⑤を毎日1〜3セット

択的に刺激し，サルコペニアによる遅筋化の予防効果が期待される．若林[21]は，侵襲での異化期は筋量が減少する時期であり，機能改善目的のレジスタンストレーニングや持久力増強訓練はさらなる筋肉量と持久力の低下をもたらすため禁忌としており，飯田[22]も，レジスタンストレーニングは蛋白同化作用を促進し異化作用を抑えたうえで行うとしている．実際の臨床場面では，運動学習の課題特異性の原理の考えから「嚥下障害治療の最良の方法は嚥下させること[23]」とされ，早期からの食物を用いた直接訓練は大切であり，これはサルコペニアの予防および治療につながる．

当院では，サルコペニアや廃用による嚥下障害の予防効果も期待して，嚥下体操をセットにして指導している[24]（表1，図5）．従来のストレッチや関節可動域訓練のみならず，嚥下おでこ体操といったレジスタンストレーニングも含んでいる点が特徴的で，筋量低下や筋力低下が関与した嚥下障害の予防に有効である可能性がある．

栄養介入に関しては，エネルギーやたんぱく質，脂質などを考慮した適切な栄養管理は必要であるが，ロイシンを含むBCAAやビタミンDがサルコペニアの嚥下障害にも有用な可能性がある．

経口摂取の有無を問わず，口腔ケアはすべての患者において適応がある．口腔ケアにより口腔内を清潔にし，口腔内知覚の改善や唾液分泌の調節など口腔

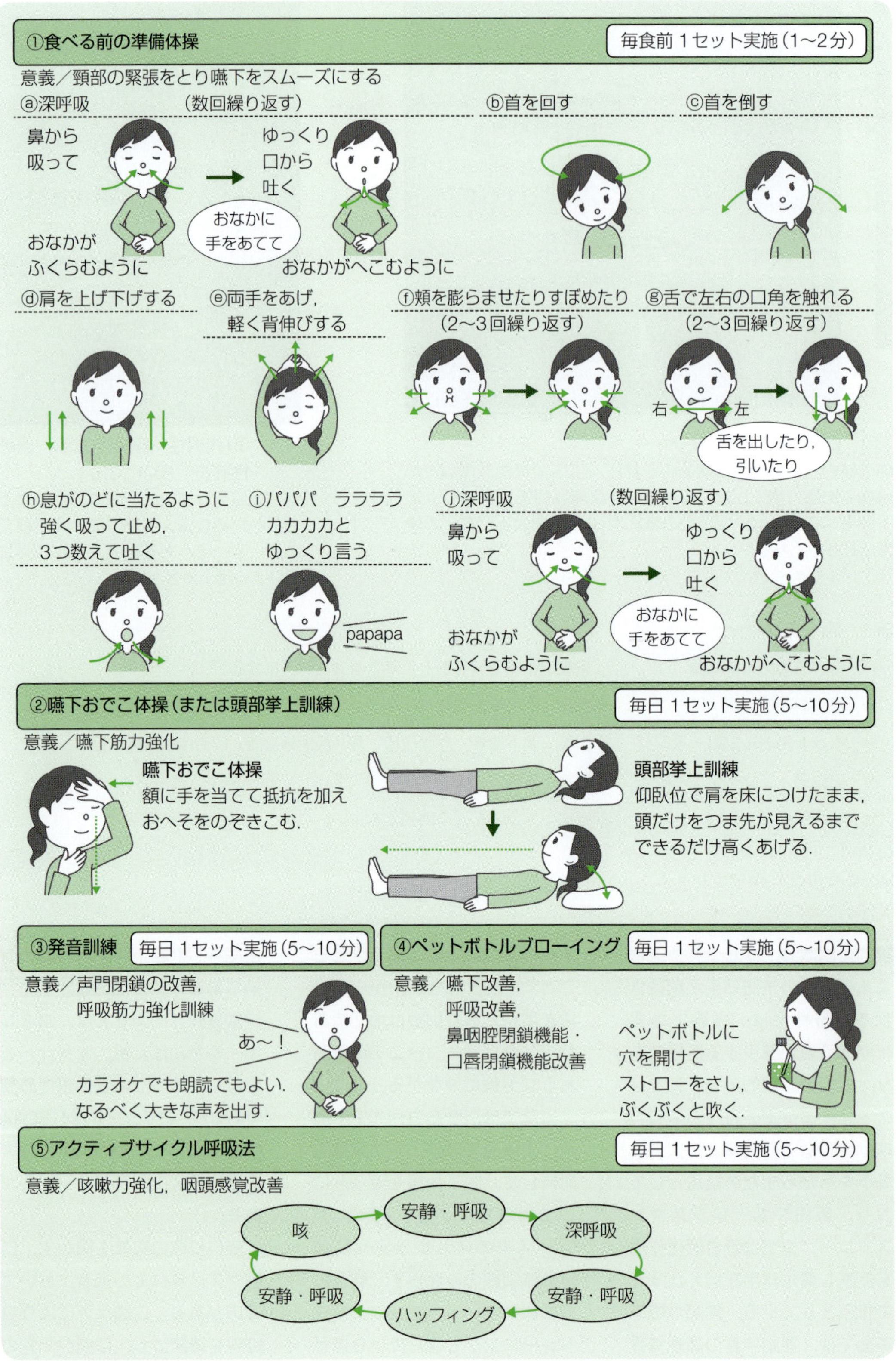

Topics

①食べる前の準備体操　　　　　　　　　　　　　　　毎食前1セット実施（1〜2分）

意義／頸部の緊張をとり嚥下をスムーズにする

ⓐ深呼吸　　（数回繰り返す）　　　　　　ⓑ首を回す　　　　　ⓒ首を倒す

鼻から吸って　→　ゆっくり口から吐く
おなかがふくらむように　　おなかがへこむように
（おなかに手をあてて）

ⓓ肩を上げ下げする　ⓔ両手をあげ，軽く背伸びする　ⓕ頬を膨らませたりすぼめたり（2〜3回繰り返す）　ⓖ舌で左右の口角を触れる（2〜3回繰り返す）

右　左　舌を出したり，引いたり

ⓗ息がのどに当たるように強く吸って止め，3つ数えて吐く　ⓘパパパ ラララ カカカカとゆっくり言う　ⓙ深呼吸　（数回繰り返す）

papapa

鼻から吸って　→　ゆっくり口から吐く
おなかがふくらむように　おなかがへこむように
（おなかに手をあてて）

②嚥下おでこ体操（または頭部挙上訓練）　　　毎日1セット実施（5〜10分）

意義／嚥下筋力強化

嚥下おでこ体操：額に手を当てて抵抗を加えおへそをのぞきこむ．

頭部挙上訓練：仰臥位で肩を床につけたまま，頭だけをつま先が見えるまでできるだけ高くあげる．

③発音訓練　毎日1セット実施（5〜10分）

意義／声門閉鎖の改善，呼吸筋力強化訓練

あ〜！

カラオケでも朗読でもよい．なるべく大きな声を出す．

④ペットボトルブローイング　毎日1セット実施（5〜10分）

意義／嚥下改善，呼吸改善，鼻咽腔閉鎖機能・口唇閉鎖機能改善

ペットボトルに穴を開けてストローをさし，ぶくぶくと吹く．

⑤アクティブサイクル呼吸法　毎日1セット実施（5〜10分）

意義／咳嗽力強化，咽頭感覚改善

咳 → 安静・呼吸 → 深呼吸 → 安静・呼吸 → ハフィング → 安静・呼吸 →（咳へ戻る）

図5　嚥下体操セット　　　　　　　　　　　　　　　（浜松市リハビリテーション病院ホームページ[24]より）

表2 摂食嚥下障害患者における摂食状況のレベル（Food Intake LEVEL Scale：FILS）

経口摂取なし	1	嚥下訓練を行っていない
	2	食物を用いない嚥下訓練を行っている
	3	ごく少量の食物を用いた嚥下訓練を行っている
経口摂取と代替栄養	4	1食分未満の（楽しみレベルの）嚥下食を経口摂取しているが代替栄養が主体
	5	1〜2食の嚥下食を経口摂取しているが代替栄養も行っている
	6	3食の嚥下食経口摂取が主体で，不足分の代替栄養を行っている
経口摂取のみ	7	3食の嚥下食を経口摂取している
	8	特別食べにくいものを除いて，3食経口摂取している
	9	食物の制限はなく3食を経口摂取している
	10	摂食・嚥下障害に関する問題なし

(Kunieda K, et al. J Pain Symptom Manage 2013；46（2）：201-6[27]より)

環境を改善することにより肺炎の発症率を約半分に減少させる[25]．

呼吸理学療法や運動療法も，嚥下障害の診療においては重要で，嚥下障害における呼吸理学療法は，呼吸機能に直接的に働きかけることにより嚥下機能にも好影響を与えることを期待して行われる．重症例から軽症例まで適応の幅は広く，排痰法や呼吸訓練，姿勢管理などを組み合わせて対応することで，呼吸機能の維持・改善および誤嚥性肺炎の予防を行い，摂食嚥下のサポートとなる[26]．

当施設では，嚥下障害患者の摂食のレベルFood Intake LEVEL Scale（FILS）[27]（表2）を用い，嚥下障害患者全員の摂食状況を医師（リハビリ科，内科），看護師，栄養士，言語聴覚士，理学療法士など多職種が集まる嚥下カンファレンスで毎週評価を行っている．

その際，患者の摂食状況はもちろん，栄養状態，嚥下訓練の内容，身体活動度，今後の方針などについて多職種で方針の確認を行い，治療プログラムを決定している．サルコペニアの診療においては，このような多くの医療職によるtransdisciplinary approach（多職種融合）がきわめて重要と思われる．

おわりに

サルコペニアによる嚥下障害の診断や対応について概説した．嚥下障害は，実際には栄養や筋力だけの問題ではなく，感覚障害や嚥下反射における収縮と弛緩のタイミングのずれ，声門防御など多因子が関与するため，複雑な病態を総合的に分析し，対策を立てる必要がある．すべての疾患に共通することであるが，予防こそがサルコペニアにはもっとも大切である．サルコペニアが原因の嚥下障害を早期発見し，その予防および改善のための対策を講じるためにも，サルコペニアによる嚥下障害のさらなる研究が望まれている．

参考文献

1) 聖隷嚥下チーム．嚥下障害ポケットマニュアル第3版：医歯薬出版；2011．p23-35．
2) 藤島一郎．脳卒中．In：若林秀隆，藤本篤士，編著．サルコペニアの摂食・嚥下障害：医歯薬出版；2012．p131-39．
3) Cruz-Jentoft AJ, Baeyens JP, Bauer JM, et al. Sarcopenia：European consensus on definition and diagnosis：Report of the European Working Group on Sarcopenia in Older People. Age Ageing 2010；39（4）：412-23.
4) Humbert IA, Robbins J. Dysphagia in the elderly. Phys Med Rehabil Clin N Am 2008；19（4）：853-66, ix-x.
5) Grélot L, Barillot JC, Bianchi AL. Pharyngeal motoneurones：respiratory-related activity and responses to laryngeal afferents in the decerebrate cat. Exp Brain Res 1989；78（2）：336-44.
6) 杉山庸一郎．脳幹における咽喉頭運動ニューロンの制御．嚥下医学 2016；5（1）：48-53．
7) Israel S. Age-related changes in strength and special groups. In：Komi PV, editor. Strength and Power in Sport：Blackwell；1992. p319-28.
8) Lexell J, Taylor CC, Sjöström M. What is the cause of the ageing atrophy？ Total number, size and proportion of different fiber types studied in whole vastus lateralis muscle from 15- to 83-year-old men. J Neurol Sci 1988；84（2-3）：275-94.
9) Korfage JA, Schueler YT, Brugman P, Van Eijden TM. Differ-

ences in myosin heavy-chain composition between human jaw-closing muscles and supra- and infrahyoid muscles. Arch Oral Biol 2001 ; 46(9) : 821-7.
10) 苅安 誠．嚥下・音声機能の改善のための相互乗り入れリハビリテーション訓練変法．音声言語医学 2009 ; 50(3) : 201-10.
11) Groher ME, Crary MA（高橋浩二監訳）．成人の正常嚥下機能．Groher & Crary の嚥下障害の臨床マネジメント：医歯薬出版；2011．p22-40.
12) Mori T, Fujishima I, Wakabayashi H, et al. Development, reliability, and validity of a diagnostic algorithm for sarcopenic dysphagia. JCSM Clinical Reports 2017 ; 2(2) : e00017.
13) Tamura F, Kikutani T, Tohara T, et al. Tongue thickness relates to nutritional status in the elderly. Dysphagia 2012 ; 27(4) : 556-61.
14) Ogawa N, Mori T, Fujishima I, et al. Ultrasonography to Measure Swallowing Muscle Mass and Quality in Older Patients With Sarcopenic Dysphagia. J Am Med Dir Assoc 2017 Dec 26. pii : S1525-8610(17) 30634-5.
15) Butler SG, Stuart A, Leng X, et al. The relationship of aspiration status with tongue and handgrip strength in healthy older adults. J Gerontol A Biol Sci Med Sci 2011 ; 66(4) : 452-8.
16) Maeda K, Akagi J. Decreased tongue pressure is associated with sarcopenia and sarcopenic dysphagia in the elderly. Dysphagia 2015 ; 30(1) : 80-7.
17) 高木大輔，藤島一郎，大野友久，ほか．嚥下評価時の咽頭残留と握力・舌圧の関連．日本摂食嚥下リハビリテーション学会雑誌 2014 ; 18(3) : 257-64.
18) 國枝顕二郎，藤島一郎．サルコペニアによる嚥下障害の症例．嚥下医学 2017 ; 6(1) : 46-58.
19) Shaker R, Kern M, Bardan E, et al. Augmentation of deglutitive upper esophageal sphincter opening in the elderly by exercise. Am J Physiol 1997 ; 272 (6 Pt 1) : G1518-22.
20) Robbins J, Kays SA, Gangnon RE, et al. The effects of lingual exercise in stroke patients with dysphagia. Arch Phys Med Rehabil 2007 ; 88(2) : 150-8.
21) 若林秀隆．リハビリテーションと栄養管理（総論）．JSPEN 2011 ; 26(6) : 1339-44.
22) 飯田有輝．リハビリテーション栄養と理学療法．MB Medical Rehabilitation 2012 ; 143 : 14-20.
23) Groher ME, Crary MA（高橋浩二監訳）．成人の治療．Groher & Crary の嚥下障害の臨床マネジメント：医歯薬出版；2011．p277-312.
24) 浜松市リハビリテーション病院ホームページ：http://www.hriha.jp/section/swallowing/gymnastics/
25) Yoshino A, Ebihara T, Ebihara S, et al. Daily oral care and risk factors for pneumonia among elderly nursing home patients. JAMA 2001 ; 286(18) : 2235-6.
26) 聖隷嚥下チーム．嚥下障害ポケットマニュアル 第3版：医歯薬出版；2011．p152-71.
27) Kunieda K, Ohno T, Fujishima I, et al. Reliability and validity of a tool to measure the severity of dysphagia : the Food Intake LEVEL Scale. J Pain Symptom Manage 2013 ; 46(2) : 201-6.

Part 4
サルコペニック肥満とその考え方

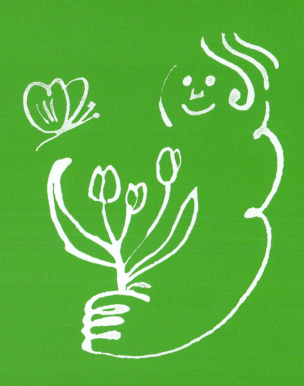

Part 4 サルコペニア肥満とその考え方

栄養・代謝との関係

荒木　厚 Araki, Atsushi

Keyword
高齢者，サルコペニア肥満，糖尿病，インスリン抵抗性，炎症

サルコペニア肥満とは？

サルコペニアは①筋肉量の減少かつ②筋力または身体能力の低下と定義される．本邦における肥満症は，BMI≧25 kg/m^{2}の肥満があり，肥満に起因ないし関連する健康障害または内臓脂肪蓄積がある場合に診断される．

サルコペニア肥満はサルコペニアと肥満（脂肪蓄積）の両者が合併した状態である．加齢によって体組成の変化がおこり，筋肉量は減少し，脂肪量は増加する．こうした生理的変化が病的変化となり，サルコペニアと肥満が重なると，単なる肥満やサルコペニアよりも身体機能の悪化を招きやすいことから，サルコペニア肥満（sarcopenic obesity）という概念が提唱されている[1,2]．

本稿ではサルコペニア肥満の病態，および治療法について解説したい．

サルコペニア肥満の診断

サルコペニア肥満の定義は統一されたものがなく，その要素となる筋肉量，筋力，脂肪量の測定法が研究によって異なるという問題点がある．詳細は本書「サルコペニアの定義」（2頁）に譲るが，筋肉量は四肢の筋肉量をBIA（Bioelectrical Impedance Analysis）法，DXA（Dual energy X-ray absorptiometry）法，またはCTによる腸腰筋などの面積で測定され，筋力は握力や膝伸展力，肥満は体脂肪の％などで定義される場合が多い．四肢の筋肉量は，BIA法などで四肢の除脂肪量の合計（appendicular skeletal mass）を身長（m）の2乗で割ったASMIを用いてサルコペニアが定義される場合が多い．また，筋肉の量よりも筋力や身体能力のほうが機能的予後を反映しやすいので，握力と脂肪蓄積を組み合わせたダイナペニア肥満という用語を用いる場合もある．

サルコペニア肥満の頻度

高齢者のサルコペニア肥満の頻度は5～10％であり，80歳以上になるとさらに増える[3]．住民2,982名（平均年齢77歳）を対象としたNHANESⅢ研究では，サルコペニアをASMIの5分位の下2分位（男性で9.12 kg/m^{2}未満，女性で6.53 kg/m^{2}未満），肥満を体脂肪率の5分位の上2分位と定義すると，サルコペニア肥満の頻度は男性で9.6％，女性で7.4％であった[4]．われわれのDXA法の検査を受けた入院糖尿病患者93名（年齢：74.9±8.3歳，男性35名，女性58名，BMI：23.5±4.0，HbA1c：8.2±1.6％）におけるサルコペニア肥満の頻度は16.7％であった[5]．

サルコペニア肥満の成因

サルコペニアは加齢，低栄養，活動性低下によってもたらされるのに対し，サルコペニア肥満は，インスリン抵抗性，炎症などがその成因にとくに関与すると考えられている（図1）．実際，高齢糖尿病患者を対象に，DXA法によるASMIをサルコペニアの指標，lean mass/fat

●栄養・代謝との関係

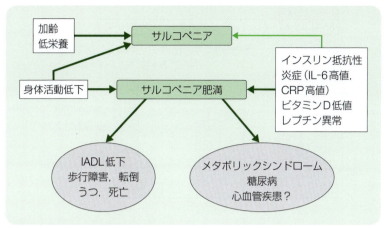

図1 サルコペニア肥満の病態

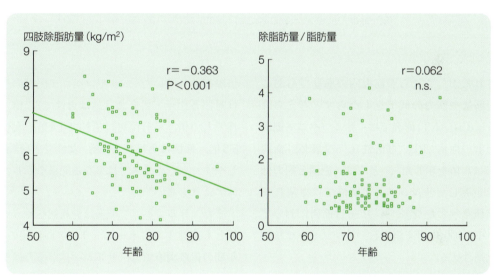

図2 四肢除脂肪量は年齢と相関するが，サルコペニア肥満の指標（除脂肪量/脂肪量）は年齢とは関連しない

(荒木 厚，ほか．日本老年医学会雑誌 2012；49(2)：210-3[5]より)

massをサルコペニア肥満の指標として，種々の因子との相関をみてみると，サルコペニアは加齢とともに増え，骨密度低下，低栄養，収縮期高血圧，インスリン欠乏とも関連がみられ，一連の加齢現象の一つと考えられた．一方，サルコペニア肥満は年齢とは関連せず（図2）[5]，HOMA-IRで示されるインスリン抵抗性，多血症，拡張期高血圧と関連し，肥満症としての疾患として特徴が現れている[5]．

肥満による活動性低下はサルコペニアをきたし，それによって活動性が低下し，さらに肥満をもたらすという悪循環を形成しうる．

筋肉内に脂肪が蓄積すると筋肉におけるインスリン抵抗性がもたらされ，それが筋力低下をもたらす．実際，高齢女性のインスリン抵抗性は握力の低下と関連する[6]．

脂肪細胞にマクロファージが浸潤するとIL-6やTNF-αなどの炎症性サイトカインが産

Part 4 サルコペニア肥満とその考え方

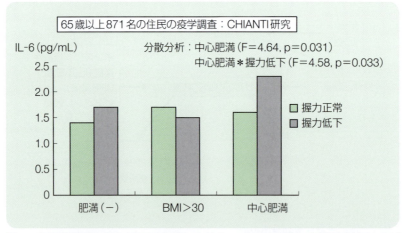

図3 中心性肥満と握力低下で定義したサルコペニア肥満の患者は血清IL-6が高値

(Schrager MA, et al. J Appl Physiol (1985) 2007；102 (3)：919-25[7]より)

生されるが，これらが筋肉内の脂肪でもおこり，筋量や筋力の低下をもたらすと考えられる．In CHIANTI研究では，サルコペニア肥満の患者の血清CRP，可溶性IL-6受容体，血清IL-6は高値を示した[7]．とくに，肥満と握力低下で定義したサルコペニア肥満では血清IL-6が高値を示した(図3)[7]．IL-6は筋肉においてIGF-1の同化作用を阻害し，インスリン抵抗性を亢進させる．

栄養では，サルコペニア肥満の男性では，サルコペニアも肥満もない男性と比較してHOMA-IR高値とともにビタミン25(OH)D低下がみられることが報告されている[8]．

サルコペニア肥満の影響

サルコペニア肥満はIADL低下，歩行障害，転倒，骨粗鬆症，うつ，死亡などの悪影響を及ぼし，単なる肥満やサルコペニアよりもその影響が大きい．高齢者451名の8年間の追跡調査では，サルコペニア肥満は，肥満もサルコペニアもない対照と比べて2.63倍手段的ADLの低下をきたしやすい(図4)[3]．EPIDOS研究では，サルコペニアは階段の昇りが対照と比べて約2倍障害されていた[9]．サルコペニア肥満の患者は対照と比べて要介護状態は男性で8.7倍，女性で12.0倍，歩行障害は男性で4.4倍，女性は5.5倍，転倒は男性で3.3倍，女性で2.1倍おこしやすく，そのリスクは単なる肥満やサルコペニアよりも高い[10]．

また，サルコペニア肥満は骨粗鬆症やうつ状態とも関連する．オーストラリアの住民の約5年間の追跡調査では，サルコペニアまたはダイナペニア肥満の男性は骨密度が低下しやすく，非椎体骨折のリスクが高いという結果が得られている[11]．英国の住民3,862名の6年間の追跡調査では肥満に握力低下をともなったサルコペニア肥満がうつ症状発症の危険因子であった[12]．

さらに，サルコペニア肥満はインスリン抵抗性増加や糖尿病と関連する．20歳以上の14,528名を対象とした横断調査であるNHANESⅢ研究ではサルコペニア肥満の群では，HOMA-IRが高値であり，糖尿病も高頻度にみられた(図5)[13]．Korean Longitudinal Study on Health and Agingではサルコペニア肥満は単なる肥満やサルコペニアと比べてメタボリックシンドロ

●栄養・代謝との関係

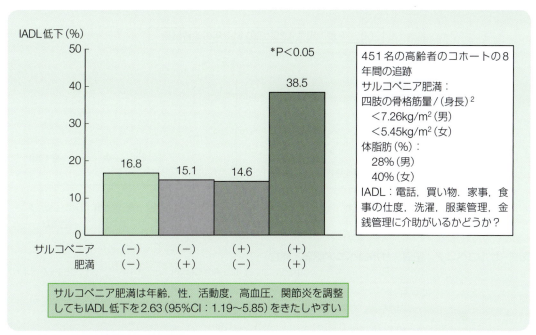

図4　サルコペニア肥満とIADL低下
(Baumgartner RN, et al. Obes Res 2004；12(12)：1995-2004[3]より)

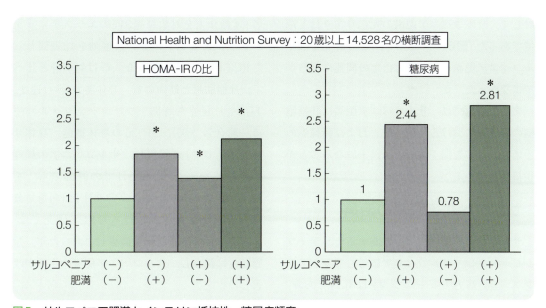

図5　サルコペニア肥満とインスリン抵抗性，糖尿病頻度
(Srikanthan P, National Health and Nutrition Examination Survey Ⅲ. PLoS ONE 2010；5(5)：e10805[13]より)

ームのリスクが高いという結果であった[14]．

サルコペニア肥満は心血管疾患や死亡のリスクが高いという報告がある．高齢者3,366名の追跡調査では，ウエスト周囲径と筋力で定義したサルコペニア肥満は心血管疾患のリスクは1.23倍で単なる肥満やサルコペニアと比べてリ

Part 4 サルコペニア肥満とその考え方

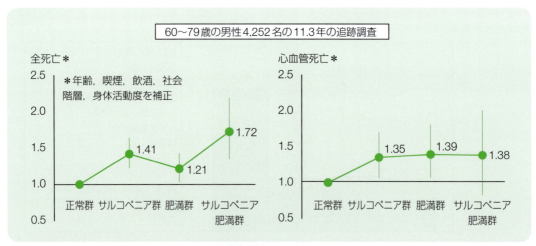

図6 サルコペニア，肥満，サルコペニア肥満と死亡
(Atkins JL, et al. J Am Geriatr Soc 2014；62(2)：253-60[16]より)

スクが高いと報告されている[15]．60〜79歳の男性4,252人の11年の追跡調査では単なるサルコペニアの死亡のリスクが1.41倍であるのに対して，サルコペニア肥満の死亡リスクは1.72倍であった（図6）[16]．しかし，この研究ではサルコペニア肥満と心血管死亡との関連は明らかではなかった．

また，最近では，サルコペニア肥満は肝細胞癌の肝切除における長期予後，および膵臓癌の手術における短期予後の予測因子になることが指摘されている[17]．

サルコペニア肥満の治療

サルコペニア肥満の治療に関するナラティブレビューでは，サルコペニアに対してレジスタンス運動（筋力トレーニング）は有効であり，肥満に対するレジスタンス運動と食事療法の併用は脂肪量の減少と筋肉の機能の改善に有効である．しかし，研究プロトコルとアウトカムの相違によりメタ解析をすることができないと報告されている[18]．

60歳以上のサルコペニア肥満がある女性35名に週3回のエラスティックバンドによるレジスタンス運動を12週間（週3回）行うとDXA法で評価した脂肪量が減少し，骨密度が増加した[19]．同様にサルコペニア肥満の高齢女性47名（運動介入を対象に週3回のエラスティックバンドによるレジスタンス運動を12週間行ったRCT研究では，運動介入群は対照群と比べて，除脂肪量と筋肉の質，身体能力（歩行速度，TUG，片足立ち時間，ファンクショナルリーチ，総合スコア），SF-36の身体機能，身体サマリースコア）が改善し，サルコペニアの頻度が少なくなった[20]．9か月での評価でも，また，サルコペニア肥満の高齢女性113名を対象にレジスタンス運動を行ったRCT研究では，介入群における脂肪量は減少しなかったが，除脂肪量は減少し，サルコペニア肥満の指標が改善した[21]．

一方，サルコペニア肥満の治療では食事療法に運動療法を併用しないとサルコペニアが悪化する可能性がある．肥満の高齢者で500〜1,000kcalのエネルギー制限のみで治療する群（食事群）と中強度の歩行35〜45分/日，週3〜5日を併用する群（運動併用群）で効果を比較すると，体重は両群で同様に減少したが，食事群

●栄養・代謝との関係

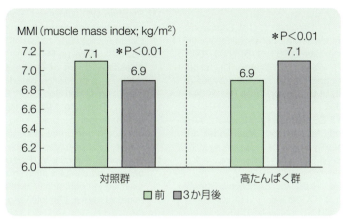

図7 サルコペニア肥満に対する高たんぱく質摂取の効果
65歳以上でBMI 30kg/m² 以上のサルコペニア肥満の女性104名を対照群（たんぱく質：0.8g/kg体重，低エネルギー食，n=54）と高たんぱく群（たんぱく質：1.2g/kg体重，低エネルギー食，n=50）に無作為に割り付け，3か月間観察
（Muscariello E, et al. Clin Interv Aging 2016；11：133-40[25]）より）

では，体脂肪量のみならず除脂肪量，大腿筋の遅筋線維（typeⅠ筋線維）の面積が減少したが，運動併用群では変わらなかった[22]．また，肥満の高齢者を対象に運動にエネルギー制限を併用した群では運動のみ群に比し，4.9kgの体重減少とともに3.6kgの脂肪量と1.1kgの除脂肪量の減少がみられたが，％除脂肪量の増加，筋肉内脂肪の減少，握力の増加を認めた[23]．減量により，筋肉内の脂肪をとることが筋力を維持することに重要である可能性がある．運動も単なる歩行では，筋肉量の増加はみられないので，レジスタンス運動を行う必要がある．

サルコペニア肥満の食事療法においては，エネルギー制限とともに十分なたんぱく質の摂取を行うことが望ましい．中年期のサルコペニア肥満の女性に低エネルギー食の対照群と低エネルギーで高たんぱく食（1.2～1.4g/kg体重）の高たんぱく群に無作為に割り付け，4か月間観察すると，体重は両群で減少したが，除脂肪量は高たんぱく群で増加し，握力とSF-36（健康全般）が改善を示した[24]．65歳以上のサルコペニア肥満の女性104名を3か月間の低たんぱく食（0.8g/kg体重）の低エネルギー食または高たんぱく食の低エネルギー食（1.2g/kg体重）に割り付けて，減量効果と筋肉量に対する影響を調べた研究においても，体重は両群とも減少したが，筋肉量の指標MMIは高たんぱく食群で増加し，低たんぱく食群で減少した（図7）[25]．また，本邦の70歳以上のサルコペニア肥満の女性139名に，運動療法群，アミノ酸とカテキンを補給する栄養療法群，運動と栄養の併用群，健康教育を行う対照群に割り付けて，3か月間介入した結果，運動と栄養の併用群では対照群と比べて，体脂肪量は減少し，歩行速度は増加した[26]．

そのほか，サルコペニア肥満にHMB（β-Hydroxy β-Methylbutyrate），電気刺激などが有効である可能性も指摘されているが，エビデンスは不十分である．

📖 参考文献

1) Cruz-Jentoft AJ, Baeyens JP, Bauer JM, et al. Sarcopenia：European consensus on definition and diagnosis：Report of the European Working Group on Sarcopenia in Older People. Age Ageing 2010；

39 (4) : 412-23.
2) Stenholm S, Harris TB, Rantanen T, et al. Sarcopenic obesity : definition, cause and consequences. Curr Opin Clin Nutr Metab Care 2008 ; 11 (6) : 693-700.
3) Baumgartner RN, Wayne SJ, Waters DL, et al. Sarcopenic obesity predicts instrumental activities of daily living disability in the elderly. Obes Res 2004 ; 12 (12) : 1995-2004.
4) Davison KK, Ford ES, Cogswell ME, Dietz WH. Percentage of body fat and body mass index are associated with mobility limitations in people aged 70 and older from NHANES III. J Am Geriatr Soc 2002 ; 50 (11) : 1802-9.
5) 荒木 厚, 周 赫英, 森聖二郎. Sarcopenic Obesity 一代謝からみたサルコペニアの意義一. 日本老年医学会雑誌 2012 ; 49 (2) : 210-3.
6) Abbatecola AM, Ferrucci L, Ceda G, et al. Insulin resistance and muscle strength in older persons. J Gerontol A Biol Sci Med Sci 2005 ; 60 (10) : 1278-82.
7) Schrager MA, Metter EJ, Simonsick E, et al. Sarcopenic obesity and inflammation in the InCHIANTI study. J Appl Physiol (1985) 2007 ; 102 (3) : 919-25.
8) Kim TN, Park MS, Lim KI, et al. Relationships between sarcopenic obesity and insulin resistance, inflammation, and vitamin D status : the Korean Sarcopenic Obesity Study. Clin Endocrinol (Oxf) 2013 ; 78 (4) : 525-32.
9) Rolland Y, Lauwers-Cances V, Critini C, et al. Difficulties with physical function associated with obesity, sarcopenia, and sarcopenic-obesity in community-dwelling elderly women : the EPIDOS (EPIDemiologie de l'OSteoporose) Stucy. Am J Clin Nutr 2009 ; 89 (6) : 1895-900.
10) Baumgartner RN. Body composition in healthy aging. Ann N Y Acad Sci 2000 ; 904 : 437-48.
11) Scott D, Chandrasekara SD, Laslett LL, et al. Associations of Sarcopenic Obesity and Dynapenic Obesity with Bone Mineral Density and Incident Fractures Over 5-10 Years in Community-Dwelling Older Adults. Calcif Tissue Int 2016 ; 99 (1) : 30-42.
12) Hamer M, Batty GD, Kivimaki M. Sarcopenic obesity and risk of new onset depressive symptoms in older adults : English Longitudinal Study of Ageing. Int J Obes (Lond) 2015 ; 39 (12) : 1717-20.
13) Srikanthan P, Hevener AL, Karlamangla AS. Sarcopenia exacerbates obesity-associated insulin resistance and dysglycemia : findings from the National Health and Nutrition Examination Survey III. PLoS ONE 2010 ; 5 (5) : e10805.
14) Lim S, Kim JH, Yoon JW, et al. Sarcopenic obesity : prevalence and association with metabolic syndrome in the Korean Longitudinal Study on Health and Aging (KLoSHA). Diabetes Care 2010 ; 33 (7) : 1652-4.
15) Stephen WC, Janssen I. Sarcopenic-obesity and cardiovascular disease risk in the elderly. J Nutr Health Aging 2009 ; 13 (5) : 460-6.
16) Atkins JL, Whincup PH, Morris RW, et al. Sarcopenic obesity and risk of cardiovascular disease and mortality : a population-based cohort study of older men. J Am Geriatr Soc 2014 ; 62 (2) : 253-60.
17) Mei KL, Batsis JA, Mills JB, Holubar SD. Sarcopenia and sarcopenic obesity : do they predict inferior oncologic outcomes after gastrointestinal cancer surgery? Perioper Med (Lond) 2016 ; 5 : 30.
18) Goisser S, Kemmler W, Porzel S, et al. Sarcopenic obesity and complex interventions with nutrition and exercise in community-dwelling older persons--a narrative review. Clin Interv Aging 2015 ; 10 : 1267-82.
19) Huang SW, Ku JW, Lin LF, et al. Body composition influenced by progressive elastic band resistance exercise of sarcopenic obesity elderly women : a pilot randomized controlled trial. Eur J Phys Rehabil Med 2017 ; 53 (4) : 556-63.
20) Liao CD, Tsauo JY, Lin LF, et al. Effects of elastic resistance exercise on body composition and physical capacity in older women with sarcopenic obesity : A CONSORT-compliant prospective randomized controlled trial. Medicine (Baltimore) 2017 ; 96 (23) : e7115.
21) Gadelha AB, Paiva FM, Gauche R, et al. Effects of resistance training on sarcopenic obesity index in older women : A randomized controlled trial. Arch Gerontol Geriatr 2016 ; 65 : 168-73.
22) Chomentowski P, Dubé JJ, Amati F, et al. Moderate exercise attenuates the loss of skeletal muscle mass that occurs with intentional caloric restriction-induced weight loss in older, overweight to obese adults. J Gerontol A Biol Sci Med Sci 2009 ; 64 (5) : 575-80.
23) Nicklas BJ, Chmelo E, Delbono O, et al. Effects of resistance training with and without caloric restriction on physical function and mobility in overweight and obese older adults : a randomized controlled trial. Am J Clin Nutr 2015 ; 101 (5) : 991-9.
24) Sammarco R, Marra M, Di Guglielmo ML, et al. Evaluation of Hypocaloric Diet With Protein Supplementation in Middle-Aged Sarcopenic Obese Women : A Pilot Study. Obes Facts 2017 ; 10 (3) : 160-7.
25) Muscariello E, Nasti G, Siervo M, et al. Dietary protein intake in sarcopenic obese older women. Clin Interv Aging 2016 ; 11 : 133-40.
26) Kim H, Kim M, Kojima N, et al. Exercise and Nutritional Supplementation on Community-Dwelling Elderly Japanese Women With Sarcopenic Obesity : A Randomized Controlled Trial. J Am Med Dir Assoc 2016 ; 17 (11) : 1011-9.

Part 4　サルコペニア肥満とその考え方

診断法・頻度とその臨床的意義

伊賀瀬道也 Igase, Michiya

Keyword
大腿筋面積，内臓脂肪，転倒リスク，
動脈スティフネス，抗加齢ドック

はじめに〜サルコペニア・肥満・サルコペニア肥満〜

　加齢にともない身体組成は劇的な変化を遂げる．若年期には身長および体重は加齢とともに増加し，高齢期には減少していく．体脂肪も加齢とともに増加するが，とくに中年期以降には内臓脂肪が増加してくるため相対的に内臓脂肪が優位になる（以下肥満と略する）ことになる．一方骨格筋量は20歳代にピークをとり，以後は加齢とともに低下していく[1]．一般には「加齢にともなう骨格筋量の減少」をサルコペニア（sarcopenia）と呼ぶことが多く，DXA（dual energy X-ray absorption）法をはじめCT，MRIなど各種の方法で骨格筋量の減少が評価されてきた．サルコペニアと転倒・骨折のリスクについての関連が以前より報告されており[2]，なかでも大腿四頭筋量の低下がサルコペニアの評価をする際にいちばん鋭敏であること，大腿四頭筋の筋力とバランス機能については有意な相関があることなどが報告されている[3]．サルコペニアは近年，日本老年医学会より提唱されている「フレイル」（高齢期に生理的予備能が低下することでストレスに対する脆弱性が亢進し，機能障害，要介護状態，死亡などの転機に陥りやすい状態とされ，適切な介入により可逆性がある状態）の原因にもなる．一方でサルコペニアの診断についてはこれまで研究者ごとに独自のデータで行われてきた．

　これらの見解を統一する目的でサルコペニア診療ガイドライン2017年版が，日本サルコペニア・フレイル学会，日本老年医学会，国立長寿医療研究センターによって作成された．これによるとサルコペニアの定義については「高齢期にみられる骨格筋の低下と筋力もしくは身体機能（歩行速度など）の低下」とされており，後述する診断基準がおおむねまとまってきた．一方で同ガイドラインには簡便なスクリーニング方法として下腿周囲長に注目した「指輪っかテスト」も紹介されている．これは対象者のふくらはぎを，両手の親指と人差し指で囲み，両手の指がくっつかなければ十分な筋肉量があるが，両手の指がくっつくならサルコペニアの可能性があり，指がくっついてさらに空間ができるようならサルコペニアの可能性が非常に高いと判断されるものである．

　さらに近年ではサルコペニアおよびさまざまな姿勢不安定性のリスクとなることが報告されている肥満の両者が組み合わさった状態を示す「サルコペニア肥満」という新たな病態が提唱されてきた[4〜6]．これまでの研究からサルコペニア肥満はサルコペニアおよび肥満という2つの独立した予後不良にかかわる因子が合併した場合，相乗的に働き，機能的な異常のみならず，さまざまな代謝の異常をも悪化させる可能性が想定されることで大きな注目を浴びるようになってきた．

　われわれは平成18年2月より，愛媛大学附属病院抗加齢予防医療センター（旧・抗加齢センター）において高齢者を中心に動脈硬化関連疾

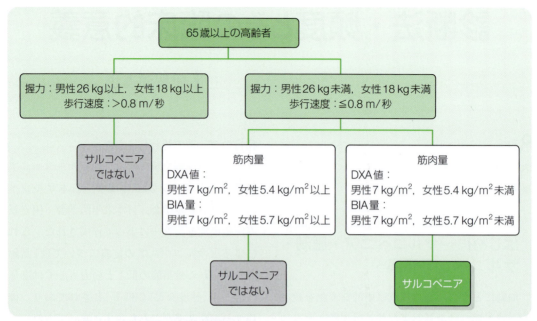

図1 アジア人向けのサルコペニアの診断基準
(Chen LK, et al. J Am Med Dir Assoc 2014；15(2)：95-101[7])より一部改変引用)

患のスクリーニングを行う人間ドック「抗加齢ドック」を行っている．本ドックでは，血管のアンチエイジング（抗加齢）をキーワードに動脈硬化関連の各種検査を行い，予防医学の観点からサルコペニア肥満にもアプローチしている．サルコペニア肥満の診断のためのCT検査は，GE社製64列CT「Light Speed Volume CT」を用いて内臓脂肪面積および大腿筋断面積の測定を行っている．また，アニマ社製重心動揺計「グラビコーダGS5500」を用いて測定する「重心動揺総軌跡長」は，転倒・骨折につながる「姿勢の不安定性」の評価が可能である．

本稿では，サルコペニアおよび肥満の診断および，両者の合併したサルコペニア肥満について診断法，頻度および臨床的意義について，姿勢不安定性，レプチン抵抗性，動脈スティフネス，認知機能低下などとの関連を検討したわれわれの施設のデータも交えて概説する．

サルコペニア肥満の診断法と頻度

■サルコペニアの診断

サルコペニア診療ガイドライン2017年版によるとサルコペニアの診断については2010年に欧州の4組織が参加したthe European Working Group on Sarcopenia in Older People (EWGSOP) 作業グループがサルコペニアの定義と診断について報告書を出していたが，わが国の今回のガイドラインでは握力，筋肉量の基準が異なるAWGSによるアジア人向けのサルコペニアの診断基準を用いることが推奨されている（図1）[7]．このなかの高齢者におけるサルコペニア診断のアルゴリズムにそって診断すると65歳以上で筋肉量が低下していることは必須条件であり，これに加えて歩行速度が毎秒0.8m未満であるか，筋力の低下（握力が男性26kg未満，女性18kg未満）がある場合サルコペニアの診断になる．

●診断法・頻度とその臨床的意義

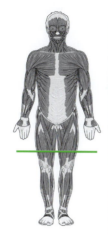
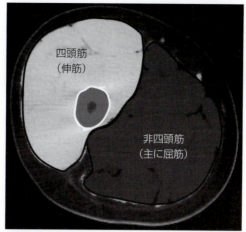

写真1　CTによる大腿筋断面図の計測
(Ochi M, et al. Geriatr Gerontol Int 2010；10(3)：233-43[5])より一部改変引用)

■サルコペニア肥満の診断

　サルコペニア肥満は「サルコペニアと肥満もしくは体脂肪の増加を併せ持つ状態」であることに異論はないが診断についてのコンセンサスはない．われわれの施設では，地域住民に対する健診業務として抗加齢ドックを行っているという特性もあり，以下に示すような形で独自のサルコペニア肥満の診断を行っている．

　サルコペニアに関しては，大腿の骨格筋量を優先した方法として，対象者の大腿筋断面積を使って検討を行っている．大腿筋断面積の計測は，鼠径部から膝蓋骨上縁の中点を大腿中部とし，この部位のCT画像を基に，AppleのフリーソフトMac OS X専用DICOMビューア"OsiriX"を用いて，CT値として0～100HU(Hounsfield Unit)を示す領域を筋肉として大腿筋断面積を計測する．大腿筋断面積は総面積とともに伸筋である大腿四頭筋のみの断面積(四頭筋断面積)と，ハムストリングスを代表とする屈筋群の面積(非四頭筋断面積)として区分した左右の平均値を測定したものも用いている(写真1)[5]．本研究におけるサルコペニアの定義は体重補正した「大腿筋断面積が50歳未満の一般成人のデータでみた平均値の－1標準

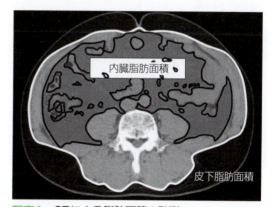

写真2　CTによる脂肪面積の計測
(Ochi M, et al. Geriatr Gerontol Int 2010；10(3)：233-43[5]より一部改変引用)

偏差(SD)以下」としてデータを報告している．

　一方，肥満に関しては，「体脂肪率で定義する」のか，「BMIで定義する」のか，「内臓脂肪量で定義する」のか一定の見解はない．われわれは脂肪面積の算出は臍レベルのCT画像を基に，Advantage Workstationを用いてCT値として－150～－50HUを示す領域を脂肪として計測している．脂肪面積は，内臓脂肪面積と皮下脂肪面積とに区分してデータを保存している(写真2)[5]．われわれの肥満の定義は，メタボリック症候群の診断基準である「内臓脂肪面積

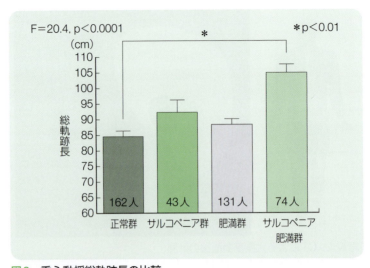

図2 重心動揺総軌跡長の比較
(Ochi M, et al. Geriatr Gerontol Int 2010；10(3)：233-43[5]より一部改変引用)

が100cm^{2}以上」としており両者を基にサルコペニア肥満を診断している．われわれのデータでみたサルコペニア肥満の頻度は全体で18％（男性28％，女性11％）であった．70歳以上の高齢者2,982名でDXA法を用いて筋肉量と体脂肪量を同時に測定して，その分布より診断した報告をはじめ，既報のデータでサルコペニア肥満の頻度は10〜30％とのデータがありわれわれのデータと相違はない[8〜10]．

しかしながらサルコペニア肥満についてもサルコペニアの定義と同様に筋力の要素を入れたほうが機能的予後や死亡との関連が出やすいとの考え方もある．このようにサルコペニア肥満については診断の部分からいまだ一致したものはないので，今後の検討が必要である．以下にサルコペニア肥満の臨床的意義について，われわれの抗加齢ドックの各種検査データを用いて検討する．

サルコペニア肥満の臨床的意義

■サルコペニア肥満と姿勢の不安定性との関連

サルコペニアの診断に用いた大腿筋断面積とオベシティーの診断に用いた内臓脂肪面積が，独立して姿勢の不安定性の指標である「重心動揺総軌跡長」と関連するか否か多変量解析を用いて解析した．その結果，大腿筋断面積と内臓脂肪面積は，独立して「重心動揺総軌跡長」と関連がみられたことから大腿筋断面積の低下と内臓脂肪面積の増加は，ともに重心動揺総軌跡長を延長することが示唆された[5]．

さらに正常群，サルコペニア群，肥満群，サルコペニア肥満群の4群において，群間での重心動揺総軌跡長の比較を行った結果，ANOVAでは4群間に有意な差を認め，さらにサルコペニア肥満群は正常群と比較して，有意な総軌跡長の延長を示した（図2）[5]ことから，サルコペニア肥満と転倒・骨折につながる姿勢の不安定性との強い関連性が示された．

■サルコペニア肥満とレプチン抵抗性との関連

近年の研究から，脂肪細胞から「アディポカイン」と総称される多くの生理活性物質が分泌されることが明らかになった．アディポカインにはアディポネクチン，レプチン，TNF-α，アンジオテンシノーゲン，IL-6，MCP-1など

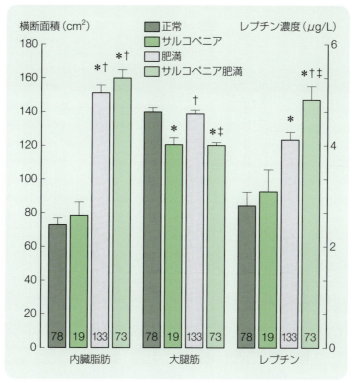

図3　血漿レプチン濃度
(Kohara K, et al. PLoS ONE 2011；6(9)：e24633[14] より一部改変引用)

があり，アディポカインを介した脂肪細胞と筋細胞のあいだのクロストークがオベシティーに関連した異常を病理生理学的に説明しうると考えられている[11]．

レプチンは，視床下部の食欲中枢を抑制する働きがよく知られているが，同時に骨格筋を含む多くの臓器に影響を及ぼし，とくに骨格筋には脂肪分解を促進したり，インスリン感受性を改善させたりする働きがあることが知られるようになった[12]．一方でレプチンは交感神経系の活性化，血小板凝集の促進などを介してオベシティーと高血圧，動脈硬化のような心血管系疾患との関連にも関与することも知られている[13]．レプチン受容体は，レプチンそのものやインスリン抵抗性を介してダウンレギュレートされる．骨格筋は糖代謝の場であり，サルコペニアはインスリン抵抗性の増悪因子にもなる．

レプチン受容体はサルコペニアによる筋肉量低下とともに減少するため，さらに血漿レプチン濃度を異常上昇させる可能性がある．つまりサルコペニア肥満におけるレプチンは通常の効果と異なる意味をもつ可能性を意味している．

われわれの検討では年齢，身長，体重，内臓脂肪面積，血圧，高感度CRPなどで補正したのちでも大腿筋断面積は血漿レプチン濃度と男女ともに有意な負の相関を示した（男性；$\beta = -0.28$, $p<0.0001$．女性；$\beta = -0.20$, $p<0.0001$）．

対象を4群に分けて検討したところ，サルコペニア肥満では，単なるサルコペニアあるいは単なる肥満以上に高レプチン血症の状態でありレプチン抵抗性が亢進していると考えられる[14]（図3）．これらのことからレプチンはサルコペニア肥満をリンクさせる物質である可能性がある．

Part 4　サルコペニア肥満とその考え方

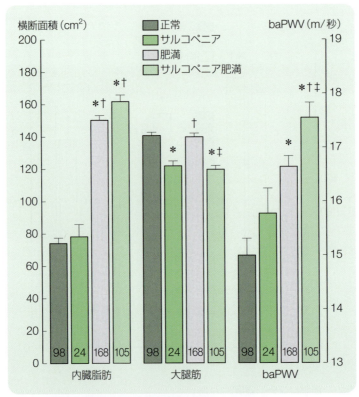

図4　baPWV（上腕-足首間脈波電播速度）の比較
(Kohara K, et al. Int J Cardiol 2012；158 (1)：146-8[15]より一部改変引用)

■サルコペニア肥満と動脈スティフネスとの関連

　動脈スティフネスは多くの心血管疾患発症のリスクをあげることが明らかになっている．われわれも大腿筋断面積で評価したサルコペニアと上腕-足首間脈波伝播速度（baPWV）で評価した動脈スティフネスのあいだの関連を報告した[6]．すでに内臓脂肪と動脈スティフネスとの関連はよく知られているため，われわれはさらにサルコペニアと肥満が独立して動脈スティフネスと関連しているかどうかを検討した．

　その結果，既報と同じく大腿筋断面積とbaPWVのあいだには男女ともに有意な負の相関があり，内臓脂肪面積とbaPWVのあいだにも男女ともに有意な正相関がみられた．さらに各種交絡因子で補正した多変量解析を行った場合でも男性において，両者は独立してbaPWVと相関していた．最後に全体をコントロール群，サルコペニア群，肥満群およびサルコペニア肥満群の4群に分類してbaPWVの平均値を求めた結果，男女ともにサルコペニア肥満群ではコントロール群と比較して明らかなbaPWVの上昇がみられた．さらに図4に示すように，サルコペニア肥満群ではコントロールのみならず，肥満単独群，サルコペニア単独群と比較しても有意なbaPWVの増加を認めた（図4）[15]．

■サルコペニア肥満の今後の展望

　一般にサルコペニアからは，転倒リスクの増加，動脈硬化の促進，インスリン抵抗性の促進などへの影響が，肥満からは，身体機能の低下やインスリン抵抗性の促進，動脈硬化の促進への影響があると考えられる．両者の合併である

サルコペニア肥満は，身体活動性の低下，炎症，酸化ストレス，インスリン抵抗性，低栄養などにメタボリック症候群の要素も含まれ，転倒・骨折に加えて動脈硬化性疾患である脳血管疾患，脳血管性認知症の増加にもつながり要介護状態をもたらせるとともに健康寿命の短縮につながる可能性が示唆される．

サルコペニア肥満の姿勢不安定性への影響に関しては，下肢，とくに大腿筋のサルコペニアと，内臓脂肪の増加による肥満の両者が互いに影響を及ぼしあうため，相乗効果的に姿勢の不安定をきたすことになると考えられる．つまり加齢にともなう部位特異的な筋肉・脂肪量の変化は，機能的障害と関連していることが示唆される．

サルコペニアは内臓脂肪の増加による肥満をきたす原因になるし，インスリン抵抗性も増悪する．逆に肥満により活動性が低下してサルコペニアを増悪させる可能性もある．いずれの機序にせよ，サルコペニア肥満が将来的に脳・心血管疾患の発症を介して予後の悪化につながる可能性がある．縦断研究でこれを実証した報告は少ないが，65歳以上の住民の8年間の追跡調査でサルコペニア肥満がある住民ではサルコペニアあるいは肥満単独のものに比べて心血管疾患のリスクを1.23倍に高めたとの縦断研究の報告がある[16]．さらに近年では主に海外で運動あるいは栄養に関するサルコペニア肥満への小規模介入研究も散見されるようになってきた[17,18]．今後はこれまでの知見を基に，サルコペニア肥満に対する運動療法，ホルモン療法（テストステロン，エストロゲン，成長ホルモンあるいはDHEA），サプリメント摂取などを用いた大規模介入研究を行い，どのような治療が健康寿命の延長に寄与できるかを明らかにしていくことがサルコペニア肥満の臨床的意義をさらに明らかにするうえでは重要であると考えられる．

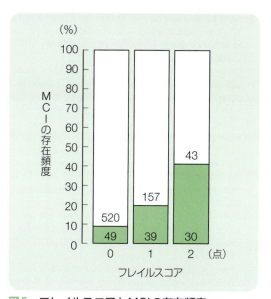

図5 フレイルスコアとMCIの存在頻度
(Ohara M, et al. Sci Rep 2017；7：46419[19]より一部改変引用)

おわりに～フレイルスコア～

本稿ではサルコペニア肥満について述べてきたが，近年われわれはより簡便にサルコペニアあるいはサルコペニア肥満にともなうフレイルの状況を把握することのできるフレイルスコアを開発し活用している．これは片足立ち20秒未満を1点，握力低下（男性＜32.5kg 女性＜19.5kg）を1点として合計点をフレイルスコアとして0点から2点で評価するものである．たとえば図5に示すようにフレイルスコアが2点では軽度認知障害（MCI）のリスクが有意に上昇することが明らかであった[19]．近年MCIへの早期介入の重要性が高まっており，地域の健診におけるフレイルスコアの使用を推奨している．

参考文献

1) Starling RD, Ades PA, Poehlman ET. Physical activity, protein intake, and appendicular skeletal muscle mass in older men. Am J Clin Nutr 1999；70(1)：91-6.

2) de Rekeneire N, Visser M, Peila R, et al. Is a fall just a fall : correlates of falling in healthy older persons. The Health, Aging and Body Composition Study. J Am Geriatr Soc 2003 ; 51 (6) : 841-6.
3) Carter ND, Khan KM, Mallinson A, et al. Knee extension strength is a significant determinant of static and dynamic balance as well as quality of life in older community-dwelling women with osteoporosis. Gerontology 2002 ; 48 (6) : 360-8.
4) Baumgartner RN. Body composition in healthy aging. Ann N Y Acad Sci 2000 ; 904 : 437-48.
5) Ochi M, Tabara Y, Kido T, et al. Quadriceps sarcopenia and visceral obesity are risk factors for postural instability in the middle-aged to elderly population. Geriatr Gerontol Int 2010 ; 10 (3) : 233-43.
6) Ochi M, Kohara K, Tabara Y, et al. Arterial stiffness is associated with low thigh muscle mass in middle-aged to elderly men. Atherosclerosis 2010 ; 212 (1) : 327-32.
7) Chen LK, Liu LK, Woo J, et al. Sarcopenia in Asia : consensus report of the Asian Working Group for Sarcopenia. J Am Med Dir Assoc 2014 ; 15 (2) : 95-101.
8) Batsis JA, Mackenzie TA, Barre LK, et al. Sarcopenia, sarcopenic obesity and mortality in older adults : results from the National Health and Nutrition Examination Survey III. Eur J Clin Nutr 2014 ; 68 (9) : 1001-7.
9) Pedrero-Chamizo R, Gómez-Cabello A, Meléndez A, et al. Higher levels of physical fitness are associated with a reduced risk of suffering sarcopenic obesity and better perceived health among the elderly : the EXERNET multi-center study. J Nutr Health Aging 2015 ; 19 (2) : 211-7.
10) Davison KK, Ford ES, Cogswell ME, Dietz WH. Percentage of body fat and body mass index are associated with mobility limitations in people aged 70 and older from NHANES III. J Am Geriatr Soc 2002 ; 50 (11) : 1802-9.
11) Sell H, Dietze-Schroeder D, Eckel J. The adipocyte-myocyte axis in insulin resistance. Trends Endocrinol Metab 2006 ; 17 (10) : 416-22.
12) Dyck DJ. Adipokines as regulators of muscle metabolism and insulin sensitivity. Appl Physiol Nutr Metab 2009 ; 34 (3) : 396-402.
13) Martin SS, Qasim A, Reilly MP. Leptin resistance : a possible interface of inflammation and metabolism in obesity-related cardiovascular disease. J Am Coll Cardiol 2008 ; 52 (15) : 1201-10.
14) Kohara K, Ochi M, Tabara Y, et al. Leptin in sarcopenic visceral obesity : possible link between adipocytes and myocytes. PLoS ONE 2011 ; 6 (9) : e24633.
15) Kohara K, Ochi M, Tabara Y, et al. Arterial stiffness in sarcopenic visceral obesity in the elderly : J-SHIPP study. Int J Cardiol 2012 ; 158 (1) : 146-8.
16) Stephen WC, Janssen I. Sarcopenic-obesity and cardiovascular disease risk in the elderly. J Nutr Health Aging 2009 ; 13 (5) : 460-6.
17) Chiu SC, Yang RS, Yang RJ, Chang SF. Effects of resistance training on body composition and functional capacity among sarcopenic obese residents in long-term care facilities : a preliminary study. BMC Geriatr 2018 ; 18 (1) : 21.
18) Theodorakopoulos C, Jones J, Bannerman E, Greig CA. Effectiveness of nutritional and exercise interventions to improve body composition and muscle strength or function in sarcopenic obese older adults : A systematic review. Nutr Res 2017 ; 43 : 3-15.
19) Ohara M, Kohara K, Okada Y, et al. Office-based simple frailty score and central blood pressure predict mild cognitive impairment in an apparently healthy Japanese population : J-SHIPP study. Sci Rep 2017 ; 7 : 46419.

Part 5
サルコペニアの栄養療法

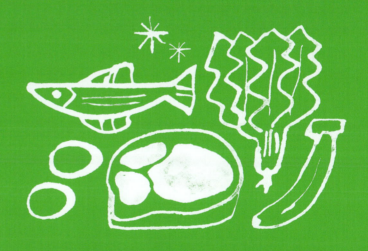

Part 5 サルコペニアの栄養療法

たんぱく質・アミノ酸

雨海照祥 Amagai,Teruyoshi
武澤明子 Takezawa, Akiko
松本和美 Matsumoto, Kazumi

🔑 Keyword

骨格筋，必須アミノ酸，ロイシン，HMB，コラーゲンペプチド

サルコペニアに対する栄養学的効果について，たんぱく質またはその構成単位であるアミノ酸の観点から考える．

たんぱく質の骨格筋タンパク質の合成効果

■健常高齢者の場合

若年者に比し高齢者は，少量のアミノ酸の栄養学的効果はきわめて小さい．しかしたんぱく質またはアミノ酸の高齢者における栄養学的効果は濃度依存性であり，たんぱく質やアミノ酸の濃度を高くすることにより，体タンパクの同化効果は大きい．さらにその効果は若年者に比して高齢者で大きい(図1)[1]．

たとえば26％の比較的低濃度と41％の高濃度のアミノ酸製剤の投与が血清アミノ酸濃度に与える影響をみたところ，体タンパク質量が減少しているサルコペニアの高齢者に対しては，少量のたんぱく質では骨格筋タンパク質の合成速度を刺激・亢進させることはできず，高濃度(41％)のたんぱく質ではじめて骨格筋タンパク質の合成速度が刺激される(表1)．

一方，若年者では逆に，低濃度(26％)のアミノ酸製剤の投与で血清アミノ酸濃度は有意に上昇，しかし逆に高濃度(41％)では上昇していない(表1)．このことを下肢の骨格筋において，アミノ酸(Phe)の合成と分解の出納(ネット)で示すと，高齢者では若年者と異なり低濃度(26％)では出納が正に転じない(図2)[1]．

すなわち高齢者は若年者と異なり，下肢の骨

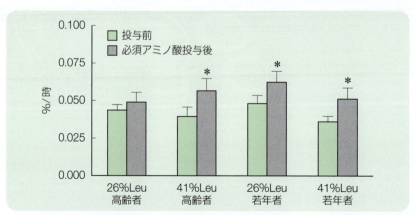

図1 必須アミノ酸濃度の相違が若年者と高齢者の骨格筋タンパク質の合成速度に与える影響

(Katsanos CS, et al. Am J Physiol Endocrinol Metab 2006；291 (2)：E381-7[1] より)

格筋のタンパク質合成の出納を改善するには，若年者のように低濃度または少量では達成できず，比較的大量のアミノ酸が必要であることがわかる．さらに高濃度アミノ酸による血清Pheの変化率でみると，若年者よりも高齢者でむしろ大きいことがわかる．

以上の年齢による差異の検討における高齢者は，本稿のテーマであるサルコペニアを合併していない高齢者である．ではサルコペニアを合併する高齢者においては，アミノ酸に対する骨格筋タンパク質の合成能の反応は，上述した健常高齢者と異なるのだろうか．次にサルコペニアの高齢者におけるアミノ酸投与による骨格筋タンパク質の応答をみてみる．

■サルコペニア高齢者の場合

フレイルティ（虚弱）の高齢者（女性）に対し，9日間にわたり同エネルギー同たんぱくの低たんぱく食（ISO：たんぱくエネルギー比12.1％，表2）[2]を摂取させ，体組成を計測した．さらにその後12日間の高たんぱく食（PED：たんぱくエネルギー比16.9％，表2）を投与，フレイルティの高齢者と健常高齢者で，その効果を比較検討した．

その結果，フレイルティのある高齢者では，低たんぱく食，高たんぱく食のどちらでも，たんぱく質量によらず一日当たりのタンパク分解量（g/日）が健常者に比して有意に少なかった（$p<0.05$）．

しかしこのタンパク質分解量（g/日）を，骨格筋タンパクFFM（kg）当たりに換算してみると，逆にフレイルティの高齢者で有意に多かった（図3）[2]．さらに，このタンパク質分解量を，骨格筋とそれ以外に分けて比較してみると，フレイルティ高齢者では，骨格筋におけるタンパク質分解量は，健常者に比して有意に少なく，それ以外の部位では逆に有意に多かった（$p<0.05$，図4）[2]．

以上の結果は，フレイルティの高齢者では，

表1　アミノ酸投与濃度による血清Phe[*1]濃度変化の年齢による相違

	基礎濃度	EAA[*2]投与後	p
高齢者			
26%	29±5	30±3	ns
41%	28±3	34±2	<0.05
若年者			
26%	30±3	36±3	<0.05
41%	27±6	29±6	ns

[*1] Phe＝フェニルアラニン，[*2] EAA＝必須アミノ酸

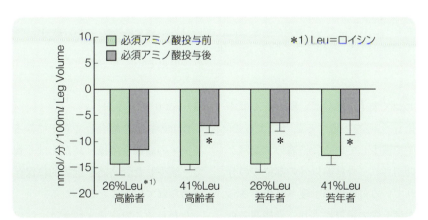

図2　下肢骨格筋におけるPheのネットのアミノ酸投与量による相違―若年者と高齢者

(Katsanos CS, et al. Am J Physiol Endocrinol Metab 2006；291 (2)：E381-7[1]より)

表2 フレイルティ高齢者に対する高たんぱく食が身体組成に与える影響

	フレイルティ高齢者		健常高齢者
	同エネルギー同窒素食 (ISO)	高たんぱく質食 (PED)	同エネルギー同窒素食 (ISO)
エネルギー			
(MJ/日)	5.23±0.21[*2)]	5.37±0.31[*2)]	7.43±0.23
(kJ/kg/日)	123±9	126±9	136±5
(kJ/kg FFM/日)	174±6[*2)]	178±8[*2)]	213±8
REE			
(MJ/日)	3.91±0.10[*2)]	3.90±0.13[*2)]	4.75±0.14
(MkJ/kg FFM/日)	130±5	130±5	136±5
エネルギー摂取量/REE	1.34±0.04[*2)]	1.34±0.06[*2)]	1.57±0.03
たんぱく摂取量			
(g/日)	38.4±3.4[*2)]	54.4±5.0[*1, 4)]	67.5±2.5
(g/kg/日)	0.87±0.03[*2)]	1.23±0.02[*4)]	1.25±0.08
(g/kg FFM/日)	1.25±0.09[*2)]	1.78±0.12[*4)]	1.95±0.10
(%エネルギー)	12.1±0.8[*2)]	16.9±1.3[*4)]	15.4±0.8
BIA			
FFM, kg (%)	30.3±1.3[*2)] (71±5)	35.0±0.8 (64±1)	
FM, kg (%)	14.0±3.1[*1)] (29±5)	20.3±1.5 (36±1)	
骨格筋量 (kg)	8.3±0.7[*3)]	14.8±0.6	
非骨格筋量 (kg)	22.0±1.0	20.2±0.6	
タンパク合成能			
(gタンパク/日)	127.95±9.78	145.36±18.48	128.62±5.54
(gタンパク/kg/日)	3.02±0.27[*1)]	3.31±0.35[*5)]	2.35±0.11
(gタンパク/kf FFM/日)	4.26±0.26[*1)]	4.76±0.47[*5)]	3.67±0.14
タンパク分解能			
(gタンパク/日)	117.86±8.41	133.42±16.84	119.18±5.63
(gタンパク/kg/日)	2.81±0.28[*1)]	3.06±0.34[*5)]	2.17±0.10
(gタンパク/kf FFM/日)	3.94±0.25[*1)]	4.38±0.40[*5)]	3.40±0.14
タンパク出納			
(gタンパク/日)	10.06±2.31	11.94±0.25[*5)]	9.44±1.44
(gタンパク/kg/日)	0.21±0.04	0.26±0.04[*5)]	0.18±0.03
(gタンパク/kf FFM/日)	0.32±0.01	0.38±0.08[*5)]	0.28±0.04

[*1)] vs. 健常高齢者,p＜0.05, [*2)] vs. 健常高齢者,p＜0.005, [*3)] vs. 健常高齢者,p＜0.00001, [*4)] vs. フレイルティISO,p＜0.001, [*5)] vs. フレイルティISO,p＜0.05

(Chevalier S, et al. Am J Clin Nutr 2003;78(3):422-9[2)]より)

十分量のたんぱく質(高たんぱく食:たんぱくエネルギー比16.9%)を摂取することによって,フレイルティで減少している骨格筋のタンパク質の分解は抑制され,骨格筋以外の部位での分解が優先されている可能性が示唆された.さらにこの高たんぱく食の摂取により,骨格筋の合成が,低たんぱく食摂取に比して有意に亢進していた(0.38±0.08 vs. 0.32±0.01 g/kg FFM/日,p＜0.05,表2)[2)].

以上の結果を総合して考えてみると,フレイルティの高齢者では,高たんぱく食摂取によって,減少した骨格筋を選択的に保存する効果が認められていることがわかる.

ただしここで注意すべきは,"フレイルティ"と"サルコペニア"とは,必ずしも同一の概念ではないことである.すなわちサルコペニアは

●たんぱく質・アミノ酸

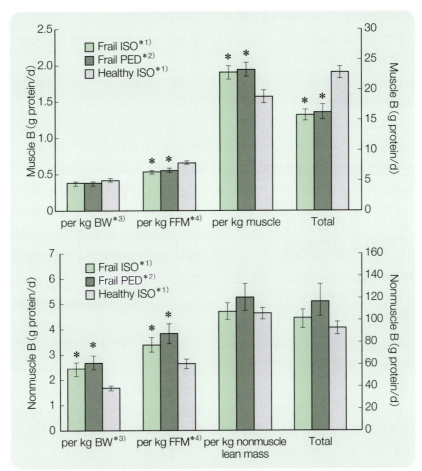

図3 フレイルティ高齢者の摂取たんぱく濃度によるタンパク分解率（B）の影響の比較
*1) ISO＝同エネルギー同窒素食，*2) FED＝高たんぱく質食（組成：前頁の表2参照），*3) BW＝体重，*4) FFM＝除脂肪量
(Chevalier S, et al. Am J Clin Nutr 2003 ; 78 (3) : 422-9[2)] より)

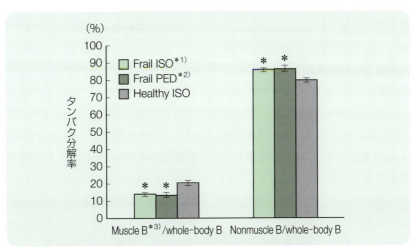

図4 フレイルティ高齢者のタンパク分解率（B）の部位別比較
*1) ISO＝同エネルギー同窒素食，*2) PED＝高たんぱく質食，*3) B＝タンパク分解率
(Chevalier S, et al. Am J Clin Nutr 2003 ; 78 (3) : 422-9[2)] より)

老年症候群とともに，フレイルティの前段階と考えられる（本書p8の図1参照）[3]．したがって必ずしもフレイルティはサルコペニアを100％含んでいるとは限らず，サルコペニアをともなわないフレイルティの可能性があることである．

しかしサルコペニアをともなわないフレイルティが，そののちにサルコペニアを合併する可能性は高く，これらの相互関連は今後検討すべき課題と思われる．

骨格筋タンパク質合成に必要なたんぱく質投与量の設定

たんぱく摂取推奨量の算出方法に，体重当たり（または除脂肪（≒骨格筋タンパク質：fat-free mass：FFM）単位重量当たり）と通常食への追加量の少なくとも2つの方法がある．それぞれでの必要たんぱく質投与量を考察する．

■体重当たり

高齢者，とくにサルコペニアを合併する高齢者の場合，食事摂取基準（RDI）または食事摂取推奨量（RDA）のいずれもが，健康な生体を対象としており適当でない[4]．

ここでとくに米国で1985年，WHO/FAO/UNUで導入した「0.8 g/kg/日」の値の算出には，健康な大学生の窒素出納の結果が用いられており，高齢者でこの量を投与しても不足してしまう．サルコペニアを合併した高齢者ではたんぱく質の不足はさらに大きい．

またRDAの概念は「大多数の健康な人たち（nearly all healthy individuals）にとって必要最低限の量」と定義されており，何ら健康関連のアウトカムは考慮されていない[5]．すなわち本書の対象であるサルコペニアをはじめとした治療を要する病態に対して，その値をあてるべき数値ではないことは明らかである．

窒素出納を用いた高齢者の適正摂取たんぱく質量の設定に用いた研究では，前出の若年者用の値である0.8 g/kg/日を上回る，1.14 g/kg/日の値が推奨されている[6]．さらにたんぱく質必要量と年齢との逆相関さえも報告されている[7]．

実際の高齢者のたんぱく質摂取量は，全体の50％以上が1.14 g/kg/日に達しておらず，全体の25％がそれよりもさらに少ないRDAである0.8 g/kg/日をも下回る[8]．こうしたたんぱく摂取不足が，サルコペニア発生の一因となる．

またフレイルティの高齢者の研究では，最終的な高たんぱく食におけるたんぱく質量は1.23 g/kg/日である（表2）．この研究では，FFM当たりの摂取たんぱく質量がより適切とされ，単位FFM当たりのたんぱく質摂取量は，さらに高く1.78 g/kg FFM/日におよぶ（表2）[2]．

しかしこのFFMの計測は，わが国ではいまだ一般的でない．そこでたんぱく質量の算出に際しては，現在のところは現体重当たりでの目標量の設定が妥当と思われ，1.23 g/kg/日が高齢者のサルコペニアに対するたんぱく質目標量とせざるを得ないと思われる．

この1.23 g/kg/日という値は，他の研究で推奨されている高齢者のたんぱく質摂取量である1.0〜1.5 g/kg/日の範囲[9]のほぼ中央値である．さらに潜在的に栄養摂取量が不足している可能性のある高齢者におけるたんぱく質必要量1.0〜1.3 g/kg/日の範囲内にも入る[10]．したがって，サルコペニアの高齢者のたんぱく質必要量として，大きく外れていないと判定できる．

以上を総合すると，サルコペニアの高齢者のたんぱく質必要量としてPROT-AGEや欧州代謝臨床栄養学会（ESPEN）が高齢者に推奨する1.2〜1.5 g/kg/日が妥当と思われる[11]．

■通常食への追加量

厳密にサルコペニアの高齢者に対する追加量の検討は，文献渉猟したかぎり，残念ながら現在までのところ見あたらなかった．そこで，健常高齢者および入院中の低栄養高齢者の追加量

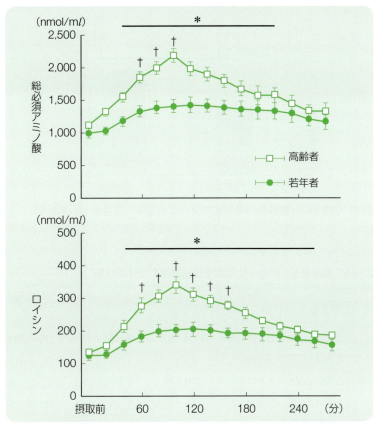

図5 牛肉摂取後の血清総必須アミノ酸，ロイシン濃度の推移―高齢者 vs. 若年者

(Bauer JM, et al. J Am Med Dir Assoc 2015；16（9）：740-7[11] より)

を検討し，サルコペニア高齢者への追加たんぱく質量の参考としたい．

1）健常高齢者

健常でしかもアスリートではない70±5歳の高齢者を対象として，牛肉113g（アミノ酸相当量29.52g）を通常食に追加して摂取したところ，食後の血清総必須アミノ酸濃度およびロイシン濃度は，食前に比して有意に上昇し，消化吸収能に問題ないことが示された（図5）[11]．

さらに食後の骨格筋のタンパク質合成量は食前に比して有意に亢進した．一方，中年者層（41±8歳）の食後との間には有意差はなかった（図6）[11]．

以上より，少なくとも30g（アミノ酸相当量29.52g）のアミノ酸摂取では，高齢者の消化吸収に問題がないことがわかる．さらにこの量で骨格筋におけるタンパク質合成能も亢進することが立証された[12]．

一方，1日2回，1回に必須アミノ酸（9.9g/包）にアルギニン（1.1g/包），合計11gのアミノ酸を含有するサプリメントを16週間，健常高齢者に投与した．その結果，有意差は16週時には消失したものの，Lean body massが開始時に比べ，12週間目で有意に増加した．また通常の歩行速度（1.26±0.05 vs. 1.34±0.05m/秒，p＝0.002）や膝の可動運動のスコアは，8，12，16週のいずれでも開始時に比して有意に増加していた[13]．

さらに80歳以上の健常高齢者を対象として，運動との複合効果を検証した研究において，運

Part 5 サルコペニアの栄養療法

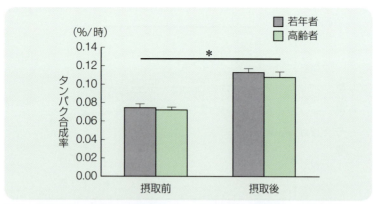

図6 牛肉113g摂取後の骨格筋タンパク合成率―高齢者 vs. 若年者
(Bauer JM, et al. J Am Med Dir Assoc 2015；16 (9)：740-7[11] より)

表3 大豆由来たんぱく補助食品(15g/日)による骨格筋量の変化の比較

	タイプI			タイプII		
	前	後	変化率(%)	前	後	変化率(%)
運動	3,278±324	3,411±476	4.6±13.4	2,524±195	2,283±331	−11.5±7.2
サプリメント	3,264±437	3,182±521	−2.8±7.2	1,705±481	1,711±511	−0.4±13.8
運動＋サプリメント	3,831±600	3,817±324	12.8±22.2	2,534±198	2,819±381	10.1±9.0*
対照群	4,811±935	3,944±305	−16.1±10.0	1,856±162	1,560±227	−14.2±19.7

*vs. 運動群，サプリメント群，p＝0.004，対照群

(Brsheim E, et al. Clin Nutr 2008；27 (2)：189-95[13] より)

動とサプリメントの併用群で，有意にタイプIIの筋線維が増加した (2,534±198 vs. 2,819±381，p＝0.004，表3)[13]．

また別の検討では，たんぱくの質として，大豆由来のたんぱく質を1日15gサプリメント摂取(エネルギー量は360 kcal/日)のみでは，骨格筋量の増加は認められなかった (図7，8)[13]．

このたんぱく質の効果が出なかった理由としては，15gという量の不足によるものか，あるいはその組成が適正でなかったのかは不明である．あるいは量と組成の両方が適切でなかったためとも考えられるが，いずれにしても効果が出なかった理由は明らかにされていない．

2) 入院中の低栄養高齢者へのたんぱく質投与量

体重減少5%以上または血清アルブミン値＜3.8 g/dLの，少なくともどちらか1つを満た

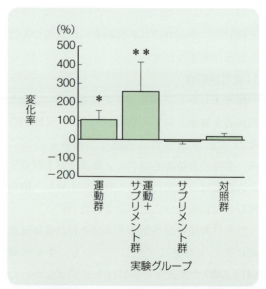

図7 大豆由来たんぱく質(15g/日)と運動との複合効果
(Brsheim E, et al. Clin Nutr 2008；27 (2)：189-95[13] より)

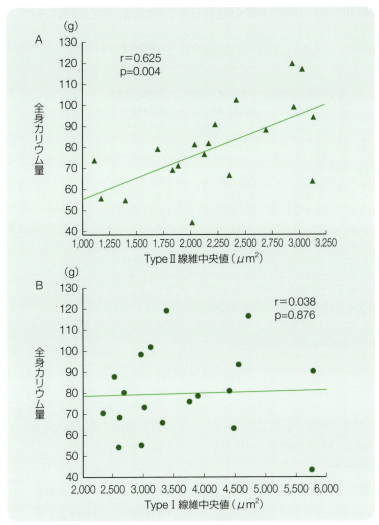

図8　大豆由来のたんぱく質15gによる体組成の変化
(Brsheim E, et al. Clin Nutr 2008 ; 27 (2) : 189-95[13]より)

し，臨床的に安定している80±7歳（17例）に対し，通常食に400kcal，たんぱく質30gの経口補助食品を10日間投与して，若年者および非追加の高齢者群の3群間で体組成の変化を検討した[15]．

その結果，わずか10日間の補助食品の補給にもかかわらず，介入群でFFMが有意に増加した（1.3±1.1 vs. 0.1±0.4kg，$p<0.02$，表4）[14]．すなわちこの補助食品による介入において，たんぱく質30g，10日間投与することで，入院中の低栄養をともなう高齢者のFFMが有意に増加することが示されている．

以上，健常高齢者での検討でも，入院中の低栄養高齢者に対する検討でも，いずれも投与たんぱく質量は30gであった．すなわち高齢者に対しては，骨格筋量を増やすために必要なたんぱく質追加量は30g（または必須アミノ酸であれば20g）であり，病態の有無によらず同量であった．

ただし，疾患の重症度，病悩期間，体重など，種々の影響因子を検討する必要はあるだろう．いずれにしても，今後さらにサルコペニア

表4 経口補助食品(400 kcal, 30 gたんぱく質)10日投与が体組成に与える影響の検討

		高齢者		若年者群		
		非投与群	投与群			
介入前						
n		6 (3M, 3F)	17 (7M, 10F)	12 (6M, 6F)		
年齢		76±6歳	80±7歳	29±4歳		
BMI (kg/m^2)		20.2±2.5	20.7±3.9	22.4±2.9		
体重 (kg)		12±6	13±9			
介入後(10日)					補助食品の効果	年齢の効果
体重 (kg)	介入前	53.4±5.1	56.1±9.4	64.5±10.5	ns	p<0.05
(変化量)	〃 後	0.2±0.4	0.9±0.9	0.04±1.1		
FFM^{*1} (kg)	介入前	38.3±9.7	36.7±5.4	46.3±11.0	p<0.02	ns
(変化量)	〃 後	0.1±0.4	1.3±1.1	0.6±0.9		
BMI^{*1} (kg/m^2)	介入前	20.0±2.7	20.6±3.9	21.7±2.1	p<0.005	p<0.01
(変化量)	〃 後	0.1±0.1	0.5±0.4	0.04±0.3		
握力 (kg)	介入前	20.0±11.4	12.5±19.9	45.9±16.0	ns	ns
(変化量)	〃 後	0.0±2.0	1.9±5.2	1.3±4.8		
IGF-1 (μg/L)	介入前	76.0±20.2	76.4±38.2	101.1±34.1	ns	ns
(変化量)	〃 後	−1.9±5.2	−8.0±27.3	−5.4±34.4		

[*1)] FFM=除脂肪量, [*2)] BMI=Boddy mass index
ns:有意差なし

(Singh MA, et al. Am J Physiol 1999;277(1 pt 1):E135-43[14] より)

の高齢者における効果の検証が必要であるものの,現在のところたんぱく追加量30 gが目安となる可能性が示唆された.

3) 短期・長期入院および在宅高齢者に対する栄養療法

短期入院,長期入院,さらに在宅を含めた高齢者に対して行われた栄養療法の介入群と非介入群に対して検討された研究のうち,介入群における体重増加率(%)と栄養療法のたんぱく質量の追加分とを検討したところ,体重増加率2.2%,たんぱく質量は21.5 g/日であった(図9)[15].

すなわちサルコペニアの高齢者に対し,FFMを有意に増加させるために必要とされた30 gの2/3,すなわち20 gで2%の体重増加があった,との結果である[16].すなわちたんぱく質20 gが追加補給された短期・長期入院および在宅での高齢者の体重増加は2%であり,前項のサルコペニア高齢者に対する30 gのたんぱく質の追加補給で得られた0.9%の体重増加効果を上回る結果であった.

すなわちこの結果より,2%の体重増加が得られた入院および在宅高齢者に対し,サルコペニアの高齢者では30 gという,より多量のたんぱく質が体重増加を得るには必要であり,しかもその栄養療法の結果として得られる体重増加率は0.9%と少ない.このことより,サルコペニアの栄養療法が非サルコペニアよりも,体重増加などアウトカムの改善が容易でない可能性がうかがわれる.

適正たんぱく質の組成

■必須アミノ酸,とくにロイシン

栄養療法を必要とするサルコペニアの高齢者では,加齢以外に摂取栄養素量の不足による低栄養がサルコペニア発症の原因の一つと推測される.すなわち栄養摂取量の欠乏によるサルコペニアでは,元来健常人の生体内で合成されな

●たんぱく質・アミノ酸

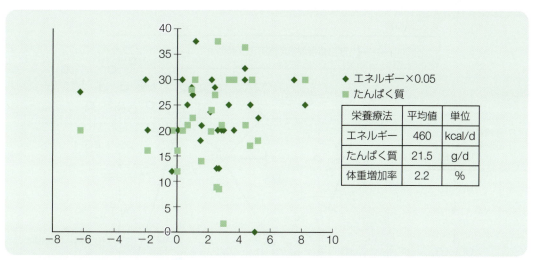

図9 高齢者の体重増加率と栄養療法

(Bos C, et al. Clin Nutr 2001；20(3)：225-33[15]より)

い必須栄養素としての必須アミノ酸および必須脂肪酸の欠乏症を発症しうる．

したがって，アミノ酸においては必須アミノ酸が必須と考えることができよう．

また6g/日の必須アミノ酸に60分の運動療法（ウォーミングアップを含む）を3か月間行い，下肢骨格筋量と膝伸展力が改善した（OR 4.89：95% CI（1.89, 11.27））．ただし運動療法を行わない必須アミノ酸単独群で効果は認めていない[17]．

前項で得られた追加たんぱく質30gは，およそ必須アミノ酸15gに相当し[18]，少量必須アミノ酸（6.7g/日）の投与ではタンパク質合成能の亢進は観察されず，この傾向は高齢者でとくに強いとされる[19]．

ただし高齢者がすでに十分量のたんぱく質（1～1.1g/kg/日）を摂取している場合には，ロイシンのタンパク質合成効果は期待できないことも考慮する必要があろう[20]．

これら必須アミノ酸の効果に関する研究結果は，【サルコペニアを有する人への必須アミノ酸を中心とする栄養介入は，膝伸展力の改善効果があり，推奨される．しかしながら，長期的アウトカム改善効果は明らかでない】（エビデンスレベル：非常に低，推奨レベル：低）と日本版サルコペニア診療ガイドラインにも記されている[21]．

■ロイシン感受性の加齢による低下の分子的メカニズム

加齢にともなう必須アミノ酸の感受性の低下として，とくにロイシン感受性（leucine sensitibity）が注目される．

ロイシンの血中濃度上昇により，骨格筋の筋細胞の細胞質にあるRas homolog enriched in Brain（RHEB）に作用し，その結果このRHEBは直接，mammalian target of Rapamycin（mTOR）に結合し，mTORがp70S6Kに作用，p70S6Kがタンパク質合成の遺伝子翻訳を亢進させる．こうしてロイシンによるタンパク質合成が刺激されると考えられている（図10）[8]．

このカスケードのうち，RHEBの上位でRHEBを抑制するTSC1/TSC2の刺激因子であるAMPKが加齢により5倍，また最終的に細胞溶解に作用するプロテアソームを刺激する核内転写因子であるNFκBも加齢で4倍亢進することでロイシン感受性が低下する．

Part 5 サルコペニアの栄養療法

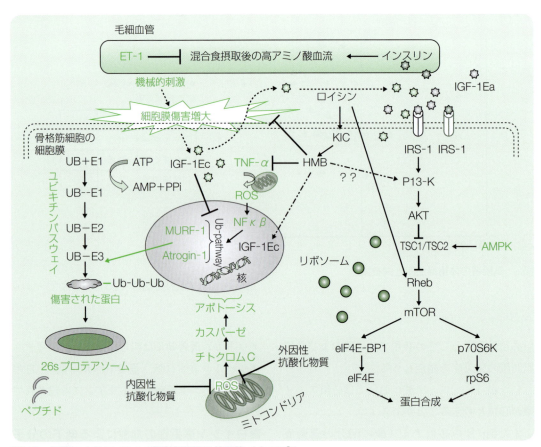

図10 加齢によるロイシン感受性低下の分子的メカニズム
(Kim JS, et al. J Nutr Biochem 2010；21 (1)：1-13[8])より)

またmTOR，p70S6Kも高齢者では，若年者に比してそれらの活性を50％低下させることでタンパク質合成が抑制される（図10)[8]．

以上をまとめると，高齢者では(1) AMPK，NFκBの亢進，(2) mTOR，p70S6Kの低下，のいずれもが加齢によって増幅され，ロイシン感受性の低下としてタンパク質合成能を低下させる[7]．

■加齢によるユビキチン-プロテアソーム回路の亢進

ユビキチン-プロテアソーム経路（Ubiquitin-Proteasome pathway）の活性化酵素であるE1，E2，E3が加齢によっていずれも活性化される（図10)[8]．この回路は，高齢者において5％ロイシンにより抑制され，間接的にタンパク質分解を抑制することでタンパク質合成を亢進させる[19]．

■ β-Hydroxy-β-Methylbutyrate（HMB）

β-Hydroxy-β-Methylbutyrate（HMB）は，ロイシンの代謝産物であるα-ケトイソカプロン酸（KIC）がKIC-dehydrogenaseによって脱水化されて産生される．1996年，ヒトを対象としてHMBを1.5g/日または3g/日，3週間投与してはじめて筋力増加，骨格筋減少の抑制，およびFFM増加効果が発見された（図11)[18]．

HMBの作用メカニズムには，ロイシンと同様に，mTOR経路（図10）を経由したタンパク質合成能の刺激作用が考えられている[8]．

このHMB効果は高齢者においても，ふくらはぎの周囲長，握力の増加など，全身のLBMの増加・増強効果が観察されている[23,24]．

●たんぱく質・アミノ酸

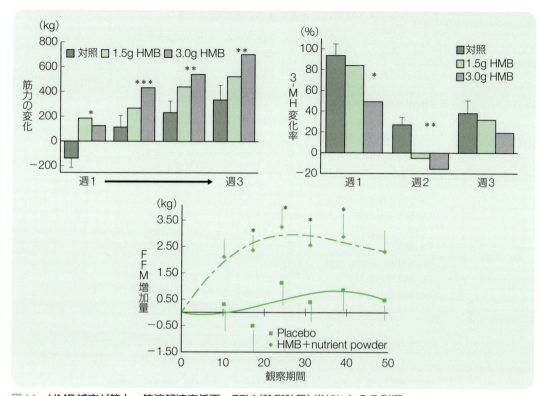

図11 HMB補充が筋力，筋溶解速度低下，FFM（除脂肪量）増加に与える影響
(Paddon-Jones D, et al. Am J Physiol Endocrinol Metab 2004；286 (3)：E321-8[18] より)

■クレアチン

骨格筋において，クレアチンリン酸はクレアチンキナーゼの作用によりADPからATPを産生するための基質である．ここでクレアチンをサプリメントとして補給することは，骨格筋のクレアチンリン酸の枯渇を予防し，骨格筋の消耗，サルコペニアの進行を防ぐ．このことは高齢者におけるクレアチン補給によって証明されている（表5，6）[25,26]．

さらにクレアチンとリノレン酸[27]，またはたんぱく質との併用[28]によって，FFMの増加および筋力の増加が観察されている．ただし高齢者では，クレアチン補給の量とタイミングばかりでなく，同時に十分量のエネルギー補給が骨格筋増量に重要である[28]．

■コラーゲンペプチド（collagen peptide：CP）

CPはひとの組織に25～30％含まれる．食品中のCPは小腸で容易に吸収される．ただしBCAA含有量が低い（Val/Leu/Ile＝2.4/2.7/1.3％重量比）が，ホエイに比べ体内のN保有率は高く，骨格筋におけるクレアチン合成に有効とされる．そこでサルコペニアと診断された高齢者への無作為比較試験を行い，CP 15g/日，運動負荷（60分×3回/週）を12週行い，下肢の筋力がCP群で有意に高かった（$p<0.05$）[29]．ただし効果は試料の盲目化されていない点でエビデンスレベルは高くない[24]．この課題を解決するための今後の検討を要する．

まとめ

1. 高齢者のサルコペニアに対する適正なたんぱく質投与量は1.0～1.5g/kg/日（または1.23g/kg/日）と考えられる．
2. 通常食に追加すべきたんぱく質量としては

表5　クレアチン補給による高齢者への筋力増加作用

	クレアチン (n=10)	プラセボ (n=8)
Left knee extension (kg)		
T1（第1三分位群）	60.5±10.4	65.7±19.9
T2（第2三分位群）	61.1±11.5	68.3±22.8
T3（第3三分位群）	70.1±11.6*	66.8±19.1
Right knee extension (kg)		
T1（第1三分位群）	63.7±10.2	64.4±17.0
T2（第2三分位群）	63.6±10.6	65.2±18.6
T3（第3三分位群）	71.8±9.8*	66.0±19.7
Left knee flexion (kg)		
T1（第1三分位群）	26.3±8.3	27.3±6.5
T2（第2三分位群）	25.6±7.0	27.5±6.8
T3（第3三分位群）	28.5±7.2*	27.8±7.2
Right knee flexion (kg)		
T1（第1三分位群）	26.2±7.8	24.9±5.3
T2（第2三分位群）	25.7±8.0	27.5±5.9*
T3（第3三分位群）	28.1±7.1	26.0±5.6

vs. 同群のT1，*$p \leq 0.05$
(Gotshalk LA, et al. Med Sci Sports Exerc 2002；34(3)：537-43[25]より)

表6　クレアチン補給による高齢者骨格筋（除脂肪量：FFM）の増加

	クレアチン (n=10)	プラセボ (n=8)
体重 (kg)		
Pre	84.81±13.02	86.45±17.11
Post	86.67±14.21*	85.44±16.30
体脂肪 (%)		
Pre	27.47±4.24	28.19±7.13
Post	26.84±4.16	27.80±6.73
除脂肪量 (kg)		
Pre	61.10±6.58	61.35±8.92
Post	63.32±7.80*	61.35±8.85

mean±SE，*$p \leq 0.05$
(Gotshalk LA, et al. Eur J Appl Physiol 2008；102(2)：223-31[26]より)

30gまたは必須アミノ酸20gが妥当と思われる．
3. 投与したたんぱく質の骨格筋タンパク質合成効果として，ロイシンのmTOR経路の刺激作用が考えられる．
4. 加齢による骨格筋の分解亢進は，AMPK，NFκBの亢進，およびmTOR，p70S6Kの低下が関与している．
5. 短期・長期入院および在宅の高齢者においては，たんぱく質20g/日により平均2％の体重増加がみられる．
6. 必須アミノ酸，ロイシン以外に，β-Hydroxy-β-methylbutyrate（HMB），クレアチニン，コラーゲンペプチドも高齢者のFFM増加効果の可能性がある．

参考文献

1) Katsanos CS, Kobayashi H, Sheffield-Hoore M, et al. A high proportion of leucine is required for optimal stimulation of the rate of muscle protein synthesis by essential amino acids in the elderly. Am J Physiol Endocrinol Metab 2006 ; 291(2) : E381-7.
2) Chevalier S, Gougeon R, Nayar K, Morais JA. Frailty amplifies the effects of aging on protein metabolism : role of protein intake. Am J Clin Nutr 2003 ; 78(3) : 422-9.
3) Cruz-Jentoft AJ, et al. Sarcopenia : the newest geriatric syndrome? Adapting from Inouye SK, Studenski S, Tinetti ME, Kuchel GA. Geriatric syndromes : clinical, research, and political implications of a core geriatric concept. J Am Geriat Soc 2007 ; 55(5) : 780-91.
4) Wolfe RR, Miller SL, Miller KB. Optimal protein intake in the elderly. Clin Nutr 2008 ; 27(5) : 675-84.
5) Paddon-Jones D, Rasmussen BB. Dietary protein reccommendations and the prevention of sarcopenia. Curr Opin Clin Nutr Metab Care 2009 ; 12(1) : 86-90.
6) Campbell WW, Crim MC, Dallal GE, et al. Increased protein requirements in elderly people : new data and retrospective reassessments. Am J Clin Nutr 1994 ; 60(4) : 501-9.
7) Rousser S, Patureau Mirand P, Brandolini M, et al. Daily protein intakes and eating patterns in young and elderly Franch. Br J Nutr 2003 ; 90(6) : 1107-15.
8) Kim JS, Wilson JM, Lee SR, Dietary implications on mechanisms of sarcopenia : roles of protein, amino acids and antioxidants. J Nutr Biochem 2010 ; 21(1) : 1-13.
9) Morley JE, Argiles JM, Evans WJ, et al. Nutritional reccommendations for the management of sarcopenia. J Am Med Dir Assoc 2010 ; 11(6) : 391-6.
10) Paddon-Jones D, Short KR, Campbell WW, et al. Role of dietary protein in the sarcopenia of aging. Am J Clin Nutr 2008 ; 87(5) : 1562S-6S.
11) Bauer JM, Verlaan S, Bautmans I, et al. Effects of a vitamin D and leucine-enriched whey protein nutritional supplement on measures of sarcopenia in older adults, the PROVIDE study : a randomized, doubled-blind, placebo-controlled trial. J Am Med Dir Assoc 2015 ; 16(9) : 740-7.
12) Symons TB, Schutzler SE, Cocke TL, et al. Aging does not impair the anabolic response to a protein-rich meal. Am J Clin Nutr 2007 ; 86(2) : 451-6.
13) Brsheim E, Bui QU, Tissier S, et al. Effect of amino acid supplementation on muscle mass, strength and physical function in elderly. Clin Nutr 2008 ; 27(2) : 189-95.
14) Singh MA, Ding W, Manfredi TJ, et al : Insulin-like growth factor I in skeletal muscle after weight-lifting exercise in frail elders. Am J Physiol 1999 ; 277(1 pt 1) : E135-43.
15) Bos C, Benamouzig R, Bruhat A, et al. Nutritional status after short-term dietary supplementation in hospitalized malnourished geriatric patients. Clin Nutr 2001 ; 20(3) : 225-33.
16) Milne AC, Avenell A, Potter J. Meta-analysis : Protein and energy supplementation in older people. Ann Intern Med 2006 ; 144(1) : 37-48.
17) Kim HK, Suzuki T, Saito K, et al. Effects of exercise and amino acid supplementation on body composition and physical function in community-dwelling elderly Japanese sarcopenic women : A randomized controlled trial. J Am Geriatr Soc 2012 ; 60(1) : 16-23.
18) Paddon-Jones D, Sheffield-Moore M, Zhang XJ, et al. Amino acid ingestion improves muscle protein synthesis in the young and elderly. Am J Physiol Endocrinol Metab 2004 ; 286(3) : E321-8.
19) Phillip SM. Nutritional supplements in support of resistance exercise to counter age-related sarcopenia. Adv Nutr 2015 ; 6(4) : 452-60.
20) Campbell L, Dardevet D, Rieu I, et al. A leucine-supplemented diet restores the defective postprandial inhibition of proteasome-dependent proteolysis in aged rat skeletal muscle. J Physiol 2005 ; 569(Pt 2) : 489-99.
21) 国立研究開発法人国立長寿医療研究センター．サルコペニア診療ガイドライン2017年版を公開しました．第4章：サルコペニアの治療．CQ2 栄養療法はサルコペニアに有効か？ Downloaded from http://www.ncgg.go.jp/cgss/news/20180117.html. Accessed 20180420.
22) Nissen S, Sharp R, Ray M, et al. Effect of leucine metabolite β-hydroxy-β-methylbutyrate on muscle metabolism during resistance-exercise training. J Appl Physiol (1985) 1996 ; 81(5) : 2095-104.
23) Baier S, Johannsen D, Abumrad N, et al. Year-long changes in protein metabolism in elderly men and women supplemented with a nutrition cocktail of beta-hydroxy-beta-methylbutyrate (HMB), L-arginine, and L-lysine. JPEN J Parenter Enter Nutr 2009 ; 33(1) : 71-82.
24) Lozano-Montoya I, Correa-Pérez A, Abraha I, et al. Nonpharmacological interventions to treat physical frailty and sarcopenia in older patients : a systematic overview-the SENATOR Project ONTOP series. Clin Interv Aging 2017 ; 12 : 721-40.
25) Gotshalk LA, Volek JS, Staron RS, et al. Creatine supplementation improves muscular performance in older men. Med Sci Sports Exerc 2002 ; 34(3) : 537-43.
26) Gotshalk LA, Kreamer WJ, Mendonca MA, et al. Creatine supplementation improves muscular performance in older women. Eur J Appl Physiol 2008 ; 102(2) : 223-31.
27) Tamopolsky M, Zimmer A, Paikin J, et al. Creatine monohydrate and conjugated inoleic acid improve strength and body composition following resistance exercise in older adults. PLoS One 2007 ; 2(10) : e991
28) Candow DG. Sarcopenia : current theories and the potential beneficial effect of creatine application strategies. Biogerontology 2011 ; 12(4) : 273-81.
29) Zdzieblik D, Oesser S, Baumstark MW, et al. Collagen peptide supplementation in combinatiuon with resistance training improves body composition and increases muscle strength in elderly sarcopenic men : a randomized controlled trial. Br J Nutr 2015 ; 114(8) : 1237-45.

Part 5 サルコペニアの栄養療法

ビタミン

下方浩史 Shimokata, Hiroshi
安藤富士子 Ando, Fujiko

Keyword
ビタミンD，ビタミンB群，抗酸化ビタミン，ビタミンK

はじめに

　低栄養と身体活動量の低下が骨格筋量の減少のもっとも重要な因子である[1]．しかし，ビタミン類のような生理活性をもつ物質の影響も否定できない．骨折の予防や骨粗鬆症の治療にはビタミンDやビタミンKが有用であり，治療薬としても利用されている．骨と同様に，骨格筋のタンパク質合成や代謝には，さまざまなビタミンがかかわっている．しかし，サルコペニアの予防や治療にビタミンが有用であるかどうかは明らかでない．「サルコペニア診療ガイドライン2017年版」でも，栄養によるサルコペニアの予防，治療のステートメントには，ビタミンについてはほとんど取り上げられていない[2]．しかし，最近の研究では，骨格筋とビタミンの関連が注目され，とくにビタミンDの有用性について期待されている．本稿では，骨格筋とビタミンについての最近の文献を中心に，ビタミンによるサルコペニアの予防，治療の可能性についてまとめた．

ビタミンD

　高齢者，とくに施設入所高齢者にはビタミンDが欠乏しているものが多い．血清ビタミン25(OH)D_3基準値は20 ng/mLとされているが，骨折予防のためには30 ng/mL必要だとする報告もある[3]．施設入所高齢者を対象にわれわれが行った調査では，入所者の78.1％が血清ビタミン25(OH)D_3が20 ng/mL未満のビタミンD欠乏症であった（図1）[4]．施設入所高齢者では日光を浴びる機会が少なくなり，皮膚でのビタミンD産生が低下することが要因となっていると考えられた．高齢者では，加齢により皮膚でのビタミンD合成能が低下すること[5]，腎機能の低下により腎臓での合成が低下すること[3]，などによってもビタミンDが欠乏しやすい．図2は外科切除された患者の皮膚の各部位におけるプロビタミンD_3量と年齢との関連を示している．プロビタミンD_3は主に基底層までの表皮に存在し，80歳代では20歳代に比べて2分の1から3分の1にまで低下していた[5]．また，皮膚でのビタミンD_3合成は季節によって大きく異なっており，冬場は緯度の高い札幌では一日中，ビタミンD_3合成が圧倒的に低くなっており，ビタミンDの欠乏をきたしやすいと考えられる（図3）[6]．

　ビタミンDは筋力，骨格筋量，身体機能に影響を与える[7]．ビタミンDはビタミンD受容体を介してホルモン様の作用をもつ[8,9]．ビタミンD受容体は骨格筋にも存在し，受容体を介した刺激で筋肉中のタンパク質合成が促進される[9,10]．ビタミンDはテストステロンの生成をうながし，その結果，骨格筋のタンパク質合成が促進される[11]．またビタミンDには分岐鎖アミノ酸のロイシンが有する筋肉の合成を促進する効果，分解を防止する効果を高める作用がある[12]．25(OH)ビタミンD_3の血中濃度が高い

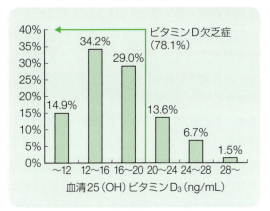

図1 施設入所者における血清25(OH)ビタミンD₃濃度の分布
20 ng/mL未満はビタミンD欠乏症と判断されるが，入所者の78.1%が欠乏症であった．
(Terabe Y, et al. J Am Geriatr Soc 2012；60(2)：251-5[4]より)

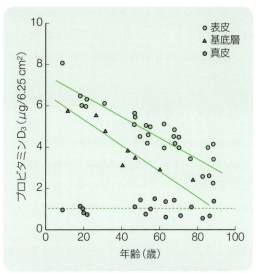

図2 手術切除された皮膚組織の年齢別部位別プロビタミンD₃量および年齢とプロビタミンD₃量との回帰直線
表皮および基底層の回帰直線の傾きは真皮の回帰直線の傾きとは有意に異なっていた．
(MacLaughlin J, Holick MF. J Clin Invest 1985；76(4)：1536-8[5]より)

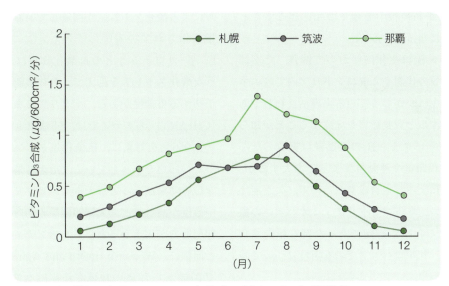

図3 国内3地区の各月12：00での皮膚プロビタミンD₃合成平均値
ビタミンD₃の合成は季節による日照時間や紫外線量によって大きく異なる．
(Miyauchi M, et al. J Nutr Sci Vitaminol (Tokyo) 2013；59(4)：257-63[6]より)

ものは下肢の筋機能がすぐれている．運動の効果が最適になる25(OH)ビタミンD₃の血中濃度は50 ng/mLであり，これ以上ビタミンDの濃度が高くても効果はないという[13]．ビタミンDサプリメントの投与と骨格筋機能との関連を検討した30のRCTによるメタ解析では，ビタミンDは筋力の向上には有用であるが，筋量の増加には有意な効果はないという結論であっ

た．ビタミンDサプリメントの筋力への効果は，25(OH)ビタミンD$_3$の血中濃度が低いもの，65歳以上の高齢者，施設入所者，入院患者で強かった[14]．

ビタミンB群

ビタミンB$_1$は糖質や分岐鎖脂肪酸の代謝にかかわっている活性物質である．身体活動による骨格筋のエネルギー消費量が多くなっている場合には，糖質のエネルギー代謝に不可欠なビタミンB$_1$も必要量が増大する．また，筋肉の回復にはたんぱく質だけでなく糖が必要であり，糖の代謝のためにビタミンB$_1$が必要となる．ビタミンB$_1$欠乏症として有名な脚気では脚気心といわれる心筋障害がみられる．同様に骨格筋でもビタミンB$_1$の欠乏や家族性チアミン欠損症がミオパチーを引き起こすことが報告されており[15, 16]，またラットの実験でもビタミンB$_1$欠乏が筋線維の萎縮や壊死を起こすことが明らかになっている[17]．

ビタミンB$_2$は生体内において糖質，たんぱく質，脂質の代謝やミトコンドリア内でのエネルギー産生にかかわっている生理活性物質である．欠乏すると成長障害を発症することが知られている．ビタミンB$_2$の必要量は糖質・たんぱく質の代謝量や運動量によって増大するが，腸内細菌によっても合成されるので，欠乏症は起りにくい．ミトコンドリア・ミオパチーの患者でビタミンB$_2$が有効であった例も報告されているが，サルコペニアでの有用性についての報告はない[18]．

ビタミンB$_6$は体内のアミノ酸の代謝や神経伝達にかかわっている栄養素である．一般成人では欠乏症はまれである．高齢者では，肝機能の指標であるalanine aminotransferase (ALT)は，フレイルや身体機能障害，サルコペニア，生存率の低下とJカーブの関連にあり，ALTの低下はこれらのリスクを急激に高めることが報告されている．また，ALTの低下はビタミンB$_6$の欠乏と関連しており，ALTの低下を介してビタミンB$_6$欠乏がサルコペニアと関連している可能性がある[19]．

ビタミンB$_{12}$の欠乏はホモシステインを増加させ，その結果，筋力や歩行速度の低下などのリスクになる可能性が指摘されている[20]．外来患者403名の検討では，血中ビタミンB$_{12}$濃度が400pg/mL未満のビタミンB$_{12}$欠乏症がサルコペニアの31.6％に認められている．ビタミンB$_{12}$欠乏症では徐脂肪体重，総骨格筋量，骨格筋指数が有意に低くなっていた[21]．葉酸についてもビタミンB$_{12}$と同様に，欠乏によりホモシステインの増加をきたし，それが筋力低下などの要因になることが指摘されている[22]．

抗酸化ビタミン

加齢による身体機能の低下は，フリーラジカルによる酸化ストレスが関連している可能性が指摘指されている[23]．ビタミンC，ビタミンE，β-カロテンなどの抗酸化物質は，このような酸化ストレスを抑えて，身体機能の低下を予防する可能性がある．イタリアのキャンティ(CHIANTI)スタディでは，65歳以上のイタリア人966名を対象に，抗酸化ビタミンと筋力低下との関連を検討している．その結果，ビタミンCの効果がもっとも大きく，ビタミンCの血中濃度が高いほど，大腿四頭筋の筋力を示す膝伸展筋力が大きかった[24]．キャンティスタディと同様に，Women's Health and Aging Studiesで70歳から79歳の地域在住高齢女性669名で血中のカロテノイドの低下が筋力低下や歩行障害と関連していることが示されている．この結果から，抗酸化作用を有するカロテノイドの摂取がサルコペニアの予防につながる可能性があると考察されている[25]．さらにビタミンEについても，酸化ストレスの抑制がサルコペニアを予防する可能性が指摘されている(図4)．骨格

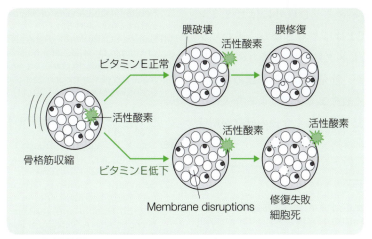

図4 細胞膜修復におけるビタミンEの役割
骨格筋の収縮中に産生された活性酸素が細胞膜の障害を引き起こすが，ビタミンEで修復される．
(Khor SC, et al. Oxid Med Cell Longev 2014；2014：914853[26]より)

筋の収縮中に産生された活性酸素が細胞膜の障害をきたすが，細胞膜の障害はビタミンEで修復される．ビタミンEの欠乏では膜の修復が十分でなく，細胞死につながるという[26]．

ビタミンK

ビタミンKが骨折予防や骨粗鬆症の治療に有用であることはよく知られているが，ビタミンKがサルコペニアに有用であるかについての研究はほとんどない．ビタミンKは脂溶性ビタミンの一種であり，植物油，葉野菜，海藻類，魚介類などに多いフィロキノン（ビタミンK_1），肉類，卵，乳製品，納豆などに多く含まれるメナキノン（ビタミンK_2）などが知られている．ビタミンKには血液凝固，動脈壁へのカルシウム沈着予防などに加えて，オステオカルシンを活性化し，骨形成をうながし，骨破壊を抑制するなどの作用がある．ビタミンKの欠乏は心血管性疾患，骨関節症，骨粗鬆症，骨折の要因となる．こうした疾患は，慢性的に身体機能を低下させ，身体活動の減少が骨格筋量の減少を引き起こす可能性がある．地域在住の高齢者を対象としたHealth, Aging and Body Composition Study（Health ABC）では，平均年齢74歳の1,089名の男女で血中のビタミンK_1を測定し，下肢身体機能との関連を検討している．その結果，歩行速度，平衡機能，膝伸展筋力などの下肢機能がビタミンK濃度と関連していたと報告し，ビタミンKの投与が身体機能の改善に有用である可能性があるとしている[27]．

おわりに

ビタミンは強力な抗酸化作用をもつなどさまざまな生理活性があり，とくにビタミンDにはビタミンD受容体を介してホルモンと同じような生体機能の調整の役割がある．ビタミンは筋肉の代謝にもかかわっており，ビタミンによるサルコペニアの予防，治療の可能性があるが，一方でビタミンとサルコペニアとの関連は，各ビタミンのもつ特定の作用ではなく，単に栄養状態を反映しているに過ぎない可能性がある．ビタミンによる介入の有効性を確認するためには，厳密なRCTとそれらのメタ解析が

必要であるが，ビタミンD以外にはビタミンによる介入のRCTはほとんどない．またビタミンDの介入でもメタ解析では筋力の改善には有意であったが，筋量とは関連が認められていない．たんぱく質やアミノ酸による介入に比べて，研究はまだまだ少なく今後の研究が期待される．

参考文献

1) サルコペニア診療ガイドライン作成委員会．サルコペニア診療ガイドライン2017年版：ライフサイエンス出版；2017.
2) Boirie Y. Physiopathological mechanism of sarcopenia. J Nutr Health Aging 2009；13(8)：717-23.
3) Dawson-Hughes B, Heaney RP, Holick MF, et al. Estimates of optimal vitamin D status. Osteoporos Int 2005；16(7)：713-6.
4) Terabe Y, Harada A, Tokuda H, et al. Vitamin D deficiency in elderly women in nursing homes：investigation with consideration of decreased activation function from the kidneys. J Am Geriatr Soc 2012；60(2)：251-5.
5) MacLaughlin J, Holick MF. Aging decreases the capacity of human skin to produce vitamin D3. J Clin Invest 1985；76(4)：1536-8.
6) Miyauchi M, Hirai C, Nakajima H. The solar exposure time required for vitamin D3 synthesis in the human body estimated by numerical simulation and observation in Japan. J Nutr Sci Vitaminol (Tokyo) 2013；59(4)：257-63.
7) Heath KM, Elovic EP. Vitamin D deficiency：Implications in the rehabilitation setting. Am J Phys Med Rehabil 2006；85(11)：916-23.
8) Sutton AL, MacDonald PN. Vitamin D：more than a "bone-a-fide" hormone. Mol Endocrinol 2003；17(5)：777-91.
9) Ceglia L. Vitamin D and its role in skeletal muscle. Curr Opin Clin Nutr Metab Care 2009；12(6)：628-33.
10) Pike JW. Closing in on vitamin D action in skeletal muscle：Early activity in muscle stem cells？ Endocrinology 2016；157(1)：48-51.
11) Wehr E, Pilz S, Boehm BO, et al. Association of vitamin D status with serum androgen levels in men. Clin Endocrinol (Oxf) 2010；73(2)：243-8.
12) Chanet A, Verlaan S, Salles J, et al. Supplementing Breakfast with a Vitamin D and Leucine-Enriched Whey Protein Medical Nutrition Drink Enhances Postprandial Muscle Protein Synthesis and Muscle Mass in Healthy Older Men. J Nutr 2017；147(12)：2262-71.
13) Shuler FD, Wingate MK, Moore GH, Giangarra C. Sports health benefits of vitamin D. Sports Health 2012；4(6)：496-501.
14) Beaudart C, Buckinx F, Rabenda V, et al. The effects of vitamin D on skeletal muscle strength, muscle mass, and muscle power：a systematic review and meta-analysis of randomized controlled trials. J Clin Endocrinol Metab 2014；99(11)：4336-45.
15) Koike H, Watanabe H, Inukai A, et al. Myopathy in thiamine deficiency：analysis of a case. J Neurol Sci 2006；249(2)：175-9.
16) Sato Y, Nakagawa M, Higuchi I, et al. Mitochondrial myopathy and familial thiamine deficiency. Muscle Nerve 2000；23(7)：1069-75.
17) Juntunen J, Teräväinen H, Eriksson K, et al. Peripheral neuropathy and myopathy. An experimental study of rats on alcohol and variable dietary thiamine. Virchows Arch A Pathol Anat Histol 1979；383(3)：241-52.
18) Ogle RF, Christodoulou J, Fagan E, et al. Mitochondrial myopathy with tRNA(Leu(UUR)) mutation and complex I deficiency responsive to riboflavin. J Pediatr 1997；130(1)：138-45.
19) Vespasiani-Gentilucci U, De Vincentis A, Ferrucci L, et al. Low Alanine Aminotransferase Levels in the Elderly：Frailty, Disability, Sarcopenia and Reduced Survival. J Gerontol A Biol Sci Med 2017；doi：10.1093/gerona/glx126.
20) Mithal A, Bonjour JP, Boonen S, et al. Impact of nutrition on muscle mass, strength, and performance in older adults. Osteoporos Int 2013；24(5)：1555-66.
21) Bulut EA, Soysal P, Aydin AE, et al. Vitamin B12 deficiency might be related to sarcopenia in older adults. Exp Gerontol 2017；95：136-140.
22) Wee AK. Serum folate predicts muscle strength：a pilot cross-sectional study of the association between serum vitamin levels and muscle strength and gait measures in patients ＞ 65 years old with diabetes mellitus in a primary care setting. Nutr J 2016；15(1)：89.
23) De La Fuente M. Effects of antioxidants on immune system ageing. Eur J Clin Nutr 2002；56：S5-8.
24) Cesari M, Pahor M, Bartali B, et al. Antioxidants and physical performance in elderly persons：the Invecchiare in Chianti (InCHIANTI) study. Am J Clin Nutr 2004；79(2)：289-94.
25) Semba RD, Lauretani F, Ferrucci L. Carotenoids as protection against sarcopenia in older adults. Arch Biochem Biophys 2007；458(2)：141-5.
26) Khor SC, Abdul Karim N, Ngah WZ, et al. Vitamin E in sarcopenia：current evidences on its role in prevention and treatment. Oxid Med Cell Longev 2014；2014：914853.
27) Shea MK, Loeser RF, Hsu FC, et al. Vitamin K Status and Lower Extremity Function in Older Adults：The Health Aging and Body Composition Study. J Gerontol A Biol Sci Med Sci 2016；71(10)：1348-55.

Part 5　サルコペニアの栄養療法

脂肪酸，食品パターン，ミネラル

雨海照祥　Amagai, Teruyoshi
都能綾子　Tsunoh, Ayako
宮田紘世　Miyata, Hiroyo

Keyword
n-3系不飽和脂肪酸，n-6系不飽和脂肪酸，BDHQ(DHQ)，食品多様性スコア，DVS

はじめに

エネルギー補給目的で，エネルギー産生栄養素のなかでエネルギー密度のもっとも高い脂肪を摂取する選択肢は，主に血管の粥状硬化の観点から推奨されない[1]．同様の理由で，2008年に公表された「高齢者のための食品ピラミッド」においても脂肪の選択的摂取は推奨されていない[2]．

ある特殊な脂肪酸が高齢者の体組成に与える影響が検討され始めているが，この分野の研究は，まだ科学的論証はその端緒についたばかりであり，今後の十分な研究の集積の結果を待たなければならない．またサルコペニアに対する可能性と限界をも，公平に考える必要性がある．

以上の理由から，現在までに行われているわずかな量での研究結果を検討する．

n-3系，n-6系不飽和脂肪酸 —二重結合による分類

脂肪酸とは，カルボキシル基(-COOH基)を1個もつ(1価の)カルボン酸(カルボキシル基をもつ有機化合物)鎖状の有機化合物である．脂肪酸の分類方法には2つある．炭素数の数による分類と，不飽和度による分類である．

(1) 炭素数による分類
炭素数により，以下の4分類がある．
・短鎖脂肪酸(short-chain fatty acid：SCFA)：2, 3, 4個
・中鎖脂肪酸(midium-chain fatty acid：MCFA)：6〜12個
・長鎖脂肪酸(long-chain fatty acid：LCFA)：14個以上
・超長鎖脂肪酸(very long-chain fatty acid：VLCFA)：LCFAのうち，22個以上のもの

このうちとくにVLCFAは炭素鎖が長過ぎて他の脂肪酸のようにミトコンドリア内で代謝できず，ペルオキシソーム内で酸化される．そのためペルオキシソーム病ではVLCFAが組織に蓄積する．

(2) 不飽和度による分類
・飽和脂肪酸(saturated fatty acid：SFA)：炭素鎖に単結合のみ
・不飽和脂肪酸(unsaturated fatty acid：UFA)：炭素鎖に二重結合，三重結合を有する．さらにUFAは二重結合が1個か2個以上かにより，一価不飽和脂肪酸(mono-UFA：MUFA)，多価不飽和脂肪酸(poly-UFA：PUFA)に細分する．

本稿で扱うサルコペニア関連の発症，治療に関連する脂肪酸は主にPUFAである．

PUFAの二重結合が，メチル末端から何番目の炭素にあるかにより，n-3系，n-6系，n-9系などのPUFAに分類される．

本稿では，とくに脂肪酸の二重結合の位置に

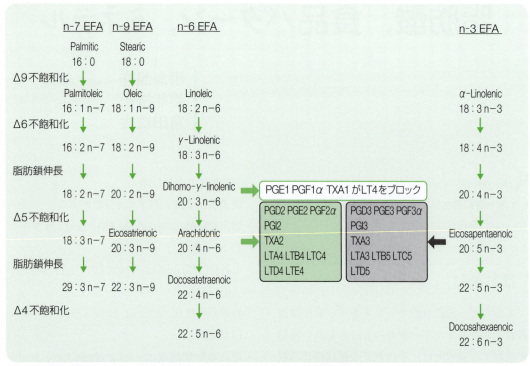

図1　不飽和脂肪酸（PUFA）の代謝マップとエイコサノイドの合成経路
(Ross AC, et al. Lippincott Williams & Wilkins. 2001. P77[3]）より一部改変）

よって炎症に対する活性がまったく異なるn-3系PUFAとn-6系PUFAの2種類のPUFA（図1）[3]）に限定して検討する．

またとくにn-3系，n-6系PUFAは代謝経路の途中，二重結合が5個になったエイコサペンタエン酸（EPA：20：5 n-3）およびアラキドン酸（AA：20：5 n-6）からは，それぞれ異なる生理活性物質であるエイコサノイド（プロスタグランジン（PGs），ロイコトリエン（LTs），トロンボキサン（TXs））が産生され，これらが炎症などにそれぞれ反対方向に作用する（図1，2）[4]）．

これら2種類のPUFAは，いずれの場合にも，がんの場合とは異なり，サルコペニアの高齢者を対象にした臨床研究はなく，健康な高齢者を対象にしての研究結果だけである．

そのため，サルコペニアでの検討が必要であるとの共通した問題点を含んでいる．

高齢者でのn-3系PUFAのタンパク合成作用

n-3系PUFAのなかでも，とくにエイコサペンタエン酸（EPA）による"がんカヘキシア"での骨格筋量の減少の予防効果や増強効果が多数報告されている（図3）[5]．これらのがんカヘキシアでのn-3系PUFAの臨床効果から，発症要因の一部に炎症の関与が推測されているサルコペニアに対しても，カヘキシアと同様に，n-3系PUFAの抗炎症作用の効果が期待され，臨床的効果の有無が検討され始めている．

■高齢者に対するn-3系PUFAの体タンパク合成速度の検討

65歳以上の高齢者に対して，n-3系PUFA（n-3群）およびn-6系PUFA（n-6群）を8週間摂取後，炭素を放射線同位元素でラベルしたアミノ酸を静注し，アミノ酸合成速度（FSR）を

●脂肪酸，食品パターン，ミネラル

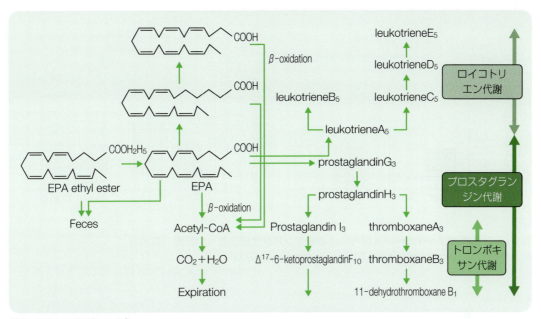

図2 EPAの代謝マップ

(萩原琢男，ほか．脂質栄養学 2015；24：21-32[4])より)

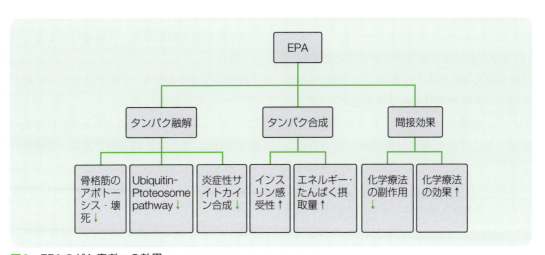

図3 EPAのがん患者への効果

(Murphy RA, et al. Br J Cancer 2011；105 (10)：1469-73[5])より)

検討した研究がある[6]．n-3群には1日4gのn-3系PUFA（EPAを1.86g，DHAを1.5g含む），n-6群には同量のコーン油を投与している．その結果，n-3群において有意にFSRが亢進した（p＜0.01，図4）．

この研究は，高齢者においても，食事により血中に吸収されたアミノ酸の合成を促進させるn-3系PUFAの潜在的生理作用の可能性を示唆している．

■高齢者に対するn-3系PUFAの骨格筋に対する効果の検討

n-3系PUFAの効果に関する研究を渉猟した

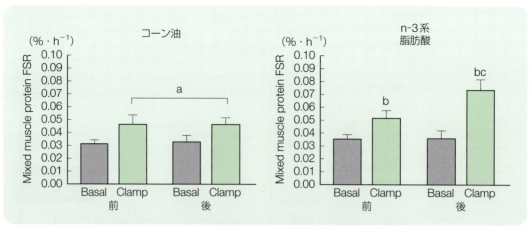

図4 n-3系およびn-6系PUFA投与による体タンパク合成速度への影響—高齢者
a：p<0.0001, b：vs. basal, p<0.01, c：vs, Before, p<0.001

(Smith GI, et al. Am J Clin Nutr 93 (2)：402-12[6]より)

ところ，渉猟し得たかぎりでは，7本あった．これらを，対象者が高齢者，対象者が非高齢者健常者，効果が骨格筋以外，の3つに分けて検討した．

(1) 対象が高齢者，骨格筋に対する効果研究

研究論文が3本あり，そのうち2本でn-3系PUFAの骨格筋に対する効果を認めた（表1の#1)[7〜9]．効果ありの2本は，いずれも投与期間が90日以上で，効果は骨格筋量と筋力の双方に効果を示した．一方，効果なしの1本は，投与期間が12週間で対象者の年齢も74歳以上であり，骨格筋量，筋力のいずれにも効果を認めていない．

さらに効果ありの2本はいずれも健康な高齢者であった．一方，効果なしの1本はサルコペニア高齢者であった．しかしこれらから，n-3系PUFAがサルコペニア高齢者に効果なしと結論づけるには，エビデンスレベルが低過ぎる．

また高齢者に対するn-3系PUFAの効果が一定でない理由として，対象の年齢，性などの属性，併存疾患の種類やその重症度，設定する関心アウトカム指標の，さらにはPUFAの種類，投与量，投与期間などが異なるための影響が考えられる．今後のエビデンスレベルを高める検討の集積が必要であろう．

(2) 対象が非高齢健常者，骨格筋に対する効果研究

研究論文が2本あり，1本は対象者の年齢不明のため非高齢者の群にいれている（表1の#2)[10, 11]．いずれも健常者で，n-3系PUFAの投与期間は，2週間と12週間である．骨格筋の量と筋力に対する効果は2本ともなかった．エビデンスレベルが低く，最終判断はつけられないが，健常者に対n-3系PUFAの骨格筋への効果は，いまのところ否定的である可能性がある．

(3) n-3系PUFAの骨格筋以外への効果に関する研究

本稿では5本あげた（表1の#3)[12〜16]．しかしこれ以外にも脂質異常症，耐糖能異常，慢性腎臓病に対する研究論文は多く，本稿の主旨をはずれるため，そのすべてを掲示せず，詳細は他稿にゆずる．

効果判定（アウトカム）指標は血清脂質プロフィール，抗酸化能の指標としてのTBARS

表1　n-3系不飽和脂肪酸（PUFA）の効果研究（一部）

#1，対象が高齢者，骨格筋に対するn-3系PUFAの効果に関する研究：研究1，2（色つき部分）は効果あり

	First authour, Published year	対象	人数	年齢	EPA (mg/日)	DHA (mg/日)	期間	効果
1	Smith GI, 2015	健康高齢者	44	69±7	1860	1500	6ヶ月	大腿筋量（+14%），握力（+6.6%），1-RM（+4%）
2	Rodacki CL, 2015	健康高齢者（女性）	45	64±1.4	400	300	90日間	下肢筋（外側広筋 vastus lateralis，大腿二頭筋 biceps femoris，腓腹筋 gastrocunemius，大腿直筋 rectus femoris，前頸骨筋 tibialis anterioris，ヒラメ筋 soleus）の筋力↑（p＜0.05）
3	Krzymińska-Siemaszko R, 2015	高齢者（サルコペニア）	50	74.97±8.23	660	440 Vit.E 10mg	12週間	骨格筋量，筋力に影響なし

#2，対象が非高齢健常者，骨格筋に対するn-3系PUFAの効果に関する研究：研究1，2（色つき部分）は効果あり：研究1，2はいずれもn-3系PUFAは骨格筋に効果なし

	First authour, Published year	対象	人数	年齢	EPA (mg/日)	DHA (mg/日)	期間	効果
1	Gerling CJ, 2014	健常者（男性）	30	—	2,000	1,000	12週間	骨格筋量，筋力に影響なし
2	Bostock EL, 2017	健常者	24	23.0±5.8	1,770	390	2週間	骨格筋量，筋力に影響なし

#3，n-3系PUFAの骨格筋以外への効果に関する研究：研究1-3はすべて効果あり

	First authour, Published year	対象	人数	年齢	EPA (mg/日)	DHA (mg/日)	期間	効果
1	Mori TA, 2000	肥満（男性）	56	48.8±1.1	4000（またはオリーブ油 4000mg）	（またはオリーブ油 4000mg）	3週間	TG（EPA：−37±0.14mmol/L, p=0.012），HDL3-C（EPA：−0.05±0.02mmol/L, p=0.032）
2	Alves Luzia L, 2015	閉経後女性	59	52±8	540	360	3ヶ月	TBARS (thiobarbituric acid reactive substances)（+125%）
3	Asztalos IB, 2016	健常者	121	—	600	1,800	6週間	TG（−20%），LDL-C（+18.4%）
4	Bo Y, 2017	高齢者（認知症）	86	70.45±6.82	720	480	6ヶ月	MCIの認知機能↑
5	Deger SM, 2016	維持透析患者	20	53±9	1,930	970	12週間	骨格筋量，筋力に影響なし

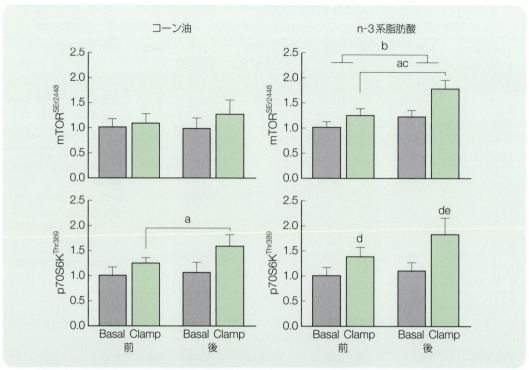

図5 PUFAによる体タンパク合成速度亢進時のmTOR，p70S6Kの変化
a：$p<0.01$，b，d，e：$p<0.05$，c≒$p=0.08$

(Smith GI, et al. Am J Clin Nutr 93 (2)：402-12[6]より)

(thiobarbituric acid reactive substances)，軽度認知障害(MCI)をもつ高齢者に対する認知機能などであり，n-3系PUFAの改善効果であったとする報告があるものの，その効果は一定ではない[17]．

■習慣的食事摂取頻度質問票によるサルコペニアの関係

習慣的食事頻度の質問票(food frequency questionnaire：FFQ)を用いた研究で，油っぽい魚を週に1回以上とっている高齢者で男女ともに筋力の増加を認め，筆者らはn-3系PUFAの効果を推測している[18]．さらにこの研究は，前述のn-3系PUFAによる介入試験以外にも，習慣的な食事摂取頻度の観察方法もサルコペニアによる骨格筋量，筋力の増加の予測法として利用できる可能性を示唆している．

わが国では，この質問票で方法の妥当性が検証，証明されている自記式食事歴法質問票(self-administered diet history questionnaire：DHQまたは簡易法であるBrief DHQ(BDHQ))が用いられる．ただしこれらDHQ，BDHQの結果の正しい解釈には，十分なトレーニングが必要であり，そのトレーニングをうける必要がある[19]．

■n-3系PUFAの体タンパク合成能を亢進させる機序

この研究では，すでに動物実験でタンパク同化効果の分子レベルで証明されている経路として認められているmTORおよびp70S6K[20]を，アミノ酸のカイネティクスと同時に測定している．その結果，n-3系群でmTORおよびp70S6Kの両方のキナーゼ活性が有意に亢進している($p<0.05$，図5)．

この研究で体タンパク同化の指標に用いられ

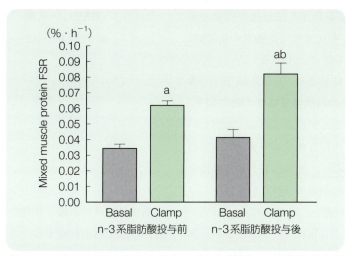

図6 n-3系PUFA投与による体タンパク合成速度への影響―若年者
a：vs. Basal p＜0.01, b：vs. Before, p＜0.01
(Rodacki CL, et al. Am J Clin Nutr 2012；95 (2)：428-36[8]より)

たmTORは，のちに抗がん作用も確認された抗生物質（Rapamycin）の標的タンパク（mammalian target of Rapamycin：mTOR）である．mTORにはmTOR1とmTOR2の2種類がある．栄養素がリガンド（トリガー）となってその後のタンパク合成の翻訳が開始されるのはmTOR1であり，mTOR1を活性化させる上流の物質がp70S6Kである．

この研究では，上流のp70S6Kと下流のmTORの両方が，n-3群のみで有意に亢進していた．このことから，高齢者においてn-3系PUFAによるタンパク合成効果の機序が，骨格筋の細胞レベルでのタンパク活性酵素（キナーゼ）であるmTORを介していることが見事に証明されている．

ここでmTOR1は，体タンパク合成の翻訳開始作用（関与するタンパク質は4EBP1）以外にも，貪食の抑制（同，ATG143），リボソーム合成（同，p70S6K）などの作用がある．一方，mTOR2のリガンドにmTOR1におけるn-3系PUFAのような栄養素は関与しておらず，関与するのはAkt，SGK，PKCなどの活性化酵素である．mTOR2はこれらのキナーゼを活性化させ，アポトーシスの抑制，細胞の成長，細胞骨格合成の抑制など，mTOR1同様，高齢者の骨格筋を含めて細胞の制御に本質的な機能を有している．

■若年者と高齢者でのn-3系PUFAの体タンパク合成速度への影響の比較

高齢者で証明したのとまったく同じ研究方法を用い，同じ研究者が対象を25～45歳に変えて，n-3系PUFAが体タンパク合成速度に与える影響を検討している（図6）[21]．その結果と高齢者を対象とした研究とを比べてみると，少なくとも2つの興味深い点に気づく．

1つはn-3系PUFA投与前の状態におけるタンパク合成速度が，若年者0.04％/時で高齢者のそれと変わらないことである．一般的に体タンパク量自体には，年齢による減少があると思われがちかもしれないが，変化率には加齢の影響がないことがうかがわれる．すなわち，高齢者群での対象が，健康でサルコペニアのない状態であるものの，高齢者の体タンパク合成速度自体には加齢の影響はないことがわかる．

もう1つは，n-3系PUFA投与後の同様の変化をみても，若年者0.08％で高齢者の0.075％とほとんど同じということである．

以上2つの研究結果より，n-3系PUFAの体タンパク合成速度の刺激効果には年齢の因子，加齢の影響はないことが推測される．ただしいずれの文献の本文中にも体タンパク合成速度の実測の数値表記がなく，図からおおよその値をとっており，詳細な検討はされていない．

■この研究の問題点

いくつかの問題点も指摘しておく．まず，体タンパク合成亢進と，mTOR1，p70S6K活性の亢進とが直接結びついておらず，同時に起こった2つまたは3つの現象を結びつけて推論している点である．それ以前に観察された動物実験での結論[20,22,23]を用いて両者を結びつけており，おそらくは正しい推論と思われるが，直接の証明はされていない．

次に，もしその推論が正しいとして，ではなぜn-3系PUFA投与がmTOR1，p70S6K活性の亢進を導いたのかの説明が求められる．

いずれも分子レベルでのn-3系PUFAの体タンパク合成速度刺激の機序を問うものである．ただし研究の著者らのように，動物実験でそのギャップを埋める手法自体は問題にはならない．系統発生学的により上流にある動物実験の結果を引用することで，同じ機序を推測することは許されるものと思われる．

n-6系PUFAとサルコペニア

n-6系PUFAのうちでリノール酸，とくに共役リノール酸と呼ばれるものが骨格筋に与える影響が検討され始めている．

■共役リノール酸

共役リノール酸（conjugated linoleic acid：CLA）とは，n-6系PUFAであるリノール酸（$C_{18}H_{32}O_2$）と分子式は同じであるが，その異性体（位置異性体および構造異性体）であり，生

表1 共役リノール酸

1. *trans*-10, *trans*-12
2. *cis*-10, *trans*-12
3. *trans*-10, *cis*-12
4. *cis*-10, *cis*-12
5. *trans*-9, 10, *trans*-11
6. *cis*-9, *trans*-11
7. *trans*-9, *cis*-11
8. *cis*-9, *cis*-11
9. *trans*-11, *trans*-13

理活性はリノール酸とは異なる[24]．反芻動物の胃内の微生物が合成する．

28種類の異性体が存在する．そのうちの9種類を表2に示す．これらのうち食品として摂取されるのは2種類である（表2の3：t10c12，6：c9t11，図7）．食品中の含有量は牛乳で20mg/g，牛肉で1.2～12.5mg/gである[25]．

■日本人の共役リノール酸の摂取量

共役リノール酸（CLA）を含有するサプリメントが販売されている．12名の被験者（22.3±0.3歳）に対して，一日摂取量2.3gのCLA（9c,11t-18：2の一日摂取量37.5±1.8mg）を3週間摂取した介入試験により，血中CLA（9c,11t-18：2および10t, 12c-18：2）は有意に上昇した（$p<0.05$）（図8）[26]．

この研究は対象が若年者であり，高齢者への影響は不明である．

■共役リノール酸の炎症誘発作用

バター，チーズなどの乳製品（dairy）に含まれる共役リノール酸（CLA）の摂取による，炎症への影響を検討した総説systematic reviewは，2004年から2016年までにヒトを対象として報告された11本の研究論文によれば，18歳から62歳までの成人に対して，CLA一日摂取量2.2gから6gを2から12週間にわたり摂取したRCTを検討している[27]．その結果，CRPは有意に上昇した（CRP 0.89：95％ CI：0.11，1.68）（図9）．

さらに同じ検討において，TNF-αも同様に

上昇した (0.39. 95% CI：0.23, 0.55).

以上より筆者らは，CLAの介入による炎症誘発効果がある，と結論づけている.

この検討の対象は，健康な成人であり，高齢者あるいはサルコペニア高齢者に対する影響は検討されていない．十分な科学的検討が必要であるが，上記の検討結果を高齢者に外挿することが許されれば，高齢者へのCLAの過剰摂取は，炎症によるサルコペニアの誘発，悪化の可能性を否定できない．

■ 共役リノール酸の耐糖能低下

ラットによる実験であるが，共役リノール酸 (CLA) の末梢組織における耐糖能低下が認められている[28]．サルコペニアで耐糖能低下を合併する高齢者においては，CLAの補充には慎重である必要があろう．

■ CLAのヒトでのその他の研究

主に肥満の体重減少効果に対する研究が行われている．用量は1.8〜3.9g/日である．いずれも体重減少を維持するまでの効果はみられていない (表2)[29〜31]．しかしこれらの研究の流れから，CLAがサルコペニア以外の病態の一部で検討され始めていることがわかる．

抗酸化物質

■ サルコペニア診療ガイドライン2017年度版に抗酸化物質は含まれない

サルコペニアに対する推奨事項が2010年の

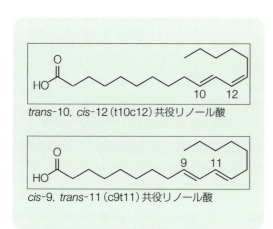

図7 共役リノール酸の構造—trans10, cis12とcis9, trans11

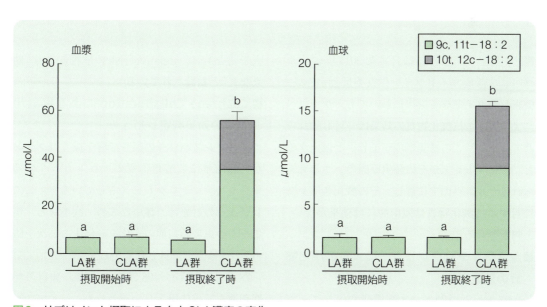

図8 サプリメント摂取による血中CLA濃度の変化
平均値±標準誤差, n=12. ab$P<0.05$

(本間太郎，ほか．日本食品科学工学会誌 2012；59：63-8[26]より)

Part 5 サルコペニアの栄養療法

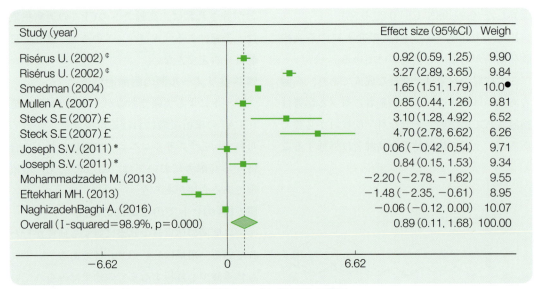

図9 共役リノール酸（CLA）によるC反応性タンパク（CRP）の増加

(Haghighatdoost F, Nobakht M Gh BF. Eur J Clin Nutr 2017[27] より)

表3 共役リノール酸のヒトでの研究（一部）

病態	CLA投与量	期間	対象数	効果の有無	参考文献番号
肥満	3.9g/日	13週間	51	食欲減少には有効．ただし摂取エネルギーは減少しなかった	29)
肥満	1.8〜3.6g/日	13週間	51	体重増加抑制あり．ただし現象を維持できない	30)
肥満	2.7〜2.8g/日	8週間	27	炎症マーカー，体重減少に効果なし	31)

報告（表3）[32]，さらには日本で2017年にサルコペニア診療ガイドライン作成委員会が作成，公表したガイドライン[33]においても，サルコペニアに対する抗酸化物質の効果は一言も触れられていない．この推奨事項が正しいと仮定すると，酸化ストレスがその発生原因の一つと考えられるサルコペニアに対し，その酸化ストレスに対する抗酸化物質は臨床的には効果がない，と判断される．

■システマチックレビューによる抗酸化物質の効果判定

1997年からの22本の大規模研究のシステマチックレビュー[34]の結果では，対象がサルコペニアに限定されていないものの，一次予防，二次予防ともに，Relative riskの解析により"効果なし"と結論されている．

■Cochrane Collaborationによる抗酸化物質の効果判定レビュー

エビデンスパワーの高さで群を抜くコクランが，2012年に抗酸化物質のアウトカムへの効果をシステマチックレビューしている[35]．このレビューの対象は，健康な人の一次予防と，疾患をもつ患者の病態の変化を評価する二次予防の2つの観点で解析されている．

78本のRCT（n=296,707）であり，独自の判断基準を明確に提示し，その結果，バイアスが低い56本すべてのRCT（n=244,056），疾患を対象とした52本のRCT（n=80,807）を含み，

表3 食品パターンの調査方法

			出典の筆頭筆者	発表年
1	Diet Quality asessment indecies			
2	Diet Quality Index (DQI)		Patterson	1994
3		Adapted Diet Quality Index (DQI-a I)	Drewnowski	1996
4		Adapted Diet Quality Index (DQI-a II)	Drewnowski	1997
5		Revised Diet Quality Index (DQI-R)	Haines[41]	1999
6		International Diet Quality Index (DQI-I)	Kim	1003
7	Healthy Eating Index (DQI)		Kennedy	1995
8		HEI-2005	Guenther	2008
9		HEI-2010	Guenther	2013
10		Brazilian Diet Quality Index (BDQI)	Fishberg	2004
11		HEI ブラジル食品ガイド適応版 (HEI-ad)	Mota	2008
12		Brazilian Diet Quality Index 改訂版 (BDQI-R)	Previdelli	2011
13	Meditarranean Diet Score (MDS) 初版		Tricopoulou	1995
14	Meditarranean Diet Score (MDS) 改訂版		Tricopoulou；Hu	2003；2002
15		Meditarranean Dietary Pattern adherence index (MD)	Sanchez-Villega	2002
16		Cardioprotective Meditarranean Dietary Index (Cardio)	Martinez-Gonzalez	2004
17		Meditarranean-Dietary Quality index (M-DQI)	Geber	2006
18		Meditarranean Style Dietary Pattern Score (MSDPS)	Rumawas	2009
19	Overall Nutritional Quality Index (ONQI)		Katz	2009
20	食品摂取の多様性得点 (DVS)[42]		熊谷	2003

現段階でもっとも大規模な分析と思われる．残念ながらサルコペニアを対象としたメタアナリシスは行われていないものの，多くの疾患の二次予防における抗酸化物質の効果は認められていない．アウトカム指標の選択によっては，むしろ有害とされる天然由来以外のビタミンEの有害性も，他のメタアナリシスで報告されている[36]．

有効性が証明されない理由には，対象の多様性，由来の相違（天然か人工か），投与量の多寡などがあると思われる．しかしエネルギーやたんぱく質のサルコペニアに対する効果が，推奨事項で提示されているのに反し，抗酸化物質には臨床像，アウトカムを変化させるだけのパワーがない可能性がある．詳細は今後の大規模な検証に委ねるべきと思われる．

食品パターン

■サルコペニアにおける食品パターンの意義

食品パターンとは，本稿では習慣的に摂取する食品の組み合わせと定義することにする．食品パターンは，後述するがその測定指標は多彩であるが，方法の妥当性は担保されており，科学的に信頼性は高い．

食品パターンは，抗酸化物質と同様に，サルコペニアに対する推奨事項が2010年の報告[32]，および本邦のサルコペニア診療ガイドライン2017年版[33]においても，いっさい触れられていない．

しかしサルコペニアの高齢者に対する食品パターンの分析は，少しずつエビデンスが集積され始めてきており，今後エビデンスレベルが高まる可能性があると考え，本稿に追加記述する．

■食品パターンをはかる指標の多様性

食品の多様性の評価指標は，食品パターンという概念に置き換えることができる[37]．これによれば，食品パターンの評価指標には，Diet Quality Index（DQI）が改訂版をいれて8種類，地中海食スコア（Mediterranean Diet Score：MDS）も同様に5種類，Healthy Eating Index（DQI）が8種類などある（表3）[38]．これらの質問票に共通するのは，食品群ごとに何サービング摂取するか，であるこのサービングサイズは，「4歳以上のヒトが1回に摂取する量」と定義されている[39]．

一方，日本では一部で利用され始めているもののまだその利用度は低く，耳慣れない．今後のサービングの概念の広まりと十分な理解が必要であろう．

いずれにしても，食品パターンの評価方法の数の多さは，食品の多様性のみならず，その多様な食品のパターンをはかる評価指標も多様である必要がある結果であろう．すなわち食事と

表4 食品摂取の多様性得点（Dietary Variety Score：DVS）

①肉	点	⑥緑黄色野菜	点
②魚介類	点	⑦海藻類	点
③卵	点	いも	点
④大豆・大豆製品	点	⑨果物	点
⑤牛乳	点	⑩油を使った料理	点
あなたの点数は？	点		

（熊谷　修ほか．日本公衆衛生雑誌 2003；50（12）：1117-24[42]より）

いう行動が，栄養素摂取の観点だけでなく，食品を取り囲む食文化や食産業の地域性を反映しており，これらの因子を無視すべきではない．

とくに長期間にわたる食事の影響下で生きてきた高齢者のサルコペニアに与える栄養素の影響を考える場合，習慣的に摂取する食品の多様性も重要な視点であろう．

また国別の食品に適した質問票を適切に利用することで，ある栄養素の習慣的な摂取量だけでなく，複数の食品の組み合わせによって生じる食品の多様性という，あらたな栄養素の摂取習慣の視点からアプローチする必要性があろう．

■食品の多様性による骨格筋量，筋力への影響

食品多様性スコア（Food Variety Score：FVS）を用いた食品の多様性の検討において，FVSでの高得点はビタミンC，低得点は食塩，糖の摂取量と正の相関があることが最初に報告された．

さらにフレンチ・パラドックス検証目的で，フランスの一般の食品の評価指標として，a modified diet quality index（DQI），a dietary diversity（DD）score，and a dietary variety score（DVS）の3指標が用いられた研究がある[40]．DDは食品群，DVSは主な固有の食品の摂取歴を問う質問票である．

この検討では，フランスの食品にはDQI，DDが，アメリカの食品にはDVSが質問票は，適切かつ妥当であると報告されている[40]．

またDQIは，対象食品を拡大して100点満点とした改訂版（Diet Quality Index Revised：DQI-R）が作成され，その妥当性も検証され，妥当性が担保されている[41]．

■「食品摂取の多様性得点」と骨格筋の変化

日本では「食品摂取の多様性得点」（DVS）がDVSの日本版として開発され，10種類の食品が選択されて（表4），「ほぼ毎日食べる」に1点，「2日に1回食べる」，「週に1，2回食べる」，「ほとんど食べない」の摂取頻度は0点とし，その合計点を算出する[42]．

このDVSの合計点が7点以上の対象において，握力と歩行速度が低下するリスク（オッズ比）が，それぞれ0.43（95％ CI：0.19〜0.99）and 0.43（95％ CI：0.19〜0.99）と有意に低かった[43]．

さらに同じDVSの評価法により，高得点群において有意に四肢の骨格筋量が多かった（β（SE）：0.114（0.027），$p<0.001$）[44]．

これらの解析結果は，食品の多様性が摂取栄養素の多様性と食品の栄養素密度が高いことがわかっている．その結果，食品の多様性，栄養素密度の高い食品によって，骨格筋の量と質を落とさないアウトカムにつながっていることを提示することに成功している．

今後さらに，従来の栄養素単独によるサルコペニアの発症予防，重症化予防，治療とは別に，食品パターン，食品の多様性の食行動の視点からもサルコペニアに対する分析がすすむと期待される．

ミネラル

サルコペニアとミネラルとの関連性を対象とした研究は，渉猟し得たかぎり6本あった（表5）[46〜51]．

ただしこのうち2007年Chaputら[51]の研究は，対象数が十分でなく得られた結果の信頼性が低いと判断し，参考資料とし，最終の判断根拠には用いなかった．

さらに2013年Seoら[49]，および2015年Ohら[48]の2本の報告は，いずれもサルコペニアの診断に骨格筋量のみを用い，筋力または身体機能の評価は行われていない．これはJanssenらが提唱するサルコペニア Class I であり[45]，同一性，若者のM（平均値）-SD（標準偏差）であり，M-2SD未満の基準を満たしていない．またChenら[50]の報告も，同様の理由で，以上合計4本の研究論文は参考資料とした．

■ミネラル摂取不足とサルコペニア有病率の相関性

表5のサルコペニアの診断基準に合致した対象を解析した2本のいずれもオランダからの論文では，サルコペニアの高齢者は非サルコペニア高齢者に対して，2016年Ter Borgらの研究ではマグネシウム（Mg）（279 vs. 317 mg/日：$p=0.09$），セレン（Se）（40 vs. 44 μg/日：$p=0.02$）の摂取量がサルコペニア群で有意に少ない[47]．

同様に2017年Verlaanらも Mg, Se 一日摂取量がサルコペニア群で有意に少なく，さらにリン（P）の摂取量も有意に少ない[46]（1,196 vs. 1,325 mg/日：$p=0.014$，表5）[46〜51]．

この2本の研究から共通して読めるのは，サルコペニア高齢者のMgとSeの一日摂取量が非サルコペニア高齢者に比して，有意に少ないということがわかる．

■サルコペニア高齢者のMgの一日摂取量が少ない理由

Ter Borgらの研究[47]では，サルコペニア群と非サルコペニア群の2群で，Mg摂取量だけでなく，血清Mg濃度をも測定している．サルコペニアで低Mg血症が予測された．しかし検討の結果，2群間で血清Mg濃度に差がなかっ

表5 サルコペニアとミネラル摂取量の研究報告

				参考資料			
報告年		2017	2016	2015	2013	2015	2007
筆頭筆者		Verlaan S	Ter Borg S	Oh C	Seo MH	Chen YL	Chaput JP
研究した地域		オランダ：アムステルダム	オランダ：マーストリヒト	韓国：KNHANES 2010	韓国：KNHANES 2009	中国：香港	デンマーク：コペンハーゲン
サルコペニア診断法	骨格筋量	DXA	BIA	DXA（ASM/Wt＜-SD）	DXA（ASM/Wt＜-2SD）	―	DXA
	筋力	握力	握力			―	
	身体機能	SPPB	歩行速度			―	Physical activity energy expenditure（PAEE）
摂取栄養素の評価法		3日間食事記録法	FQQ（FQ29）		24時間記憶法	―	3日間食事記録法
対象数（サルコペニア/非サルコペニア）		66/66	53/174	658/775	59/1,280	327	12/38
年齢		71.4±4.4	81（77〜86）		72.68±6.18	715±4.7	65〜75
性（男/女）		27/39	25/28		33/26		4/8
BMI		26.5±2.2	26.1（23.5〜28.2）		23.2±1.4		
ミネラル		Mg（260 vs. 295 mg, p＝0.015），P（1,196 vs. 1,325 mg, p＝0.014），Se（39.1 vs. 46.5 μg, p＝0.039）	Mg（279 vs. 317 mg, p＝0.09），Se（49 vs. 44 μg, p＝0.02）	Ca↓	Ca摂取量が第3三分位（T3）のサルコペニアのオッズ比OR＝0.259（0.087〜0.768）	Se 低骨格筋量のT4に対してオッズ比T1：OR＝4.62（2.11〜1.10，p＜0.001），T2：2.30（1.05〜5.03，p＜0.05）	Se摂取量↓（sperman rho＝0.08，p＞0.05）：ClassⅠサルコペニア
参考文献番号		46）	47）	48）	49）	50）	51）

た（2群ともに0.87 mmol/L，p＝0.941）．

筆者らはその理由として，血清Mg濃度は，尿，骨，消化管で多面的に調節される機序があるため，摂取量のわずかな差では血清濃度には差が出ないだろうということであった．これは生理的，内分泌学的に説得力のある考察であり，納得できる．

Mg摂取量の差は，Mgの摂取量が少ないため，Mgが栄養素として含まれる食品の摂取頻度が少ない結果なのかもしれない．ただし血清Mg濃度に差がないことからも，Mgそのものが骨格筋の収縮力を低下させるとの生理学をそのまま短絡的につなげて，Mg摂取量が少ないために骨格筋の収縮力が低下した，と考えるのは正しくないであろう．証明すべき根拠が必要であろう．

表6 Mg製剤12週間投与による身体機能の改善効果

開始時のMg摂取量	<RDA					RDA≤				
	対照群	介入群	p	2群間の差（12週間後）	p	対照群	介入群	p	2群間の差（12週間後）	p
n	30	24				41	29			
Δ椅子立ち上がるテスト(秒)	0.33±1.78	-1.29±2.07	<0.001	-1.77±0.55	<0.001	-0.33±1.79	-1.19±1.71	<0.001	-0.96±0.42	0.01
Δ歩行速度(m/秒)	0.01±0.13	0.21±0.29	<0.001	0.16±0.06	<0.001	0.03±0.18	0.22±0.24	<0.0001	0.13±0.04	0.02

(Veronese N, et al. Am J Clin Nutr 2014；100(3)：974-81[54]）より）

さてここで，オランダでのMg摂取量を報告したコホート研究[52]をみてみると，Mg摂取量の5分位に分けたところ，Mg一日摂取量は，摂取量のもっとも少ないQ1で286mg/日未満，2番目に少ないQ2で286～316mg/日，さらにQ3が317～341mg/日であった．

Ter Borgらの2群のMg摂取量をこのオランダ人のコホート研究における一日摂取量と比較してみると，Borgらのサルコペニア群の（平均）Mg摂取量279mg/日は5分位中，もっとも摂取量少ないQ1であり，一方非サルコペニア群の（平均）Mg摂取量317mg/日はQ3にはいっている．

このことからも確かにサルコペニア群のMg摂取量がオランダ人のなかでも少ないことがわかる．

ちなみに「日本人の食事摂取基準（2015年版）」[53]によれば，日本人の70歳以上の男女のMg推奨平均必要量は270および220mg/日である．

■ 健康高齢者へのMg製剤による身体機能の改善効果

対象がサルコペニアではなく，健康な高齢女性（年齢71.5±5.2歳，BMI 27.40±4.18）に対し，Mg製剤（magnesium oxide）900mg/日（Mg生物学的利用量 300mgに相当量）を12週間続けた無作為対照試験RCTの研究結果[54]では，介入群は介入前の3日間食事記録法で調査されたMg摂取量が推奨量（recommended daily allowance：RDA）以上群と未満群のいずれでも，身体機能（椅子立ち上がり速度，歩行速度）ともに，介入群で有意に改善していた（表5）[54]．

この研究では，対照群，介入群ともに開始前，血清25(OH)D濃度＜25nmol/L（n=14）には，1か月間ビタミンD（コレカルシフェロール）800IU/日を経口補給したのち，それでも25(OH)D濃度＜50nmol/Lは除外している．血清ビタミンD濃度と身体機能との間に相関がある[55]ためである．細心の注意が払われた介入RCTといえる．

この研究結果から，Mg製剤は便秘の治療にもよく使われているが，高齢女性の身体機能を改善している可能性が示唆された．

■ サルコペニア高齢者のSeの一日摂取量が少ない理由

オランダのSe一日摂取量は土壌中のSe含有量が少ないためヨーロッパ諸国でも少なく[56]，一日摂取量は50μg/日を下回る[57]．

Se一日摂取量はBorgらの研究では40μg/日（vs. 43，p=0.020），Verlaanらの研究では39.1±17.1μg/日（vs. 46.5±21.2，p=0.039）と，非サルコペニア群も含めて2群とも，上記の50μg/日に達していない．

いずれの研究でも血中Se濃度は測定されて

いない。しかし一般的にSe欠乏症の発症頻度は高くなく，サルコペニアの原因をSe欠乏症とするには無理がある．したがって研究の対象でも血清Se濃度がサルコペニア群で低い可能性は高くない．

抗酸化物質であるSeの摂取量が有意に少ないことが，必ずしもSe欠乏症をきたしているとは考えにくい．したがってこの研究から読み取れるのは，Se摂取量の少なさとサルコペニアとの相関関係があることにとどまり，サルコペニア発症の因果関係の説明にはならない．

またサルコペニアとミネラルとの関連性を系統的にレビューした論文[58]が1本あるものの，このレビューで扱っている研究が必ずしもサルコペニアに限定されず，健常高齢者をも扱っているため，本稿では参考にするにとどめた．

「日本人の食事摂取基準（2015年版）」[53]によれば，生体含有量が少ない微量元素としてのSeの推奨平均必要量は，日本人の70歳以上の男女は，それぞれ25および20μg/日である．

オランダと日本のSe一日摂取量を比較すると，とくにSeのような生活する環境（土壌など）が影響する栄養素では，海外の摂取推奨量をそのまま転用することは適切でなく，摂取量の内外の比較には注意が必要である．

■ Mg，Se一日摂取量の少なさと食品の多様性の低さとの関係

以上より，サルコペニア高齢者の食事習慣の調査結果であるMg, Seの摂取量の有意な少なさは，食品の多様性の低さを反映している可能性がある．

さらに同じTer Borgらの研究[47]では，n-3系PUFAの摂取量も測定され，サルコペニア群で有意に少ない（1.7 vs. 2.0g/日，$p = 0.007$）ことが示され，サルコペニア群での摂取食品の多様性の低さを示唆している可能性がある．しかし一方で，Verlaanらの研究[46]では，n-3系PUFA摂取量は測定されていないため，Borgらの研究結果の正しさは他の研究で確認されていない．

いずれにしてもサルコペニアの高齢者の食品調査の結果から，習慣的な摂取食品の多様性が低さとサルコペニアとの間に関連性があることを念頭におく必要がある．

まとめ

1. 多価不飽和PUFAのうち，n-3系およびn-6系PUFAのサルコペニアに対する影響を文献的に検討したところ，現在までのところ研究はされていない．

2. n-3系PUFAは，健康な高齢者において体タンパク合成速度をあげる効果が観察された．またその効果は，若年者とほぼ同等と思われ，作用機序にはmTORの関与が推測された．

3. n-6系PUFAのうち共役リノール酸が高齢者モデルのラットで骨格筋を増加させる観察結果が認められた．またその作用機序には骨格筋でのグルタチオン・ペルオキシダーゼ（GPX）やカタラーゼの増強による抗酸化作用が推測された．

4. 食品パターンの質問票（食品摂取の多様性得点：DVS）を用いた食品の多様性の高い，栄養素密度の高い食品を摂取することによって，骨格筋量，筋力ともに減少を抑えることができる可能性が示された．さらにサルコペニア高齢者の食事調査では，MgおよびSeの一日摂取量が少ない．

参考文献

1) Simopoulos AP. Omega-3 fatty acids in health and disease and in growth and development. Am J Clin Nutr 1991 ; 54 (3) : 438-63.
2) Lichtenstein AH, Rasmussen H, Yu WW, et al. Modified My Pyramid for Older Adults. J Nutr 2008 ; 138 (1) : 78-82.
3) Ross AC, et al.edi.Modern Nutrition in Health and Disease.11e., Fig.4.4. Lippincott Williams & Wilkins. 2001.P77.

4) 萩原琢男，畑野泰子：エイコサペンタエン酸エチル（EPA-E）の生体内動態（一部改変）．脂質栄養学 2015；24：21-32.
5) Murphy RA, et al. Influence of eicosapentaenoic acid supplementation on lean body mass in cancer cachexia. Br J Cancer 2011；105(10)：1469-73.
6) Smith GI, Atherton P, Reeds DN, et al. Dietary omega-3 fatty acid supplementation increases the rate of muscle protein synthesis in older adults：a randomized controlled trial. 2011；Am J Clin Nutr 93(2)：402-12.
7) Smith GI, Juliand S, Reeds DN, et al. Fish oil-derived n-3 PUFA therapy increases muscle mass and function in healthy older adults. Am J Clin Nutr 2015；102(1)：115-22.
8) Rodacki CL, Rodacki AL, Peveira G, et al. Fish-oil supplementation enhances the effects of strength training in elderly women. Am J Clin Nutr 2012；95(2)：428-36.
9) Krzymińska-Siemaszko R, Czepulis N, Lewandowicz M, et al. The Effect of a 12-Week Omega-3 Supplementation on Body Composition, Muscle Strength and Physical Performance in Elderly Individuals with Decreased Muscle Mass. Int J Environ Res Public Health 2015；12(9)：10558-74.
10) Gerling CJ, Whitlield J, Mukai K, Spriet LL. Variable effects of 12 weeks of omega-3 supplementation on resting skeletal muscle metabolism. Appl Physiol Nutr Metab 2014；39(9)：1083-91.
11) Bostock EL, Morse CI, Winwood K, et al. Omega-3 Fatty Acids and Vitamin D in Immobilisation：Part B-Modulation of Muscle Functional, Vascular and Activation Profiles. J Nutr Health Aging 2017；21(1)：59-66.
12) Mori TA, Burke V, Puddey IB, et al. Purified eicosapentaenoic and docosahexaenoic acids have differential effects on serum lipids and lipoproteins, LDL particle size, glucose, and insulin in mildly hyperlipidemic men. Am J Clin Nutr 2000；71(5)：1085-94.
13) Alves Luzia L, Mendes Aldrighi J, Teixeira Damasceno NR, et al. Fish oil and vitamin E change lipid profiles and anti-LDL-antibodies in two different ethnic groups of women transitioning through menopause. Nutr Hosp 2015；32(1)：165-74.
14) Asztalos IB, Gleason JA, Sever S, et al. Effects of eicosapentaenoic acid and docosahexaenoic acid on cardiovascular disease risk factors：a randomized clinical trial. Metabolism 2016；65(11)：1636-45.
15) Bo Y, Zhang X, Wang Y, et al. The n-3 Polyunsaturated Fatty Acids Supplementation Improved the Cognitive Function in the Chinese Elderly with Mild Cognitive Impairment：A Double-Blind Randomized Controlled Trial. Nutrients 2017；9(1). pii：E54.
16) Deger SM, Hung AM, Ellis CD, et al. High Dose Omega-3 Fatty Acid Administration and Skeletal Muscle Protein Turnover in Maintenance Hemodialysis Patients. Clin J Am Soc Nephrol 2016；11(7)：1227-35.
17) Buoite Stella A, Gortan Cappellari G, Barazzoni R, Zanetti M. Update on the Impact of Omega 3 Fatty Acids on Inflammation, Insulin Resistance and Sarcopenia：A Review. Int J Mol Sci 2018；19(1)：pii：218.
18) Robinson SM, Jameson KA, Batelaan SE, et al. Diet and its relationship with grip strength in community-dwelling older men and women：the Hertfordshire cohort study. J Am Geriatr Soc 2008；56(1)：84-90.
19) 日本人間健康栄養協会．研修内容と受講資格，食事アセスメント講座．Downloaded from http://www.jhhnutr.jp/service.html. Accessed 20180420.
20) Drummond MJ, Drexer HC, Fry CS, et al：Nutritional and contractile regulation of human skeletal muscle protein synthesis and mTORC1 signaling. J Apply Physiol (1985) 2009；106：1374-84.
21) Smith GI, Atherton P, Reeds DN, et al. Omega-3 poluunsaturated fatty acids augment the muscle protein anabolic response to hyperinsulinaemia-hyperaminoacidaemia in healthy young and middle-aged men and women. Clin Sci (Lond) 2011；121：267-78.
22) Loewith R, Hall MN. Target of rapamycin (TOR) in nutrient signaling and growth control. Genetics 2011；189(4)：1177-201.
23) Tremblay F, Marette A. Amino acid and insulin signaling via the mTOR/p70 S6 kinase Pathway. A negative feedback mechanism leading to insulin resistance in skeletal muscle cells. J Biol Chem 2001；276(41)：38052-60.
24) Banni S. Conjugated linoleic acid metabolism. Curr Opin Lipidol 2002；13(3)：261-6.
25) Mir PS, McAllister TA, Scott S, et al. Conjugated inoleic acid-enriched beef production. Am J Clin Nutr 2004；79 (suppl)：1207S-11S.
26) 本間太郎，佐藤謙太，篠原菜穂子，他：日本人の共役リノール酸摂取量に関する考察．日本食品科学工学会誌．2012；59：63-8.
27) Haghighatdoost F, Nobakht M Gh BF：Effect of conjugated linoleic acid on blood inflammatory markers：a systematic review and meta-analysis on randomized controlled trials. Eur J Clin Nutr 2017. doi：10.1038/s41430-017-0048-z.
28) Hamilton M, Hopkins LE, AlZahal O, et al：Feeding butter with elevated content of trans-10, cis-12 conjugated linoleic acid to obese-prone rats impairs glucose and insulin tolerance. Lipids Health Dis 2015 Sep 28；14：119. doi：10.1186/s12944-015-0122-2.
29) Kamphuis MM, Lejeune MP, Saris WH, Westerp-Plantenga MS. Effect of conjugated linoleic acid supplementation after weight loss on appetite and food intake in overweight subjects. Eur J Clin Nutr 2003；57(10)：1268-74.
30) Kamphuis MM, Lejeune MP, Saris WH, Westerterp-Plantenga MS. The effect of conjugated linoleic acid supplementation after weight loss on body weight regain, body composition, and resting metabolic rate in overweight subjects. Int J Obes Relat Metab Disord 2003；27(7)：840-7.
31) Joseph SV, Jacques H, Plourde M, et al. Conjugated linoleic acid supplementation for 8 weeks does not affect body composition, lipid profile, or safety biomarkers in overweight, hyperlipidemic men. J Nutr 2011；141(7)：1286-91.
32) Morley JE, Argiles JM, Evans WJ, et al：Nutritional

recommendations for the management of sarcopenia. J Am Med Dir Assoc 2010 ; 11 (6) : 391-6.
33) 国立研究開発法人国立長寿医療研究センター．サルコペニア診療ガイドライン2017年版を公開しました．第4章 サルコペニアの治療．CQ2 栄養療法はサルコペニアに有効か？ Downloaded from http://www.ncgg.go.jp/cgss/news/20180117.html. Accessed 20180420.
34) Bjelakovic G, Nicolova D, Gluud LL, et al. Mortality in randomized trials of antioxidant supplements for primary and secondary prevention : systematic review and meta-analysis. JAMA 2007 ; 297 (8) : 842-57.
35) Bjelakovic G, et al. Antioxidant supplements for prevention of mortality in healthy and patients with various diseases (Review). downloaded from http://www.thecochranelibrary.com
36) Gee PT. Unleashing the untold and misunderstood observations on vitamin E. Genes Nutr 2011 ; 6 (1) : 5-16.
37) Hu FB. Dietary pattern analysis : a new direction in nutritional epidemiology. Curr Opin Lipidol 2002 ; 13 (1) : 3-9.
38) Carvalho KMB, Dutra ES, Pizato N, et al. Diet quality assessment indexes. Rev Nutr Campinas 2014 ; 27 (5) : 605-17.
39) U.S.FOOD & DRUG Administration. CFR - Code of Federal Regulations Title 21. https://www.accessdata.fda.gov/scripts/cdrh/cfdocs/cfcfr/CFRSearch.cfm?fr=101.12. Accessed 20180420.
40) Drewnowski A, Henderson SA, Driscoll A, Rolls BJ. The Dietary Variety Score : assessing diet quality in healthy young and older adults. J Am Diet Assoc 1997 ; 97 (3) : 266-71.
41) Haines PS, Siega-Riz AM, Popkin BM. The Diet Quality Index revised : a measurement instrument for populations. J Am Diet Assoc 1999 ; 99 (6) : 697-704.
42) 熊谷 修，渡辺修一郎，柴田 博，ほか．地域在宅高齢者における食品摂取の多様性と高次生活機能低下の関連．日本公衆衛生雑誌 2003 ; 50 (12) : 1117-24.
43) Yokoyama Y, Nishi M, Murayama H, et al. Association of Dietary Variety with Body Composition and Physical Function in Community-dwelling Elderly Japanese. J Nutr Health Aging 2016 ; 20 (7) : 691-6.
44) Yokoyama Y, Nishi M, Murayama H, et al. Dietary Variety and Decline in Lean Mass and Physical Performance in Community-Dwelling Older Japanese : A 4-year Follow-Up Study. J Nutr Health Aging 2017 ; 21 (1) : 11-6.
45) Janssen I, Heymsfield SB, Ross R. Low relative skeletal muscle mass (sarcopenia) in older persons is associated with functional impairment and physical disability. J Am Geriatr Soc 2002 ; 50 (5) : 889-96.
46) Verlaan S, Aspray TJ, Bauer JM, et al. Nutritional status, body composition, and quality of life in community-dwelling sarcopenic and non-sarcopenic older adults : A case-control study. Clin Nutr. 2017 ; 36 (1) : 267-74.
47) Ter Borg S, de Groot LC, Mijnarends DM, et al. Differences in Nutrient Intake and Biochemical Nutrient Status Between Sarcopenic and Nonsarcopenic Older Adults-Results From the Maastricht Sarcopenia Study. J Am Med Dir Assoc 2016 ; 17 (5) : 393-401.
48) Oh C, Jho S, No JK, Kim HS. Body composition changes were related to nutrient intakes in elderly men but elderly women had a higher prevalence of sarcopenic obesity in a population of Korean adults. Nutr Res. 2015 ; 35 (1) : 1-6.
49) Seo MH, Kim MK, Park SE, et al. The association between daily calcium intake and sarcopenia in older, non-obese Korean adults : the fourth Korea National Health and Nutrition Examination Survey (KNHANES IV) 2009. Endocrine J 2013 ; 60 (5) : 679-86.
50) Chen YL, Yang KC, Chang HH, et al. Low serum selenium level is associated with low muscle mass in the community-dwelling elderly. J Am Med Dir Assoc. 2014 ; 15 (11) : 807-11.
51) Chaput JP, Lord C, Cloutier M, et al. Relationship between antioxidant intakes and class I sarcopenia in elderly men and women. J Nutr Health Aging 2007 ; 11 (4) : 363-9.
52) van den Brandt PA, Smits KM, Goldbdim RA, Weijenberg MP. Magnesium intake and colorectal cancer risk in the Netherlands Cohort Study. Br J Cancer 2007 ; 96 (3) : 510-3.
53) 厚生労働省．「日本人の食事摂取基準 (2015年版) 策定検討会」報告書．マグネシウム (p262-5, p284)，セレン (p311-4, p340)．Downloaded from http://www.mhlw.go.jp/stf/shingi/0000041824.html. Accessed 20180429.
54) Veronese N, Berton L, Carraro S, et al. Effect of oral magnesium supplementation on physical performance in healthy elderly women involved in a weekly exercise program : a randomized controlled trial. Am J Clin Nutr 2014 ; 100 (3) : 974-81.
55) Tieland M, Brouwer-Brolsma EM, Nienaber-Rousseau C, et al. Low vitamin D status is associated with reduced muscle mass and impaired physical performance in frail elderly people. Eur J Clin Nutr 2013 ; 67 (10) : 1050-5.
56) Steevens J, Schouten LJ, Driessen AL, et al. Toenail selenium status and the risk of Barrett's esophagus : the Netherland Cohort Study. Cancer Causes Contorl 2010 ; 21 (12) : 2259-68.
57) van der Torre HW, et al : Bioavailability of Selenium in a Selected Dutch Population. In : Wendel A, ed. Selenium in Biology and Medicine. Springer Verlag ; 1989.
58) van Dronkelaar C, van Velzen A, Abdelrazek M, et al. Minerals and Sarcopenia ; The Role of Calcium, Iron, Magnesium, Phosphorus, Potassium, Selenium, Sodium, and Zinc on Muscle Mass, Muscle Strength, and Physical Performance in Older Adults : A Systematic Review. J Am Med Dir Assoc 2018 ; 19 (1) : 6-11.

Part **6**

サルコペニアの
運動療法

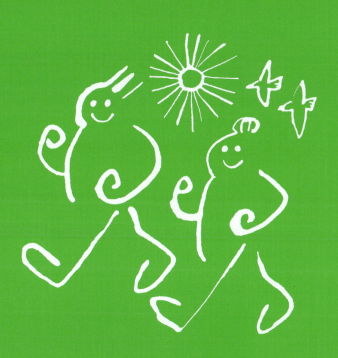

Part 6 サルコペニアの運動療法

サルコペニアの運動療法

島田裕之 Shimada, Hiroyuki

Keyword
運動，筋力トレーニング，歩行機能

サルコペニアに対する運動の必要性

　生涯で筋力が最高に達するのは20～30歳代であり，その後は徐々に低下し，健康なものであっても加齢とともに筋力低下は進行し（図1）[1]，とくに下肢や体幹における抗重力筋において著しい低下を認める[2,3]．これによって起居移動動作能力が低下して生活機能障害を惹起する．

　加齢とともに低下する筋量や筋力の状態像をサルコペニアと呼び，これが高齢期における健康を害する大きな要因となる．サルコペニアの有症率は加齢とともに上昇し，近年報告されたサルコペニア有病率のシステマティックレビューによると，サルコペニアを骨格筋の筋量低下（骨格筋指数）としてとらえた場合の有病率は6.0～59.8％であり，歩行速度の低下や握力低下を含んだヨーロッパのワーキンググループの定義では7.5～77.6％であった．どちらにしても有病率の幅が広いことが明らかとされた[4]．筋力低下にともなう機能低下や傷害を予防，改善するためには，筋力トレーニングが有効であり[5,6]．高齢期においても安全を確保しつつ，効果的なトレーニングを行うことがサルコペニアの予防のために重要であろう．

高齢者に対する筋力トレーニング

　高齢者は，機能的予備力が低下しており積極的な筋力トレーニングを行い，筋量や筋力を高める必要がある．筋肉のトレーナビリティは，高齢期にも保たれており，適切に実施すれば事故の危険性も少ない．筋力の維持のためには，最大筋力の20～30負荷の運動でも可能であり，

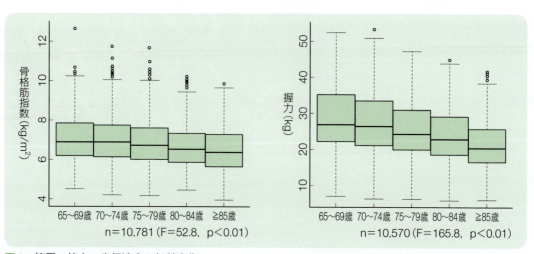

図1　筋量，筋力，歩行速度の加齢変化
箱ひげ図にて骨格筋指数と握力の加齢変化を示した．すべての項目で年代間に有意差が認められた．
(Lauretani F, et al. J Appl Physiol (1985) 2003；95 (5)：1851-60[1]より)

筋によっては平地を歩くだけでも、この程度の活動をする。ただし、筋力を効率的に向上するためには、最大筋力の60〜80％程度の負荷をかける必要があり、この程度の筋活動となるとマシンを用いたレジスタンストレーニングや階段をのぼるなどの高負荷運動を行う必要がある。ただし、高齢者に高負荷レジスタンストレーニングを適用する場合には、一時的な血圧上昇や軟部組織損傷に対する危険性を考慮したうえで、段階的に運動を進める必要がある。

これまでの多くの研究によって、高齢期においても適切なトレーニングによって筋肥大や筋力向上が可能であることが明らかとなり、効果的なトレーニング方法が示されてきた。たとえば、重りや油圧などを利用して行うレジスタンストレーニングは、短期間のうちに高い効果を得ることが可能であり、自身の体重を利用して行う運動でも、筋力を向上させることが可能である。筋力の向上は、筋肥大によってもたらされる場合と神経系メカニズムによる場合とがあるが、短期間（2か月程度）における最大筋力の60％程度の中等度の負荷では、筋肥大ではなく主に神経系メカニズムによって筋力が向上するようである[7]。ただし重要なのは、筋量の向上そのものではなく、生活するために必要とされる筋力が十分備わっているかという点である。Fiataroneらは、72〜98歳のナーシングホームに入所する高齢者に対して最大筋力の80％のレジスタンストレーニングを10週間実施した結果、筋肥大は認められなかったが筋力の向上が認められ、歩行速度やバランス機能などの運動機能が向上することを証明した[8]。

一方、筋肉や筋の機能は、使わないことによって急激に低下することがよく知られており、トレーニングによって向上した筋肥大や筋力は、トレーニングの中断によってトレーニング前の状態へ戻る[9]。また、寝たきり状態のように極端に筋肉を使わない状態では、廃用性筋萎縮が生じる。たとえば、寝たきり状態を1か月間続けると大腿四頭筋の筋力は20％程度低下するため、短期間の入院により歩行困難となる高齢者の背景には、この廃用性筋萎縮が大きく影響している可能性が高い。

筋力トレーニングのエビデンス

筋力トレーニングの第一の目的は、筋力の向上であり、その効果を検討した研究は多数存在する。なかでも、2003〜2004年に発表されたLathamらによる高齢者に対する筋力トレーニングの効果に関するシステマティックレビューがよくまとめられており、ここではそれらの結果を中心に紹介する[10,11]。

高齢者に対する下肢筋力トレーニングを実施した群と実施しなかった群のランダム化比較試験（randomized controlled trial：RCT）のメタアナリシスの結果（41研究、1,955名のまとめ）、下肢筋群の向上に対するstandardised mean difference（SMD）は0.68（95％信頼区間 0.52〜0.84）となり、筋力トレーニングによって中等度以上の筋力向上が期待できることが明らかとされた。ただし、この結果は検者や割り付けに対するブラインドやintention to treat analysis（ITT）がなされていない研究が含まれている。これらによって効果量は高く推定されるため、全体の効果量が過剰に評価されている可能性がある。

マシンを用いた高負荷レジスタンストレーニングと、エラスティックバンドなどを用いた軽度から中等度負荷のトレーニングを分けて分析すると、高負荷トレーニング（32研究）のSMDは0.81（95％信頼区間 0.60〜1.01）、低強度から中等度トレーニング（9研究）のSMDは0.34（95％信頼区間 0.18〜0.51）となり、両トレーニングともに筋力強化に有効であることが示された。ただし高負荷トレーニングが低負荷トレーニングと比較して有意に高い効果を認めてい

る（SMD 0.51，95％信頼区間 0.07～0.94）．

トレーニング期間に関しては，その期間を12週間で分類して筋力トレーニングの効果を検討すると，両期間ともに筋力の向上効果が認められ，12週間を超えて継続した研究でより高い効果が認められた（＜12週間：25研究，SMD 0.62，95％信頼区間 0.42～0.82；＞12週間：16研究，SMD 0.77，95％信頼区間 0.50～1.05）．

筋力トレーニングが筋力以外の機能向上にもたらす効果の検討では，筋力トレーニング実施群と対照群との比較において，歩行速度と椅子からの立ち上がり時間はトレーニング効果が認められたが，有酸素能力，バランス，ADL，QOLについて有意な効果は確認されなかった．また，疼痛軽減に関しては，対象集団に特異的な痛み評価を実施した場合には有意なトレーニング効果が示されている．

以上の結果から，筋力トレーニングは高齢者の筋力増強に効果的であり，その効果は高負荷レジスタンストレーニングや12週間以上のトレーニングによって得られやすい．ただし，高齢者においては筋力トレーニング以外の運動によっても筋力の向上が認められる点や，筋力以外の運動機能の向上すべてに筋力トレーニングが有効であるわけではない．高齢期における運動処方の目的は，生活機能の維持向上であり，筋力の向上はその目的を達成するための一因に過ぎないことを忘れてはならない．

サルコペニアに対する運動の効果

高齢者に対する筋力トレーニングの効果は明らかとされたが，サルコペニアを有する高齢者に対する効果を検証したRCTは少ない．サルコペニア診療ガイドラインのシステマティックレビューの結果から，サルコペニア予防のための介入研究はなく，サルコペニアを有するものに対しての運動介入のステートメントは，1) 四肢骨格筋量の改善効果あり（エビデンスレベル：非常に低，推奨：弱），2) 膝伸展筋力の改善効果あり（エビデンスレベル：非常に低，推奨：弱），3) 通常歩行速度と最大歩行速度の改善効果あり（エビデンスレベル：非常に低，推奨：弱）とされた[12]．

サルコペニアの基本概念である骨格筋量データを揃えた7つのRCTに関するメタアナリシス[13]によれば，ほとんどの試験で筋力，歩行などの身体機能は改善するという結果であったのに対して，骨格筋量が増加したのは3試験だけであった．ただし，これらのRCTで解析された対象はフレイルを合併した地域在住高齢者が主体となっており，介入前にサルコペニアと診断された高齢者にその結論を当てはめてよいかには疑問がある．すなわち，サルコペニアの患者に絞られたRCTでの検討が必要と考えられた．

筋肉量に加えて筋力の減少または身体機能の低下を組み合わせてサルコペニアの診断を行ったRCTを対象としたシステマティックレビュー[14]では，3試験が採用され，その内容はレジスタンス運動が含まれる包括的な訓練プログラムを60分，週に2回，3か月間実施するというものであった．運動対栄養と，運動対教育のサブグループに分けて解析したところ，包括的な訓練プログラムによって，四肢骨格筋量は0.38kg，通常歩行速度は0.11m/秒，最大歩行速度は0.26m/秒，膝伸展筋力は0.11Nm/kgおよび8.55Nmの改善が得られたが，握力への効果は認められなかった[14]．以上の結果から，運動介入は，サルコペニアを有する高齢者に対して3か月で骨格筋量，筋力，歩行速度の改善に有効であることが示された．ただし，介入前のサルコペニア診断が最新の確立された診断基準と必ずしも一致しない点や，低いエビデンスにとどまっているため，今後のさらなる介入研究の必要性が示唆されている．

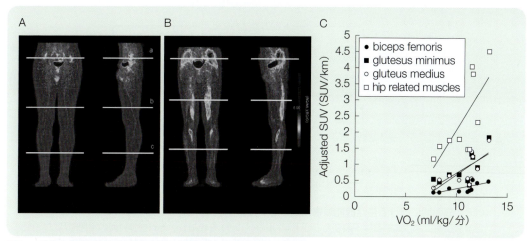

図2 成人と高齢者の歩行時の筋の糖代謝と全身代謝との関係
A：成人における歩行時の糖代謝，B：高齢者における歩行時の糖代謝，C：歩行時の骨格筋糖代謝と全身代謝との関係
高齢者は成人と比較して股関節周囲やハムストリングスにおいて歩行時の筋活動が高く（A，B），それらの筋活動と全身代謝とは相関関係を示す（C）．

(Shimada H, et al. Scand J Med Sci Sports 2009；19(3)：389-97[18]より)

機能改善のためのトレーニング

歩行機能が低下すると，将来日常生活を自立して行えなくなる危険性が高まることが知られている．たとえば，早く歩ける人（1秒間に2.37m以上）に対して，遅い人（1秒間に1.81m以下）は，その後6年間で日常生活に不自由をきたす危険性が，前期高齢者で5.2倍となり，後期高齢者では3.5倍になると報告されている[15]．また，歩行機能低下の結果として転倒が生じ，高齢者では骨折などの重篤な傷害が生じる場合がある．とくに大腿骨頸部骨折は治療に長期間を要し，その間に廃用性筋萎縮が生じて歩行不能となる場合が少なくないが，この大腿骨頸部骨折は，高齢期においては90％以上が転倒により生じる．また，高齢者の不慮の事故による死亡原因をみると，転倒・転落による死亡者数は，交通事故よりも多い．われわれの研究では，6m間を歩行するのに6秒以上かかる高齢者における将来の転倒の危険性は，1.2～2.6倍に高まることが明らかとなっており，高齢期における歩行機能保持の重要性が明らかとなった[16]．

歩行中には下肢の多くの筋が動員され，それらが協調して働くことで効率よく歩くことが可能となる．高齢期における歩行機能低下の特徴は，歩幅の減少と歩行速度の低下であるが，この機能低下を起こす主要な原因は下腿三頭筋の機能低下である[17]．高齢者の歩行時の筋活動を観察すると，股関節周囲や大腿後面の筋活動は若年成人より1.5～3.7倍高いのに対し，ヒラメ筋（下腿三頭筋）では成人の0.5倍しか働いていない（図2A，B）[18]．このような歩行中の筋活動パターンの変化は，歩幅や歩行速度の減少を生じさせ，代償動作として股関節周囲筋における過剰な筋活動を引き起こす（図2B）．これらの筋活動は全身の代謝と相関し，エネルギー効率からみると不効率な歩行パターンの原因となる（図2B）．不効率な歩行パターンは，歩行持久性を低下させ外出行動の制限に影響を及ぼす．外出は，日常における身体活動の大部分を占めるため，外出が制限されると廃用性筋萎縮を起こす可能性が高くなり，ある一定レベル以上に筋力が低下すると歩行障害が生じ日常生活

Part 6 サルコペニアの運動療法

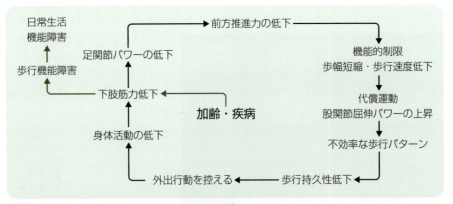

図3 高齢期における生活機能障害発生のモデル
加齢や疾病により高齢者は下肢筋力の低下（サルコペニア）をきたし，それが歩行時の足関節パワーを低下させる．足関節パワーの低下は，身体の前方推進力を著しく低下させるため，歩幅の短縮や歩行速度低下が生じる．高齢者は，その機能的制限を股関節屈伸パワーで代償することで歩行機能を保とうとするが，これは不効率な歩行パターンであり（図2B），歩行持久性を低下させる要因となる（図2C）．歩行持久性が低下すると次第に外出を控えるようになり，これが身体活動を顕著に低下させる．不活動は廃用性筋萎縮を生じさせ，あるレベルを超えてこの状態が悪化すると歩行機能障害を起こして日常生活に支障をきたすこととなる．

障害を起こす結果となる（図3）．

この負のサイクルを断ち切るために筋力トレーニングは有効と考えられ，虚弱化が生じ始めた高齢者には下腿三頭筋の筋力強化を行う必要があると考えられる（本来は全身の筋力を鍛えたほうがよい）．下腿三頭筋の筋力や筋持久力の向上のためには，つま先立ちを繰り返す方法が有効である（図4）．この運動中には姿勢に注意し，胸を張って行うとよい．また，立位の安定性が悪い場合には安定したものをつかんで行うようにする必要がある．最初はゆっくりと10回程度から始め，慣れてきたらできるだけ早く30回連続で行えるようトレーニングする．

高齢期には下腿三頭筋以外の筋肉も萎縮して筋力が低下するが，その程度は上肢より下肢に強くあらわれ，とくに抗重力筋の筋力低下が顕著となる．抗重力筋を効果的にトレーニングするためには，膝を曲げての歩行練習がよい（図5）．この練習中は腰をかがめて前傾してしまうと筋に負荷がかかりにくいので，できるだけまっすぐ前を向いて手をあげて行うことが望ま

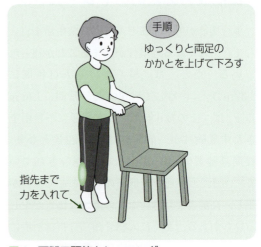

図4 下腿三頭筋トレーニング

しい．最初は3m程度から始めて，10m続けて行えるようになることをめざす．

これらの筋力トレーニングは，短時間であっても継続することが，結果的には大きな効果を出すことになる．とくに，いままで運動習慣のなかった高齢者は，無理のない範囲でトレーニングを始め，継続することに焦点を当てた取り組みが重要であろう．

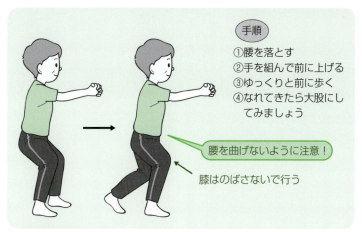

図5 抗重力筋トレーニング

参考文献

1) Lauretani F, Russo CR, Bandinelli S, et al. Age-associated changes in skeletal muscles and their effect on mobility: an operational diagnosis of sarcopenia. J Appl Physiol (1985) 2003; 95 (5): 1851-60.
2) Bamman MM, Clarke MS, Feeback DL, et al. Impact of resistance exercise during bed rest on skeletal muscle sarcopenia and myosin isoform distribution. J Appl Physiol (1985) 1998; 84 (1): 157-63.
3) Bemben MG, Massey BH, Bemben DA, et al. Isometric intermittent endurance of four muscle groups in men aged 20-74 yr. Med Sci Sports Exerc 1996; 28 (1): 145-54.
4) Lardiés-Sánchez B, Sanz-París A, Boj-Carceller D, Cruz-Jentoft AJ. Systematic review: Prevalence of sarcopenia in ageing people using bioelectrical impedance analysis to assess muscle mass. European Geriatric Medicine 2016; 7 (3): 256-61.
5) Evans WJ. Exercise strategies should be designed to increase muscle power. J Gerontol A Biol Sci Med Sci 2000; 55 (6): M309-10.
6) Singh MA. Exercise comes of age: rationale and recommendations for a geriatric exercise prescription. J Gerontol A Biol Sci Med Sci 2002; 57 (5): M262-82.
7) Moritani T, deVries HA. Potential for gross muscle hypertrophy in older men. J Gerontol 1980; 35 (5): 672-82.
8) Fiatarone MA, O'Neill EF, Ryan ND, et al. Exercise training and nutritional supplementation for physical frailty in very elderly people. N Engl J Med 1994; 330 (25): 1769-75.
9) Taaffe DR, Marcus R. Dynamic muscle strength alterations to detraining and retraining in elderly men. Clin Physiol 1997; 17 (3): 311-24.
10) Latham N, Anderson C, Bennett D, Stretton C. Progressive resistance strength training for physical disability in older people. Cochrane Database Syst Rev 2003 (2): CD002759.
11) Latham NK, Bennett DA, Stretton CM, Anderson CS. Systematic review of progressive resistance strength training in older adults. J Gerontol A Biol Sci Med Sci 2004; 59 (1): 48-61.
12) サルコペニア診療ガイドライン作成委員会. サルコペニア診療ガイドライン 2017 年版: ライフサイエンス出版; 2017.
13) Cruz-Jentoft AJ, Landi F, Schneider SM, et al. Prevalence of and interventions for sarcopenia in ageing adults: a systematic review. Report of the International Sarcopenia Initiative (EWGSOP and IWGS). Age Ageing 2014; 43 (6): 748-59.
14) Yoshimura Y, Wakabayashi H, Yamada M, et al. Interventions for Treating Sarcopenia: A Systematic Review and Meta-Analysis of Randomized Controlled Studies. J Am Med Dir Assoc 2017; 18 (6): 553.e1-e16.
15) Shinkai S, Watanabe S, Kumagai S, et al. Walking speed as a good predictor for the onset of functional dependence in a Japanese rural community population. Age Ageing 2000; 29 (5): 441-6.
16) Shimada H, Suzukawa M, Tiedemann A, et al. Which neuromuscular or cognitive test is the optimal screening tool to predict falls in frail community-dwelling older people? Gerontology 2009; 55 (5): 532-8.
17) McGibbon CA. Toward a better understanding of gait changes with age and disablement: neuromuscular adaptation. Exerc Sport Sci Rev 2003; 31 (2): 102-8.
18) Shimada H, Kimura Y, Lord SR, et al. Comparison of regional lower limb glucose metabolism in older adults during walking. Scand J Med Sci Sports 2009; 19 (3): 389-97.

Part 7
その他の介入法

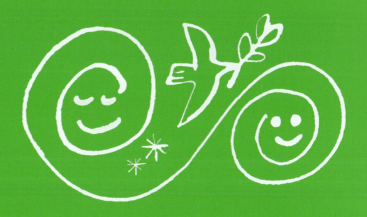

Part 7　その他の介入法

複合介入

金　憲経 Kim, Hunkyung

Keyword
サルコペニア，運動介入，栄養介入，複合介入

はじめに

筋量の減少には，加齢，慢性疾患，骨格筋の不使用，栄養不良などのさまざまな要因が複雑にかかわっているが，そのメカニズムの完全解明までには至っていないのが現状である．とくに，骨格筋量の減少にともなう筋力の衰えや身体機能の低下予防のためには，さまざまな危険要因のなかで，可変因子を見い出し，その因子の改善に焦点を当てる支援が有効である．可変因子として注目されているのは，骨格筋の不使用と栄養不良である[1]．

骨格筋の不使用を解消する手法としては，運動が勧められ，高齢者においても，漸増負荷レジスタンス運動（progressive resistance strength training）の実践によって，筋肉量や筋力の増大効果を多くの研究で検証している[2,3]．栄養不良の対策としては，たんぱく質，HMB，茶カテキン，ビタミンD，n-3系脂肪酸，乳脂肪球皮膜，必須アミノ酸の補充を勧めている．なかでも，必須アミノ酸を補充すると筋たんぱく質合成が促進されるとの結果を多くの研究で報告している（図1）[4]．サルコペニア予防のためには，運動単独介入あるいは栄養単独介入よりは，運動に栄養補充を加える複合介入がより効果的であるとの見解が優勢である．本稿では，複合介入の効果について詳細に概説する．

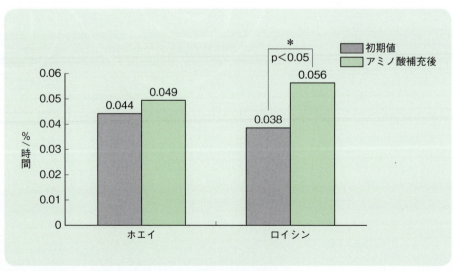

図1　必須アミノ酸補充後の筋たんぱく質合成率の比較
(Katsanos CS, et al. Am J Physiol Endocrinol Metab 2006；291 (2)：E381-E7[4] より改変)

●複合介入

■複合介入が必要な背景
1）運動単独介入の効果と問題点

　高齢者に対する運動効果は，レジスタンス運動について，lean body mass（LBM）の増大効果，筋力の向上効果の両面から検討されている．レジスタンス運動がLBMに及ぼす影響について，2011年Petersonらが49介入研究を分析した（meta-analysis）結果によれば，介入後に1.1kg（95％ CI＝0.9〜1.2kg，p＜0.001）増大効果を認め，50歳以上で運動せずに座位生活を続けると年間0.18kgの減少が起こる事実を考慮した場合，レジスタンス運動がLBM増大に及ぼす影響は非常に大きいと指摘している[2]．一方，レジスタンス運動が筋力向上に及ぼす影響は部位によって異なり，leg press（32介入研究）31.63kg（95％ CI＝27.59〜35.67kg，p＜0.001），chest press（36介入研究）9.83kg（95％ CI＝8.42〜11.24kg，p＜0.001），knee extension（28介入研究）12.08kg（95％ CI＝10.44〜13.72kg，p＜0.001）といずれの部位でも顕著な向上効果が観察されている[5]．このように，先行研究の多くは，レジスタンス運動は筋肉量のみならず筋力増大に非常に効果的であると報告している．しかし，ここで注意深く観察すべき点は，先行研究で採用している運動の量である．上昇効果を検証している先行研究はいずれも higher intensity training, higher-volume interventionである．つまり高強度運動を多量指導すれば効果が上昇するが，低強度負荷のレジスタンス運動では筋量の上昇，筋力の向上効果は見込めないとの考えである．骨格筋量の減少にともなう筋力の衰え，歩行機能の低下といった状態のサルコペニア高齢者を対象に高強度，多量の運動量を採用し，筋肉量や筋力の上昇効果だけを追求した場合，運動の「副作用（adverse effect）」についての論議が必要と考える．一方，Taaffeは[6]，サルコペニア改善のためにはmoderate intensityのレジスタンス運動でも十分効果が期待できると提案していることから，今後，中低強度負荷のレジスタンス運動がサルコペニア高齢者の筋量や筋力，physical performanceに及ぼす影響について，いっそうの研究を要する．

2）栄養単独介入の効果と問題点

　筋肉の構成成分である筋たんぱく質は合成と分解を常に繰り返し，合成と分解のバランスによって筋量は一定に保たれている．高齢になるとさまざまな要因によって筋たんぱく質の量が徐々に減少する．つまり，筋たんぱく質の分解量が合成量を上回るか，合成速度が低下するかによって骨格筋量は減少していく．しかし，筋たんぱく質の合成を促進するか分解を抑制することができれば，骨格筋量の減少を抑え，有効な対策と考えられる．高齢者でも，必須アミノ酸の摂取は筋たんぱく質の合成を促進する効果があり，必須アミノ酸のなかでもロイシン高含量の必須アミノ酸の摂取がより効果的であることを多くの研究で検証している[4]．

　アミノ酸補充効果について検討した先行研究によれば，Borsheimら[7]，ロイシンが35.88％含まれている必須アミノ酸11gを16週間補充し，LBMや筋力，歩行機能の変化を調べた．LBMは12週で1.14±0.36kgの有意な増大効果を，下肢筋力は16週で22.2±6.1％増加，通常歩行速度の有意な改善効果（ベースライン＝1.26±0.05m/秒，16週＝1.34±0.05m/秒，p＝0.002）を検証している．しかし，Dillonらのロイシン18.6％，リジン15.5％配合している必須アミノ酸7.5gを1日2回補充する試験を3か月間実施した結果によれば，アミノ酸補充によってLBMは事前（43.5±2.8kg）より事後（45.2±3.0kg）で有意に増加したが，筋力の変化はみられなかったと報告している[8]．これらの先行研究を総合すると，必須アミノ酸補充は筋肉量の上昇効果についてはおおむね一致しているが，筋力向上の効果は必ずしも一致せず，研究

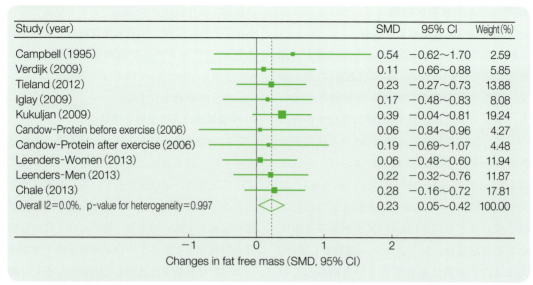

図2 タンパク質補充を伴うレジスタンス運動のメタアナリシスに含まれている個別研究における対象者のFFM変化のフォレストプロット

(Finger D, et al. Sports Med 2015；45(2)：245-55[11] より)

者によって異なる結果を報告している．今後いっそうの検証が必要であろう．一方，Drummondらは運動＋アミノ酸補充によって，上昇効果が期待できると複合介入の必要性を指摘している[9]．

■複合介入の効果検証

1）筋量・筋力・パフォーマンスに対する複合介入の効果

栄養補充単独による効果検証より運動との組み合わせの効果を多く報告している．栄養補充と運動の組み合わせの結果を総合すると，①筋量の上昇，筋力向上あるいはperformanceの改善を認める研究，②筋量は上昇するが，筋力あるいはperformanceの改善効果は認めない研究，③筋量上昇，筋力向上，performance改善の効果は得られないとの研究に分けられる．

まずは，1995年から2010年度に報告された3,122件の抄録より選定した22のRCT研究のmeta-analysis結果によれば，たんぱく質補充はfat free mass（FFM）（weighted mean difference 0.69 kg，95% CI 0.47～0.91 kg，P＜0.001）

と足の1-RM筋力（weighted mean difference 13.5 kg，95% CI：6.4～20.7 kg，P＜0.005）ともに上昇すると報告し，レジスタンス運動にたんぱく質の補充は若年者のみならず，高齢者の筋量や筋力向上に有効であると強調している[10]．

次に，2014年1月までに報告されている540件の論文より抽出した9件のRCT論文のmeta-analysis結果では，レジスタンス運動と同時に補充するたんぱく質は，FFM（standardized mean difference＝SMD＝0.23，95% CI＝0.05～0.42）の上昇効果は認める（図2）．しかしながら，筋量の変化＝SMD＝0.14，95% CI＝−0.05～0.32（図3），筋力の変化＝SMD＝0.13，95% CI＝−0.06～0.32は統計学的に有意ではなかったと指摘している（図4）[11]．

最後に，MEDLINE（1946年～2015年8月），EMBASE（1980年～2015年8月），CINAHL Plus（1937年～2015年8月），SPORTDiscus（1949年から2015年8月）より抽出した11,770件中，選定基準を満たした15論文のsystemat-

●複合介入

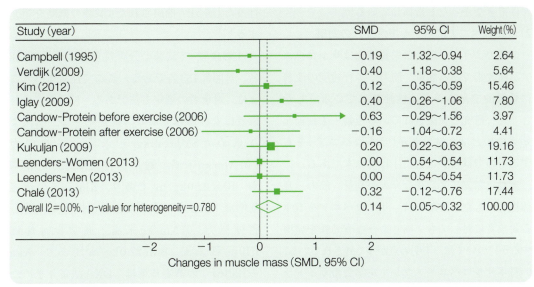

図3 タンパク質補充を伴うレジスタンス運動のメタアナリシスに含まれている個別研究における対象者の筋量変化のフォレストプロット

(Finger D, et al. Sports Med 2015；45 (2)：245-55[11]より)

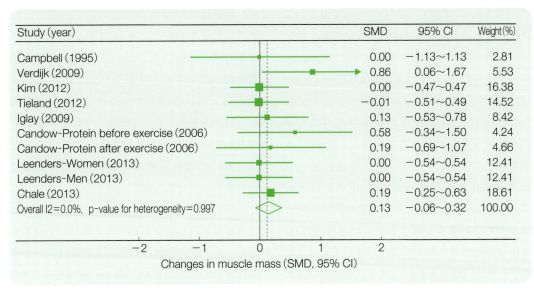

図4 タンパク質補充を伴うレジスタンス運動のメタアナリシスに含まれている個別研究における対象者の筋力変化のフォレストプロット

(Finger D, et al. Sports Med 2015；45 (2)：245-55[11]より)

ic reviewの結果を報告している．レジスタンス運動にたんぱく質補充の効果を筋量，筋力，performanceの変化より検証しようとしている．研究によっては，筋力の向上効果を報告したり，LBMの上昇効果を検証したとの論文は多くはないが散見される．しかしながら，高齢者を対象としたレジスタンス運動にたんぱく質や必須アミノ酸補充を加えることによる効果を総合的に分析した場合，たんぱく質補充による有意な増大効果（augment effect）を検出するこ

とはできなかったと指摘している[12].

2) サルコペニアに対する複合介入の効果

前述のように，運動と栄養補充はサルコペニア診断要素である筋量，筋力，歩行速度の改善に効果的であることは検証されている．しかし，先行研究で検証されている運動＋栄養補充効果の殆どは，対象者が「サルコペニア」を有するものではないことに注目すべきである．

運動＋栄養による複合介入が筋量，筋力，身体機能にもたらす効果は，サルコペニアを有する対象者に対しても，同じような有効性を発揮するかについては，不明の点が多く残されている．

日本サルコペニア・フレイル学会のガイドライン委員会では，サルコペニア治療法としての複合介入の有効性を確かめるためにシステマティック・レビュー[13]を行い，その結果を基にガイドラインを作成している．ここでは，システマティック・レビューの結果に基づき，複合介入の効果を詳細に紹介する．The European Working Group on Sarcopenia in Older People (EWGSOP)[14] または Asian Working Group for Sarcopenia (AWGS)[15] などサルコペニアの診断基準を満たした高齢者を対象としたRCTを検索したが，スクリーニングで選択されたRCTはいずれも Inclusion criteria が EWGSOP または AWGS などサルコペニアの診断基準を満たした高齢者を対象としていなかったため，対象は骨格筋量に加えて筋力の減少または身体機能の低下を組み合わせてサルコペニアの診断を行ったRCTを対象とした．

2000年1月～2016年12月までに PubMed, Cochrane Library of Cochrane Reviews (CDSR), Cochrane Central Register of Controlled Trials (CENTRAL), Ichushi-Web をデータベースとした文献を検索対象としたところ315編の研究論文が選定された．論文の除外基準と選定基準を適応した結果，最終的には4試験の文献が抽出され，meta-analysisを行った（図5）．抽出された4試験の概略を紹介する[16~18].

1) 対象者：4試験の分析対象者は介入群132名，対照群133名である．ここで注目すべきことは，対象者の選定方法である．Kimら[16]の対象者は女性のみであり，選定基準は，BI法より求めたSMI $6.42 kg/m^2$ 未満，膝伸展力 $1.01 Nm/kg$ 未満，通常歩行速度 $1.22 m/秒$ 未満，BMI $22.0 kg/m^2$ であり，Kimら[17]の選定基準は，BI法より求めたSMI $6.42 kg/m^2$ 未満，膝伸展力 $1.01 Nm/kg$ 未満，通常歩行速度 $1.10 m/秒$ 未満，BMI $22.0 kg/m^2$ であり，Kimら（2016）[18]の選定基準は，DXA法より求めたSMI $5.67 kg/m^2$ 未満，DXA法の体脂肪率 32.0% 以上，握力 $17.0 kg$ 未満，通常歩行速度 $1.0 m/秒$ 未満である．一方，Zdzieblikら（2015）[19]は，新聞広告で募集した地域在住65歳以上の男性高齢者を対象に，握力 $32.0 kg$ 未満，DXA法より求めた筋肉量が若者の平均値より1～2標準偏差低いものをサルコペニアⅠ群，2標準偏差以上低いものをサルコペニアⅡ群と定義し，53名を抽出した．4試験いずれの試験で採用された対象者の選定基準は，EWGSOPまたはAWGSの選定基準によるものではないことを考慮すべきである．

2) 運動プログラム：3試験（Kimら）[16~18]ではゴムバンドやアンクルウェイトなどを使用するレジスタンス運動とバランスや歩行訓練を組み合わせた包括的運動であり，指導頻度は週2回，指導時間は1回当たり60分間，指導期間は3か月間行った．Kimらの3試験では[16~18]，対象者をRCTにより運動＋栄養の複合介入群，運動単独群，栄養単独群，健康教育（対照）群に分けて，プログラムの効果を検証している．

Zdzieblikら（2015）の試験では[19]，対象者をRCTにより運動＋コラーゲンペプチド群と運動＋プラセボ群に分けて，週3回，1回当たり60分のレジスタンス運動を3か月間実施し，そ

●複合介入

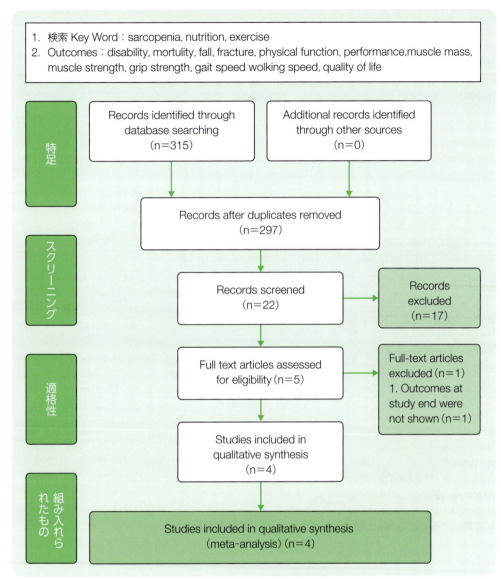

図5 システマティックレビューに使用した複合介入論文の抽出過程
(Yoshimura Y, et al. J Am Med Dir Assoc 2017 ; 18 (6) : 553.e1-e16[13]より)

の効果を検証した．

3) 主分析変数：Kimらの3試験では[16〜18]，筋量（四肢の骨格筋量，足の筋量），筋力（握力，膝伸展力），歩行速度（通常歩行速度，最大歩行速度）であり，Zdzieblikら（2015）[19]の試験ではFFM，脂肪量，膝伸展力である．

4) 効果：4つのRCTを統合することにより，1) 運動＋栄養と運動のみ，2) 運動＋栄養と栄養のみを評価するサブグループメタ解析を行った（図1，図2）．

(1) 運動＋栄養と運動のみとの比較

運動に栄養補充を加える複合介入プログラムによって，通常歩行速度は－0.07 m/s（95％ CI ＝－0.13，－0.00；p＝0.04）の有意な改善が確認された[15]．一方，四肢の骨格筋量－0.38 kg（95％ CI ＝－0.81，0.06；p＝0.09），

163

Part 7 その他の介入法

1. 介入3か月後の四肢骨格筋量か月（kg）

Study or subgroup	介入群 Mean	SD	Total	対照群 Mean	SD	Total	Weight	平均値の差 IV, Random, 95% CI
Kim 2012	13.59	1.53	38	14.19	1.33	39	46.7%	−0.60（−1.24, 0.04）
Kim 2013	14.18	1.41	32	14.45	1.57	32	35.9%	−0.27（−1.00, 0.46）
Kim 2016	13.00	2.3	36	13	2.20	35	17.5%	0.00（−1.05, 1.05）
Total (95% CI)			106			106	100.0%	−0.38（−0.81, 0.06）

Heterogeneity：$Tau^2=0.00$；$Chi^2=1.05$, df=2 (p=0.59)；$I^2=0\%$
Test for overall effect：Z=1.69 (p=0.09)

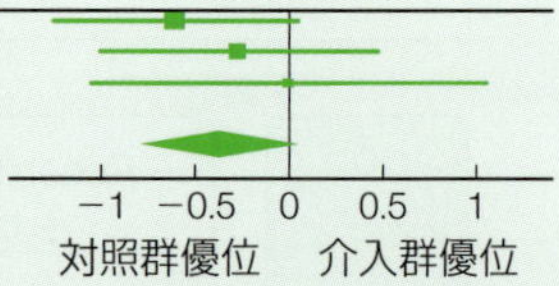

2. 介入3か月後の徐脂肪量（FFM）（kg）

Study or subgroup	介入群 Mean	SD	Total	対照群 Mean	SD	Total	Weight	平均値の差 IV, Random, 95% CI
Zdzieblik 2015	61.1	6.88	26	57.8	7.46	27	100.0%	3.30（−0.56, 7.16）
Total (95% CI)			26			27	100.0%	3.30（−0.56, 7.16）

Heterogeneity：Not applicable
Test for overall effect：Z=1.67 (p=0.09)

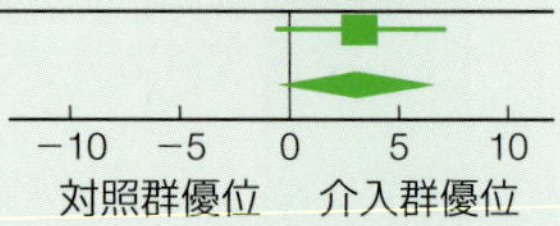

3. 介入3か月後の通常歩行速度（m/秒）

Study or subgroup	介入群 Mean	SD	Total	対照群 Mean	SD	Total	Weight	平均値の差 IV, Random, 95% CI
Kim 2012	1.43	0.29	38	1.50	0.23	39	29.8%	−0.07（−0.19, 0.05）
Kim 2013	1.37	0.24	32	1.36	0.3	32	23.0%	0.01（−0.12, 0.14）
Kim 2016	102	0.2	36	1.30	0.2	35	47.2%	−0.10（−0.19, −0.01）
Total (95% CI)			106			106	100.0%	−0.07（−0.13, −0.00）

Heterogeneity：$Tau^2=0.00$；$Chi^2=1.77$, df=2 (p=0.41)；$I^2=0\%$
Test for overall effect：Z=2.02 (p=0.04)

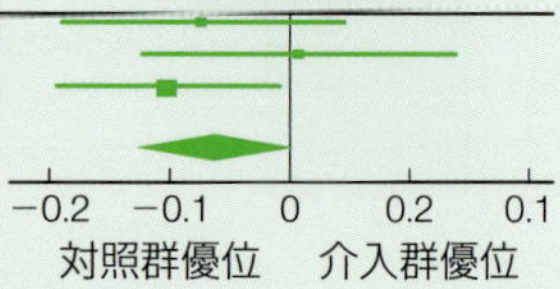

図6　運動＋栄養と運動のみとの効果を比較したRCTのメタアナリシス
(Yoshimura Y, et al. J Am Med Dir Assoc 2017；18 (6)：553.e1-e16[13] より)

FFM 3.30 kg（95％ CI=−0.56, 7.16；p=0.09）と統計学的に有意ではなかったが，改善の傾向は観察された[13]．しかし，握力，膝伸展力，最大歩行速度の変化は有意ではなかった（図6）．

(2) 運動＋栄養と栄養のみとの比較

運動と栄養による3か月間の複合介入によって，膝伸展力は10.43 Nm（95％ CI=6.20, 14.66；p<0.001）の有意な増加効果を認めた．しかし，四肢骨格筋量，握力，膝伸展力，通常および最大歩行速度の変化は統計学的に有意ではなかった（図7）[13]．

今回のシステマティック・レビューの対象者を低骨格筋量＋握力低下，または歩行速度の低下を満たす高齢者としたために，栄養と運動による複合介入の相加効果を明らかにすることができなかった．しかし，サルコペニアに対する複合介入効果を検証するときの重要な観点は，サルコペニア定義の考慮である．サルコペニアとは複合概念，つまり「筋量減少＋筋力低下」あるいは「筋量減少＋歩行速度低下」である．表1に示したように，「足の筋量＋膝伸展力」改善にはアミノ酸補充あるいは運動単独の介入で

●複合介入

```
1. 介入3か月後の膝伸展筋力（Nm/kg）
                      介入群              対照群                    平均値の差              平均値の差
Study or subgroup  Mean   SD   Total  Mean   SD   Total  Weight  IV, Random, 95% CI    IV, Random, 95% CI
Kim 2013           49.85  8.97  32    39.42  8.29  32    100.0%  10.43 (6.20, 14.66)

Total (95% CI)                  32                 32    100.0%  10.43 (6.20, 14.66)
Heterogeneity: Not applicable                                                          -10  -5   0   5   10
Test for overall effect: Z=4.83 (p<0.00001)                                            対照群優位   介入群優位
```

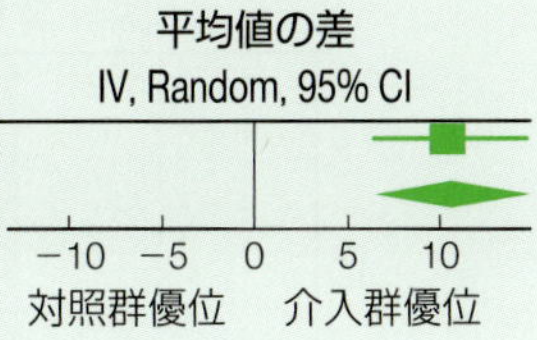

図7 運動＋栄養と栄養のみとの効果を比較したRCTのメタアナリシス
(Yoshimura Y, et al. J Am Med Dir Assoc 2017；18(6)：553.e1-e16[13]より)

表1 足の筋量と筋力あるいは足の筋量と身体機能の改善効果に対する介入群間の比較

従属変数*	健康教育群	介入群					
		アミノ酸群		運動群		運動＋アミノ酸群	
	基準	OR[#]	95% CI	OR[#]	95% CI	OR[#]	95% CI
足の筋量＋膝伸展力	1.00	1.99	0.72〜5.65	2.61	0.88〜8.05	4.89	1.89〜11.27
足の筋量＋通常歩行速度	1.00	1.35	0.45〜4.08	2.41	0.79〜7.58	4.11	1.33〜13.68

*従属変数：筋量と身体機能の変化：1＝向上，0＝無変化あるいは低下
[#]OR＝調整済オッズ比；95% CI＝95%信頼区間

(Kim H, et al. J Am Geriatr Soc 2012；60(1)：16-23[16]より)

は不十分であり，「運動＋アミノ酸補充」の複合介入（OR＝4.89，95% CI＝1.89〜11.27）で有効性が確認された．また，「足の筋量＋通常歩行速度」改善においても，運動あるいはアミノ酸群ではORが有意ではなく，「運動＋アミノ酸補充」の複合介入（OR＝4.11，95% CI＝1.33〜13.68）で，ORが統計学的に有意性を示した[16]．この結果から，サルコペニアに対する介入の基本は，栄養と運動の組み合わせによる複合介入がより効果的であることが示唆された．

今回のシステマティック・レビューにおいては，サルコペニア患者を対象として栄養＋運動の複合介入による相加的効果は観察されず，今後は運動療法の内容，栄養介入の方法についてさらなるエビデンスが必要であることが浮き彫りになった．以上の結果を踏まえて，ステートメントは，サルコペニアを有する人へのレジスタンストレーニングを含む包括的運動介入と栄養療法による複合介入は，単独介入に比べサルコペニアの改善に有効であり，推奨される．しかしながら，長期的アウトカム改善効果は明らかではない（エビデンスレベル：非常に低、推奨レベル：弱）．

■複合介入の長期効果

複合介入による長期効果を検証した研究報告はきわめて少ない．運動と栄養による複合介入の長期効果を検証するために，介入修了4年後に行った追跡調査の分析した結果を詳細に紹介する．データ収集ができた追跡対象者は，介入参加者135名（87.1%），不参加者124名（83.2%）であった．

4年間の変化量を介入参加者と不参加者で比較した結果，全身の筋量，握力では両者間で統計学的有意差はみられなかった．しかし，足の

Part 7 その他の介入法

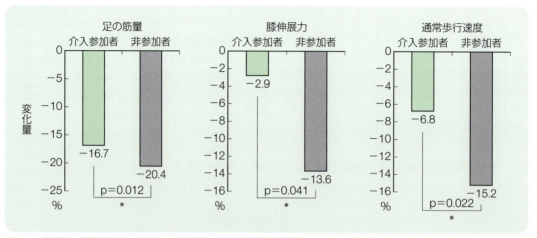

図8 4年間の変化量における介入参加群と非参加群の比較
(Kim H, et al. Geriatr Gerontol Int 2016；16(2)：175-81[20]より改変)

筋量（介入参加者16.7％減少，非参加者20.4％減少，$p=0.012$），膝伸展力（介入参加者2.9％減少，非参加者13.6％減少，$p=0.041$），通常歩行速度（介入参加者6.8％減少，非参加者15.2％減少，$p=0.022$）の減少率で有意差がみられ，介入参加者の減少率が非参加者より低かった（図8）．さらに，過去1年間の転倒率は，2008年介入開始時の介入参加者18.4％，不参加者23.2％であった．2012年に追跡調査時の介入参加者17.8％，不参加者28.7％（$p<0.001$）と介入参加者で転倒率が抑制され（図9），複合介入の長期効果を検証することができた[20]．

おわりに

骨格筋量の減少にともなう筋力の衰えあるいは身体機能の低下を意味するサルコペニアは身体的障害，転倒・骨折率，死亡率の上昇と強く関連することから老年学分野で関心の高い領域である．サルコペニアの危険因子は種々で複雑であるが，全メカニズムの完全解明には至っていないのが現況である．しかし，骨格筋の不使用と栄養不良は筋量の減少と密接にかかわり，可変要因としての注目度が高まっている．骨格筋の不使用を解消するためには運動が勧めら

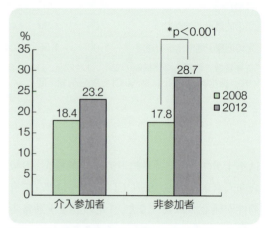

図9 介入参加群と非参加群における過去1年間の転倒率の比較
(Kim H, et al. Geriatr Gerontol Int 2016；16(2)：175-81[20]より改変)

れ，高齢者でも漸増負荷のレジスタンス運動を実施することによって，筋量や筋力の増大効果は認められると指摘している．一方，ロイシン高配合の必須アミノ酸の補充は，高齢者の筋量増大に有効であるが，アミノ酸補充のみではサルコペニア高齢者の体力改善には不十分であるとの指摘も散見される．本稿では，運動に栄養補充を加える複合介入の効果を総合的に概説したところ，運動単独あるいは栄養単独の介入に

比べて，サルコペニア高齢者の骨格筋量のみならず筋力，歩行機能の改善効果がより大きいことを検証した．よって，サルコペニアの予防・改善のためには運動と栄養を中心とした複合介入が有効で，推奨する．

参考文献

1) Fiatarone MA, O'Neill EF, Ryan ND, et al. Exercise training and nutritional supplementation for physical frailty in very elderly people. N Engl J Med 1994；330(25)：1769-75.
2) Peterson MD, Sen A, Gordon PM. Influence of resistance exercise on lean body mass in aging adults：a meta-analysis. Med Sci Sports Exerc 2011；43(2)：249-58.
3) Liu CJ, Latham NK. Progressive resistance strength training for improving physical function in older adults. Cochrane Database Syst Rev 2009；3：CD002759.
4) Katsanos CS, Kobayashi H, Sheffield-Moore M, et al. A high proportion of leucine is required for optimal stimulation of the rate of muscle protein synthesis by essential amino acids in the elderly. Am J Physiol Endocrinol Metab 2006；291(2)：E381-E7.
5) Peterson MD, Rhea MR, Sen A, Gordon PM. Resistance exercise for muscular strength in older adults：a meta-analysis. Ageing Res Rev 2010；9(3)：226-37.
6) Taaffe DR. Sarcopenia-Exercise as a treatment strategy. Aust Fam Physician 2006；35(3)：130-3.
7) Børsheim E, Bui QU, Tissier S, et al. Effect of amino acid supplementation on muscle mass, strength and physical function in elderly. Clin Nutr 2008；27(2)：189-95.
8) Dillon EL, Sheffield-Moore M, Paddon-Jones D, et al. Amino acid supplementation increases lean body mass, basal muscle protein synthesis, and insulin-like growth factor-I expression in older women. J Clin Endocrinol Metab 2009；94(5)：1630-7.
9) Drummond MJ, Dreyer HC, Pennings B, et al. Skeletal muscle protein anabolic response to resistance exercise and essential amino acids is delaying with aging. J Appl Physiol (1985) 2008；104(5)：1452-61.
10) Cermak NM, Res PT, de Groot LC, et al. Protein supplementation augments the adaptive response of skeletal muscle to resistance-type exercise training：a meta-analysis. Am J Clin Nutr 2012；96(6)：1454-64.
11) Finger D, Goltz FR, Umpierre D, et al. Effects of protein supplementation in older adults undergoing resistance training：a systematic review and meta-analysis. Sports Med 2015；45(2)：245-55.
12) Thomas DK, Quinn MA, Saunders DH, Greig CA. Protein supplementation does not significantly augment the effects of resistance exercise training in older adults：a systematic review. J Am Med Dir Assoc 2016；17(10)：959.e1-e9.
13) Yoshimura Y, Wakabayashi H, Yamada M, et al. Interventions for treating sarcopenia：a systematic review and meta-analysis of randomized controlled studies. J Am Med Dir Assoc 2017；18(6)：553.e1-e16.
14) Cruz-Jentoft AJ, Baeyens JP, Bauer JM, et al. Sarcopenia：European consensus on definition and diagnosis：Report of the European Working Group on Sarcopenia in Older People. Age Ageing 2010；39(4)：412-23.
15) Chen LK, Liu LK, Woo J, et al. Sarcopenia in Asia：consensus report of the Asian Working Group for Sarcopenia. J Am Med Dir Assoc 2014；15(2)：95-101.
16) Kim H, Suzuki T, Saito K, et al. Effects of exercise and amino acid supplementation on body composition and physical function in community-dwelling elderly Japanese sarcopenic women：a randomized controlled trial. J Am Geriatr Soc 2012；60(1)：16-23.
17) Kim H, Suzuki T, Saito K, et al. Effects of exercise and tea catechins on muscle mass, strength and walking ability in community-dwelling elderly Japanese sarcopenic women：a randomized controlled trial. Geriatr Gerontol Int 2013；13(2)：458-65.
18) Kim H, Kim M, Kojima N, et al. Exercise and Nutritional Supplementation on Community-Dwelling Elderly Japanese Women with Sarcopenic Obesity：A Randomized Controlled Trial. J Am Med Dir Assoc 2016；17(11)：1011-9.
19) Zdzieblik D, Oesser S, Baumstark MW, et al. Collagen peptide supplementation in combination with resistance training improves body composition and increases muscle strength in elderly sarcopenic men：a randomised controlled trial. Br J Nutr 2015；114(8)：1237-45.
20) Kim H, Suzuki T, Saito K, et al. Long-term effects of exercise and amino acid supplementation on muscle mass, physical function and falls in community-dwelling elderly Japanese sarcopenic women：A 4-year follow-up study. Geriatr Gerontol Int 2016；16(2)：175-81.

Part 7 その他の介入法

ホルモン

小川純人 Ogawa, Sumito

Keyword
ホルモン，サルコペニア，転倒

はじめに

サルコペニアは高齢者の転倒リスクやADLに及ぼす影響が大きく，その予防はわが国において重要な課題となっている．高齢者における骨折発生についても，筋肉量減少，筋力低下などによる転倒予防機能の低下が大きなリスク因子となることが知られており，最近の知見により性ステロイドホルモンの濃度や動態と，これらリスク因子との間に関連性が示されるようになってきている．閉経にともなう女性ホルモンの欠乏状態をはじめ，性ステロイドホルモンの分泌，血中濃度，代謝速度，応答性にさまざまな加齢性変化が生じることが知られており，ホルモン補充などの介入によるサルコペニアの改善効果も期待される．本稿では，性腺系，副腎系の加齢変化にともなう性ホルモンの動態ならびにサルコペニア，転倒と性ホルモンとの関連性について概説する．

サルコペニア予防・治療の重要性

加齢にともなうさまざまな機能変化のなかでも，歩行能力，運動機能，視力，記銘力，腎機能をはじめとした人間の身体機能，生理機能は年齢とともに低下していくことが知られている．また，加齢にともない生殖内分泌器官の機能低下も認められ，性ホルモンなどのホルモン動態にも大きな変化が生じてくる．さらに，加齢にともなう筋肉量減や筋力低下（サルコペニア）により，高齢者の身体機能はいっそう低下し，activities of daily life（ADL）自立がより困難となり，結果的に転倒・骨折による要介護状態に陥る場合も多い．このように複合的な成因や背景が想定される高齢者疾患では，骨粗鬆症にともなう脊椎圧迫骨折，変形性関節症，大腿骨近位部骨折，長期臥床にともなう廃用症候群，神経・筋疾患など，高齢者の運動機能，身体機能を低下させるばかりでなく，生命予後，ADLを規定し，高齢者本人，介護者のquality of life（QOL）を低下させてしまう場合が多く，その対策は重要である．平成25年度国民生活基礎調査[1]の結果では，要介護者の介護を必要とする原因として，転倒・骨折が脳血管疾患，高齢による衰弱（フレイル），認知症についで第4位となっており，地域在住高齢者を対象とした調査でも年間転倒発生率が約20％認められる[2]など，転倒および転倒にともなう大腿近位部骨折などの骨折頻度は高齢者においてより顕著になってきている．介護予防の面からも転倒予防は重要な課題となってきており，介護予防市町村モデル事業における筋力向上プログラムをはじめ，転倒予防の啓発，実践の場として運動教室が各地で行われてきている．こうした性ホルモンの加齢変化，動態と転倒リスクや筋肉量などとの関連性についても次第に明らかになってきており，「骨粗鬆症の予防と治療ガイドライン」[3]などにおいても転倒・サルコペニア予防の重要性が認識されるようになってきている．

性ホルモンの加齢変化

加齢にともなう機能変化のなかで生殖内分泌器官の老化は重要であり，とくに女性においては平均寿命が80歳を超えるのに対し，50歳前後で閉経を迎えるようになる．このように加齢とともに変動する内的環境のうち重要なものとして，個体の恒常性（ホメオスタシス）の維持に必要なホルモンがあげられる．一般に，甲状腺ホルモンやグルココルチコイドなど生命維

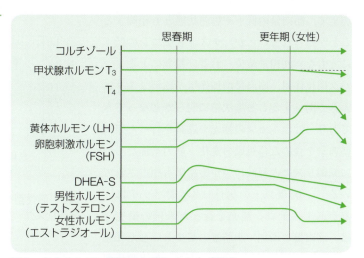

図1 血中ホルモン濃度の加齢にともなう変化

持のために不可欠と考えられるホルモンは，加齢に際し比較的一定レベルを維持するのに対し，性ステロイドホルモンの血中濃度は加齢によって特異的な変動を示すことが明らかになってきている（図1）．血中エストラジオール，テストステロン，デヒドロエピアンドロステロンサルフェート（DHEA-S）はいずれも小児期から思春期にかけて著増し，その後は各性ステロイドホルモンに特徴的な加齢性変動のパターンを示す．女性では閉経を機に血中エストロゲン濃度は顕著に低下し，血中エストロゲンの低下にともなって，フィードバック抑制が起こらず下垂体からの分泌上昇により血中黄体形成ホルモン（LH），卵胞刺激ホルモン（FSH）値は高値となる．

男性の場合，精巣Leidig細胞より分泌されるテストステロンは加齢とともに低下するが，その程度には個人差を認める場合が多い．また，性ホルモンの前駆体であるデヒドロエピアンドロステロン（DHEA）は，その硫酸抱合体であるDHEA-sulfate（DHEA-S）とともにそのほとんどが副腎で産生され，それ自体が弱いアンドロゲン活性を有することから副腎アンドロゲンといわれている．DHEA，DHEA-Sは6〜7歳頃から増加し始め，13歳前後でピークに達してしばらく高値を持続し，20歳代以後加齢とともに直線的に減少することが明らかとなってきている．

性ホルモンとサルコペニア・転倒リスク

男性においては加齢にともないテストステロンの低下を認めることが知られているが，最近の研究から低テストステロン状態による高齢者の身体機能，転倒などへの影響について，次第に明らかになってきた．米国における5,995名（65〜99歳）の地域在住高齢男性を対象とした4年間の観察研究では，当初の活性型テストステロン値と転倒リスクとの間に負の相関を認め，テストステロン値が下位1/4の男性において上位1/4の男性より転倒リスクが約40％高くなる結果となった（図2）[4]．また，低テストステロンの影響は65〜69歳の男性でもっとも顕著に認められ（RR1.8；95％信頼区間1.2〜2.7），身体能力の低下とも相関を認めるなど，高齢者における性ホルモン濃度と転倒リスクとの関連性が示された[4]．また，こうした加齢にともなう転倒リスクの上昇は，性ホルモン濃度の低下に

加えて，筋肉量の低下や虚弱状態とも相関することが知られているが，テストステロンの低下にともなう筋肉量減少，および補充によるタンパク同化作用，筋肉量増加作用が転倒リスクに大きく関与することも次第に明らかとなってきており，性ホルモンの補充や運動を行った際に筋肉量を含めた体組成の変化，筋力増加ならびに転倒リスクの軽減につがる結果も報告されている[5,6]．65歳以上の男性に3年間パッチによるテストステロン補充を行った米国の研究では，筋肉量の増加，脂肪量の減少といった体組成の改善効果が認められた一方で，前立腺癌患者に対してGnRHアゴニスト投与などの抗アンドロゲン療法を行った患者では，筋肉量減少，脂肪量増加という体組成変化を認めた（図3）[7,8]．このほか，骨格筋特異的なアンドロゲン受容体ノックアウトマウスを用いた解析により四肢の筋力低下が認められたなど，性ホルモンや核内受容体を介した骨格筋作用とその分子機序が次第に明らかになってきている[9]．

テストステロン値が男性のみならず加齢とともに女性でも低下することは知られているが[10]，女性におけるテストステロンレベルと転倒リスクとの相関についても一部で示唆されている[11,12]．一方，女性ホルモンについては男性ホルモンと同様に加齢性変化を認め，とくに閉経後に顕著な低下を認めることが知られているが，高齢者に対して女性ホルモン補充を行った際に，筋力増強を認め，転倒リスクを軽減させるかどうかについては一定の結論が得られていない[13,14]．

DHEA-Sは末梢組織でアンドロゲン，女性ホルモンに変換されることで間接的に作用することが知られているが，これまでの観察研究などから，高齢者においてDHEA-S値と転倒リスクとの間に負の相関を認める可能性が示唆されている．

また，性ホルモン結合タンパク（SHBG）につ

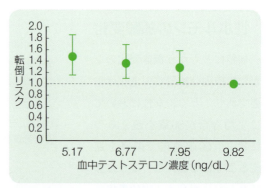

図2 活性型（bioavailable）テストステロン値と転倒リスク
(Orwoll E, et al. Arch Intern Med 2006；166 (19)：2124-31[4]より引用改変)

いては，性ホルモンの動態とは異なり，加齢にともなって増加することが知られており[15]，SHBGの増加にともない，フリーテストステロン値はむしろ低下し，体内におけるテストステロン活性も低下することが明らかとなってきている[11]．SHBG値自体の動態と転倒リスクとの関連性についてはこれまでのところ明らかになっていない．また最近の知見から，運動により性ホルモンを増加させ，筋力増加につながる可能性も示唆されている．ラットを用いた基礎研究においては，30分間/日，計12週間のトレッドミルによる持久性運動を実施した結果，運動後骨格筋内のジヒドロテストステロン（DHT）や5-α還元酵素の濃度や発現が上昇していた[16]．今後，加齢にともなう性ホルモンの動態，筋肉量を含めた体組成への影響とともに，サルコペニアに対する効果的な治療介入方法についてもいっそう解明が進むものと期待される．

おわりに

本稿では，サルコペニアと性ホルモンとの関連性について，加齢にともなう性ホルモンの動態，筋肉量を含めた体組成への影響，転倒リスクとの関連性などについて概説した．性ホルモンを含めた各種ホルモンが，転倒，サルコペニ

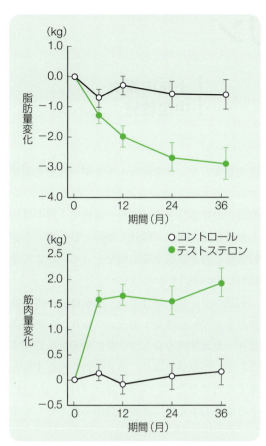

図3 アンドロゲン補充療法による体組成変化
(Snyder PJ, et al. J Clin Endocrinol Metab 1999；84(8)：2647-53[7]より引用改変)

アをはじめとする老年症候群や老年病の予防，発症，進展防止に重要であることが次第に解明されてきており，性ホルモンの補充や適切な運動などによって骨格筋量増加，転倒リスクの減少につながる可能性も期待される．今後，性ホルモンが有する筋骨格系などに対する組織特異的作用の解明が進むことで，ホルモン補充療法（HRT）の新たな可能性を含め，サルコペニア予防・治療に効果的な薬剤，介入法の開発，臨床応用に発展するものと期待される．

参考文献

1) 厚生労働省大臣官房統計情報部．平成25年国民生活基礎調査の概況：厚生労働省；2013.
2) 鈴木隆雄，杉浦美穂，古名丈人，ほか．地域高齢者の転倒発生に関連する身体的要因の分析的研究—5年間の追跡研究から—．日本老年医学会雑誌 1999；36(7)：472-8.
3) 骨粗鬆症の予防と治療ガイドライン作成委員会．骨粗鬆症の予防と治療ガイドライン2015年版：ライフサイエンス出版；2015.
4) Orwoll E, Lambert LC, Marshall LM, et al. Endogenous testosterone levels, physical performance, and fall risk in older man. Arch Intern Med 2006；166(19)：2124-31.
5) Bhasin S. Testosterone supplementation for aging-associated sarcopenia. J Gerontol A Biol Sci Med Sci 2003；58(11)：1002-8.
6) Ottenbacher KJ, Ottenbacher ME, Ottenbacher AJ, et al. Androgen treatment and muscle strength in elderly men：A meta-analysis. J Am Geriatr Soc 2006；54(11)：1666-73.
7) Snyder PJ, Peachey H, Hannoush P, et al. Effect of testosterone treatment on body composition and muscle strength in men over 65 years of age. J Clin Endocrinol Metab 1999；84(8)：2647-53.
8) Smith MR, Finkelstein JS, McGovern FJ, et al. Changes in body composition during androgen deprivation therapy for prostate cancer. J Clin Endocrinol Metab 2002；87(2)：599-603.
9) Chambon C, Duteil D, Vignaud A, et al. Myocytic androgen receptor controls the strength but not the mass of limb muscles. Proc Natl Acad Sci U S A. 2010；107(32)：14327-32.
10) Pfeilschifter J, Scheidt-Nave C, Leidig-Bruckner G, et al. Relationship between circulating insulin-like growth factor components and sex hormones in a population-based sample of 50- to 80-year-old men and women. J Clin Endocrinol Metab 1996；81(7)：2534-40.
11) Riggs BL, Khosla S, Melton LJ 3rd. Sex steroids and the construction and conservation of the adult skeleton. Endocr Rev 2002；23(3)：279-302.
12) Schaap LA, Pluijm SM, Smit JH, et al. The association of sex hormone levels with poor mobility, low muscle strength and incidence of falls among older men and women. Clin Endocrinol (Oxf) 2005；63(2)：152-60.
13) Taaffe DR, Newman AB, Haggerty CL, et al. Estrogen replacement, muscle composition, and physical function：The Health ABC Study. Med Sci Sports Exerc 2005；37(10)：1741-7.
14) Kenny AM, Dawson L, Kleppinger A, et al. Prevalence of sarcopenia and predictors of skeletal muscle mass in nonobese women who are long-term users of estrogen-replacement therapy. J Gerontol A Biol Sci Med Sci 2003；58(5)：M436-40.
15) Vermeulen A, Kaufman JM, Giagulli VA. Influence of some biological indexes on sex hormone-binding globulin and androgen levels in aging or obese males. J Clin Endocrinol Metab 1996；81(5)：1821-6.
16) Aizawa K, Iemitsu M, Maeda S, et al. Endurance exercise training enhances local sex steroidogenesis in skeletal muscle. Med Sci Sports Exerc 2011；43(11)：2072-80.

Part 7 その他の介入方法

グレリン

十枝内厚次 Toshinai, Koji
中里雅光 Nakazato, Masamitsu

Keyword
消化管由来ペプチド，成長ホルモン，食欲亢進，アナボリック

はじめに

グレリンは，オーファン受容体であった成長ホルモン（GH）分泌促進物質受容体（growth hormone secretagogue receptor 1a：GHS-R1a）の内在性リガンドとして，1999年に，ヒトとラットの胃抽出物から発見された[1]．発見後，グレリンは，中枢の摂食調節神経回路の活性化を介して，全身性のエネルギー代謝を調節することが明らかになった[2,3]．このグレリン作用における分子機序解析の過程で，胃の運動と胃酸分泌，睡眠，味覚と報酬，糖代謝，心血管系などの多様な生理作用をもっていることが判明した[4]（図1）．

初期のグレリン研究では，消化管内の内容物やエネルギーが減少すると，グレリン分泌が高まり，血液循環を介して中枢に情報を伝達することで，空腹感を高め，摂食行動を惹起すると考えられてきた[5,6]．しかしわれわれの研究は，その情報の多くは，迷走神経求心路を介して中

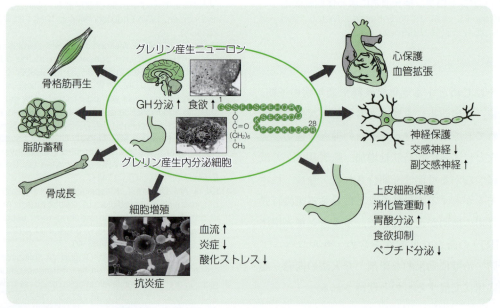

図1 多彩なグレリンの作用
グレリンは，胃および視床下部に産生細胞を有する．現在まで多数の報告があり，総じてアナボリックな作用といえる．細胞，もしくは生体全体のエネルギー代謝状態がカタボリックに移行することを予防すると同時に，カタボリックに傾いてベクトルをアナボリックに引き戻す作用があると考えられる．

（Müller TD, et al. Mol Metab 2015；4(6)：437-60[4]より）

枢に伝達していることを示してきた．この迷走神経を介した情報伝達は，視床下部のGH放出刺激ホルモン（GHRHもしくはGRF）産生ニューロンを刺激し，下垂体からのGH分泌をうながす．GH分泌の亢進は，骨格筋に対してアナボリックに働きうることから，グレリンはサルコペニアに対して有効な手段となる可能性がある．本稿では，著者らが明らかにしたグレリンの抗筋萎縮作用について解説し，グレリン関連の創薬について解説する．

グレリンとは

1970年代後半，合成オピオイド誘導体に，下垂体前葉からの成長ホルモン分泌作用があることが報告され，この成長ホルモン分泌活性をもつ一連の物質は，GH分泌刺激物質（GH secretagogues：GHSs）と名付けられた．ペプチド性のGHSsとして，C末端のアミノ酸がメチオニンのエンケファリン（Met-Enkephalin）をベースにしたGHRP（growth hormone releasing peptide）-2，GHRP-6，ヘキサレリンが合成され，GHSsの生物学的な役割の解明と内因性GHSsの探索が行われた[4]．GHSsによる成長ホルモン分泌機序の解析は，1996年のGHS-R1aのクローニングによって急速に進んだ[7]．GHS-R1aは，摂食中枢の一つである視床下部弓状核に発現し，摂食亢進に機能するニューロペプチドY（neuropeptide Y：NPY）/アグーチ関連タンパク質（agouti-related protein：AgRP）産生神経細胞に共存していた．GHRP-6の脳室内投与が，摂食を亢進し，NPYの神経活性化マーカーであるc-Fosの発現を高めることから，GHS-R1aの活性化が成長ホルモン分泌に加えて，摂食に機能することが推察された[2]．1999年に，国立循環器病センター研究所（現 国立循環器病研究センター研究所）の児島，寒川らの手によって，ラット胃の抽出物の中にGHS-R1aに活性をもつペプチドが同定された[1]．このペプチドは，28アミノ酸残基からなり，3番目のセリン残基がオクタン酸で修飾されていた．このオクタン酸修飾がGHS-R1a活性化に必須であった．このペプチドは印欧語で成長を意味するghreと放出（release）を合わせてグレリン（ghrelin）と名付けられた．グレリンの発見にともない，GHS-R1aは，グレリン受容体と呼ばれる．

グレリン合成に重要な，N末端から3番目のセリン残基へのオクタン酸修飾は，グレリン脂肪酸転移酵素（ghrelin O-acyltransferase：GOAT）によって行われる．GOATは，これまで膜結合型脂肪酸転移酵素4（membrane bound O-acyltransferase 4：MBOAT4）として知られていた[8,9]．GOAT mRNAは上部消化管や精巣や膵臓といったグレリンの発現している末梢組織でも発現が確認される．GOAT欠損マウスでは，グレリンが検出されないことから，グレリン合成にはGOATが必須であると考えられる[9]．生体内で合成されない7個の炭素からなるヘプタン酸を摂取させたマウスでは，ヘプタノイルグレリンが産生されることから，経口摂取した中鎖脂肪酸が直接GOATの基質として利用されることが示唆されている[10]．このことは，栄養面の改善によって内在性のグレリンを高めることができる可能性を示しており，実際にAshitaniらは[11]，高濃度オクタン酸含有食品の摂取によって血中グレリン濃度が増加することを報告している．

グレリンの骨格筋への作用

われわれは，グレリンの骨格筋の作用を検証するため，廃用性筋萎縮モデルである後肢懸垂マウスにグレリンを投与した[12]．グレリンの投与は，骨格筋の萎縮を完全に抑制はしないが，萎縮を遅延させる効果が確認できた．また，後肢懸垂から解放して骨格筋活動を再開させると，グレリン投与により，骨格筋量がより早く

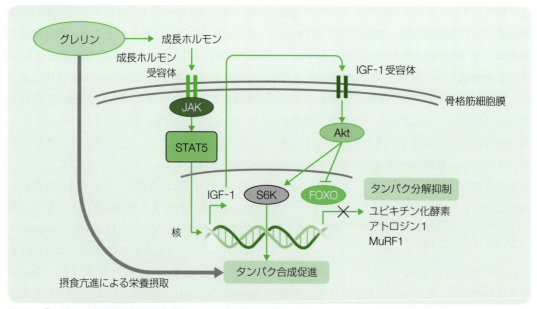

図2 グレリンの骨格筋の作用（グレリン-GH-IGF-1軸）
グレリンは，GHの強力な分泌因子であり，グレリンによって増加したGHは，骨格筋のGH受容体を活性化し，STAT5のリン酸化を増加させる．その結果IGF-1の合成が高まり，IGF-1の自己・傍分泌作用によって内因性のPI3キナーゼ系を活性化させ，タンパク合成を増加させる．またユビキチンキナーゼ系を抑制することによってカタボリックな作用を抑制する．この際のタンパク合成に必要な基質は摂食亢進作用によって供給できることから，グレリンは総合的なサルコペニア改善に有効である可能性がある．

回復することを確認した．この抗萎縮作用は，グレリンのGH分泌作用を介した作用である可能性が高い．グレリンを投与したマウスではGH受容体の下流であるSTAT5のリン酸化が顕著に生じ，それにともないIGF-1の発現が亢進した（図2）．またわずかではあったが，萎縮骨格筋で増大したユビキチンキナーゼatrogin-1の発現がグレリン投与によって減少した．この作用は，グレリンによる摂餌量を非グレリン投与群と同じにしても，生じることからGHに特異的な作用であると考えられる．また一方で，グレリンの抗萎縮作用は，骨格筋赤筋の代表であるヒラメ筋と白筋の代表である足底筋とでは，白筋である足底筋で顕著であった．Barazzoniら[13]，骨格筋萎縮と有酸素能力の低下を引き起こす腎摘出マウスを用いてグレリンを投与した結果，骨格筋のタンパク合成シグナルおよびミトコンドリア含有量が増大することを報告した．さらにTamakiら[14]，マウス骨格筋由来C2C12細胞株にグレリンを投与した結果ミトコンドリア含有量が140％に増加し，細胞酸素消費量も130％に増加したことを報告した．グレリン受容体が骨格筋内で機能しているかは，まだ証明されていないものの期待のできる結果といえる．

グレリンの神経保護作用

サルコペニアにおける骨格筋萎縮の負のフィードバックには，加齢もしくは不活動による運動神経からの刺激減弱も関与する．そのためサルコペニアの改善には，運動神経を保護することもしくは機能を改善することは重要である．われわれは，ストレプトゾトシンを投与した1型糖尿病モデルマウスを作出し，このマウスが末梢神経傷害を発症していることを確認した．このマウスへのグレリンの投与は糖尿病そのも

のは改善しないものの，骨格筋への遠心情報（運動神経）と骨格筋からの求心情報（感覚神経）の神経伝達速度を維持・改善することを明らかにした[15]．とくに神経伝達速度が低下したマウスにグレリンを投与するとすみやかに回復することから，サルコペニアに陥って適切な運動神経活動が生じないような症例には，グレリン投与は有効であると考えられる．

グレリンの抗炎症作用

骨格筋萎縮や神経傷害などを引き起こす原因，もしくは悪化のプロセスとして炎症は重要な位置を占める．グレリンは，カヘキシアを発症する慢性下気道感染症における炎症の抑制や，糖尿病性末梢神経傷害における神経の保護に機能する[15,16]．加齢にともなって，interleukin-6（IL-6），interleukin-1（IL-1），TNF-αをはじめとする炎症性サイトカイン，炎症マーカーなどの発現上昇，産生増大が報告されている．IL-6やTNF-αは，NF-κBを活性化し，その下流にあるユビキチンキナーゼの発現を誘導し，筋線維萎縮をきたしサルコペニアを引き起こす可能性が示されている[17]．炎症が起因となって病態が悪化する慢性下気道感染症は，体重減少をともなう．この疾患患者にグレリンを投与（$2\mu g/kg$を1日2回3週間）すると，摂食量や体重は有意に増加する．また喀痰量，喀痰中の好中球数やTNF-αなどの炎症性サイトカインが有意に減少し，運動耐用能の指標である6分間歩行距離は有意に改善する[16]．この結果から，グレリンの抗炎症作用が筋萎縮を抑制し，サルコペニア治療に有用であることが示唆された．また前述した神経保護作用の本質も坐骨神経の感覚神経が集積する後根神経節内での炎症がグレリンによって抑制されたことにあることがわかっている．さらに本稿の主旨とは少し外れるが，われわれは高脂肪食性肥満の原因が迷走神経の情報伝達不全にあることを報告し，グレリンが高脂肪食による視床下部炎症を遅延させることを報告している[18,19]．また高脂肪食を摂取したマウスでは，脂肪細胞へのマクロファージの走化性が亢進し，炎症性サイトカインの発現が亢進する．このマクロファージでは，グレリンの発現が低下する[20]．マクロファージの培養細胞株RAW264をLPSで刺激すると，グレリン存在下で炎症が抑制される．このようにグレリンの抗炎症作用についての報告は枚挙にいとまがなく，近年の疾患の原因が局所で生じる炎症という考え方にそって考えると，グレリンはさまざまな疾患の発症予防に機能する物質であるかもしれない．

グレリンの臨床応用

前述した慢性下気道感染症に加えて，エネルギーバランスが不調和となり異化が亢進した状態をきたすことで，カヘキシアの状態を呈する代表的疾患が慢性閉塞性肺疾患（COPD）と慢性心不全である．わが国のCOPD患者は，高齢者になるほどその割合は高くなることが報告されており，増加の一途をたどっている．COPD患者は，呼吸筋の疲弊，ADL低下，食欲低下の状態にあり，その結果骨格筋が減少するというサルコペニア状態に陥る．COPD患者を対象に，オープンラベルによるグレリン投与を3週間（$2\mu g/kg$を1日2回）行うと，摂食量，筋力，呼吸筋力の増加を認め，6分間歩行距離も延長した[21]．グレリンの投与は副交感神経系を有意にすることから，血中ノルアドレナリン濃度を減少させ，高交感神経活動状態が緩和されたことで過剰なエネルギー代謝亢進状態が改善されたものと思われる．またBMI<21kg/m^2の重症～最重症COPD患者に，3週間の下肢筋力トレーニングにグレリン$2\mu g/kg$の1日2回投与を加える多施設共同二重盲検プラセボ対照比較試験を行った．グレリン投与の有無にかかわらず，下肢筋力トレーニングは6分間歩行

距離は改善したものの，グレリン投与を受けた患者のみが投与終了1か月後においても6分間歩行距離は維持され，最大呼気筋力も改善していることが示された[22]．すなわち，グレリン投与によって呼吸筋力の増大をきたし，運動耐用能やQOLを改善させた可能性が示唆された．

慢性心不全も，末期患者では体重減少や骨格筋の筋肉量減少を認める．体重減少を認める慢性心不全患者（左室駆出率35％未満）を対象に，オープンラベルによる3週間のグレリン投与（2 μg/kgを1日2回）を実施した試験では，投与後に心機能改善，摂食量改善，呼吸筋力や握力などの筋力増強，運動耐用能の改善が示された[23]．グレリンの作用は多岐にわたることから，これら臨床成績に多様な生物活性が関与していることは疑いの余地がない．またわれわれのラットを用いた研究では，27か月齢という超高齢ラットにおいてもグレリン投与によるGH分泌および摂食が若齢ラットと同レベルで生じることを確認している[24]．グレリンは，この多様な生物活性を利用してサルコペニアの治療に有効性が期待できる．

グレリンと創薬

グレリンもしくはグレリン受容体を標的とした抗肥満薬の開発が進められている．近年，内因性グレリン合成を抑制するためGOAT阻害剤であるGO-CoATatが開発された[25]．中鎖脂肪酸を摂食しているマウスへのGO-CoA-Tat腹腔内投与は，投与7日後から体重増加，体脂肪量を抑制した．cDNA-ディスプレイ法（cDNA-ペプチド融合体を用いた網羅的解析）によるスクリーニングで開発されたペプチド性のグレリン受容体拮抗剤は，鎖骨下静脈投与により摂食を抑制した[26]．ごく最近，ブルータングスウィルス由来タンパク質NS1とグレリンの結合タンパク質のマウスへの投与が，グレリンに対する自家抗体作製によって，内因性グレリンを抑制して抗肥満に機能することが報告された[27]．一方で，グレリン受容体作動薬はグレリンそのものを投与する臨床研究が主である．その理由として，グレリン発見以前は多くのグレリン受容体作動薬が研究に用いられてきたが，グレリンの発見にともなって主体がグレリンそのものに移行したためであるかもしれない．そのようななか，現在グレリンアナログのGHRP-2がGH分泌不全の検査薬として利用されているほか，アナモレリンががんカヘキシア治療薬として第Ⅲ相臨床試験中にある．抗カヘキシアを目的としたグレリン受容体作動薬の開発は，今後さらに発展していくと考えられる．

おわりに

グレリンがわが国で発見されてから10余年が経過し，グレリン受容体を介した多様な生理作用が明らかになってきた．またGOATの発見にともない，グレリン合成機序の理解も深まってきた．一方で内因性のグレリンでは，生体のエネルギーホメオスタシスの破綻を食い止めることはできず，疾患の治療にはグレリンの投与が必要となっていることが予想される．その理由として，カヘキシアを呈するヒトにおいて，一般に血中グレリン濃度は高値を示すが，その状態にあっても多くの研究がグレリン投与によるカヘキシア改善を報告していることにある．また，内因性のグレリンもしくはグレリンシステムを健全に保つことは，疾患の予防につながる可能性がある．なぜなら，われわれは高齢者の高血圧患者における動脈硬化の進行度に対して，グレリン血中濃度は独立した予測因子になることを明らかにしている[28]．サルコペニアに対するグレリンの治療効果は研究の途についたところであるが，これまで蓄積された多くの研究が，グレリンの有効性を示している．さらなる研究の発展に期待したい．

参考文献

1) Kojima M, Hosoda H, Date Y, et al. Ghrelin is a growth-hormone-releasing acylated peptide from stomach. Nature 1999 ; 402 (6762) : 656-60.
2) Nakazato M, Murakami N, Date Y, et al. A role for ghrelin in the central regulation of feeding. Nature 2001 ; 409 (6817) : 194-8.
3) Toshinai K, Date Y, Murakami N, et al. Ghrelin-induced food intake is mediated via the orexin pathway. Endocrinology 2003 ; 144 (4) : 1506-12.
4) Müller TD, Nogueiras R, Andermann ML, et al. Ghrelin. Mol Metab 2015 ; 4 (6) : 437-60.
5) Date Y, Murakami N, Toshinai K, et al. The role of the gastric afferent vagal nerve in ghrelin-induced feeding and growth hormone secretion in rats. Gastroenterology 2002 ; 123 (4) : 1120-8.
6) Date Y, Shimbara T, Koda S, et al. Peripheral ghrelin transmits orexigenic signals through the noradrenergic pathway from the hindbrain to the hypothalamus. Cell Metab 2006 ; 4 (4) : 323-31.
7) Conn PM, Bowers CY. A new receptor for growth hormone-release peptide. Science 1996 ; 273 (5277) : 923.
8) Yang J, Brown MS, Liang G, et al. Identification of the acyltransferase that octanoylates ghrelin, an appetite-stimulating peptide hormone. Cell 2008 ; 132 (3) : 387-96.
9) Gutierrez JA, Solenberg PJ, Perkins DR, et al. Ghrelin octanoylation mediated by an orphan lipid transferase. Proc Natl Acad Sci U S A 2008 ; 105 (17) : 6320-5.
10) Nishi Y, Hiejima H, Hosoda H, et al. Ingested medium-chain fatty acids are directly utilized for the acyl modification of ghrelin. Endocrinology 2005 ; 146 (5) : 2255-64.
11) Ashitani J, Matsumoto N, Nakazato M. Effect of octanoic acid-rich formula on plasma ghrelin levels in cachectic patients with chronic respiratory disease. Nutr J 2009 ; 8 : 25.
12) Koshinaka K, Toshinai K, Mohammad A, et al. Therapeutic potential of ghrelin treatment for unloading-induced muscle atrophy in mice. Biochem Biophys Res Commun 2011 ; 412 (2) : 296-301.
13) Barazzoni R, Gortan Cappellari G, Palus S, et al. Acylated ghrelin treatment normalizes skeletal muscle mitochondrial oxidative capacity and AKT phosphorylation in rat chronic heart failure. J Cachexia Sarcopenia Muscle 2017 ; 8 (6) : 991-8.
14) Tamaki M, Miyashita K, Hagiwara A, et al. Ghrelin treatment improves physical decline in sarcopenia model mice through muscular enhancement and mitochondrial activation. Endocr J 2017 ; 64 (Suppl) : S47-S51.
15) Tsuchimochi W, Kyoraku I, Yamaguchi H, et al. Ghrelin prevents the development of experimental diabetic neuropathy in rodents. Eur J Pharmacol 2013 ; 702 (1-3) : 187-93.
16) Kodama T, Ashitani J, Matsumoto N, et al. Ghrelin treatment suppresses neutrophil-dominant inflammation in airways of patients with chronic respiratory infection. Pulm Pharmacol Ther 2008 ; 21 (5) : 774-9.
17) Perrini S, Laviola L, Carreira MC, et al. The GH/IGF1 axis and signaling pathways in the muscle and bone : mechanisms underlying age-related skeletal muscle wasting and osteoporosis. J Endocrinol 2010 ; 205 (3) : 201-10.
18) Naznin F, Toshinai K, Waise TM, et al. Diet-induced obesity causes peripheral and central ghrelin resistance by promoting inflammation. J Endocrinol 2015 ; 226 (1) : 81-92.
19) Waise TM, Toshinai K, Naznin F, et al. One-day high-fat diet induces inflammation in the nodose ganglion and hypothalamus of mice. Biochem Biophys Res Commun 2015 ; 464 (4) : 1157-62.
20) Kizaki T, Maegawa T, Sakurai T, et al. Voluntary exercise attenuates obesity-associated inflammation through ghrelin expressed in macrophages. Biochem Biophys Res Commun 2011 ; 413 (3) : 454-9.
21) Nagaya N, Itoh T, Murakami S, et al. Treatment of cachexia with ghrelin in patients with COPD. Chest 2005 ; 128 (3) : 1187-93.
22) Miki K, Maekura R, Nagaya N, et al. Ghrelin treatment of cachectic patients with chronic obstructive pulmonary disease : a multicenter, randomized, double-blind, placebo-controlled trial. PLoS One 2012 ; 7 (5) : e35708.
23) Nagaya N, Moriya J, Yasumura Y, et al. Effects of ghrelin administration on left ventricular function, exercise capacity, and muscle wasting in patients with chronic heart failure. Circulation 2004 ; 110 (24) : 3674-9.
24) Toshinai K, Mondal MS, Shimbara T, et al. Ghrelin stimulates growth hormone secretion and food intake in aged rats. Mech Ageing Dev 2007 ; 128 (2) : 182-6.
25) Barnett BP, Hwang Y, Taylor MS, et al. Glucose and weight control in mice with a designed ghrelin O-acyltransferase inhibitor. Science 2010 ; 330 (6011) : 1689-92.
26) Ueno S, Yoshida S, Mondal A, et al. In vitro selection of a peptide antagonist of growth hormone secretagogue receptor using cDNA display. Proc Natl Acad Sci U S A 2012 ; 109 (28) : 11121-6.
27) Andrade S, Pinho F, Ribeiro AM, et al. Immunization against active ghrelin using virus-like particles for obesity treatment. Curr Pharm Des 2013 ; 19 (36) : 6551-8.
28) Yano Y, Toshinai K, Inokuchi T, et al. Plasma des-acyl ghrelin, but not plasma HMW adiponectin, is a useful cardiometabolic marker for predicting atherosclerosis in elderly hypertensive patients. Atherosclerosis 2009 ; 204 (2) : 590-4.

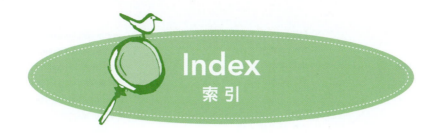

和文索引

〔あ〕
悪液質…49
悪性腫瘍…18
握力…22, 40, 77
アディポカイン…106
アンドロゲン…10

〔い〕
椅子からの立ち上がり…74
胃瘻…71
インスリン抵抗性…10

〔う〕
運動…150
運動単独介入…159

〔え〕
栄養サポート…56
栄養サポートチーム…50
栄養単独介入…159
液性免疫能…9
エストロゲン…11
嚥下圧…90
嚥下筋…89
嚥下障害…89
嚥下体操セット…91
炎症…9

〔か〕
階段を登ること…74
回復期リハビリテーション…54
下腿三頭筋トレーニング…154
下腿周囲長…50, 77
活動性の低下…13
カヘキシア…82
加齢…7
がん悪液質…49
簡易サルコペニア推定式…31
簡易評価法…30
がん患者…82
肝不全…18

〔き〕
基本チェックリスト…25
旧NI-HON-SAN Study…32
共役リノール酸…138
虚弱…7
筋肉量…34
筋量…160
筋力…5, 41, 74, 160
筋力トレーニング…150

〔く〕
熊リハパワーライス®…59
グルココルチコイド…10
クレアチン…123
グレリン…172
クワキニ・ヘルスプログラム…32

〔け〕
軽度認知障害…136
原発性サルコペニア…84

〔こ〕
高解像度マノメトリー…90
抗加齢ドック…104
抗酸化ビタミン…128
抗酸化物質…139
抗重力筋トレーニング…155
高齢者…54
高齢者施設…65
高齢者のための食品ピラミッド…131
高齢糖尿病…96
国際生活機能分類…50
骨格筋…173
骨格筋指数…2
骨格筋タンパク質…112
骨格筋量…2, 23
コラーゲンペプチド…123

〔さ〕
サルコペニア…2, 15, 22, 28, 34, 40, 54, 74, 82, 88, 96, 103, 150, 168
サルコペニア高齢者…113
サルコペニア診療ガイドライン2017年版…80, 104, 126, 139
サルコペニアの診断基準…28
サルコペニア肥満…96, 103
サルコペニック・オベシティ…29
酸化ストレス…8

〔し〕
自記式質問紙法…74
自記式食事歴法質問票…136
四肢筋量…43
四肢骨格筋量…2, 6
システマチックレビュー…140
集団起立訓練…60
主観的包括的評価…69
手段的自立…34
手段的日常生活活動…28, 75
上腕-足首間脈波伝播速度…108
上腕筋周囲長…77
上腕筋面積…77
上腕三頭筋皮下脂肪厚…77
食事摂取基準…116
食事摂取推奨量…116
食品摂取の多様性得点…143
食品多様性スコア…142
食品パターン…142
身体機能…43
心不全…17

〔せ〕
成長ホルモン…11
性ホルモン…169
性ホルモン結合タンパク…170
全国老人保健施設協会…69
漸増負荷レジスタンス運動…158

〔た〕
大豆由来たんぱく質…118
大腿筋断面積…106
大腿骨近位部骨折…57
短鎖脂肪酸…131
炭素数…131
タンパク質同化抵抗性…78
たんぱく質投与量…118

【ち】
地域高齢者…35
地中海食スコア…142
中鎖脂肪酸…131
長期縦断疫学研究…41
長鎖脂肪酸…131
超長鎖脂肪酸…131

【て】
低栄養…11, 49, 55
低栄養症候群…54
転倒…74, 168

【と】
糖質ステロイド…10

【な】
内臓脂肪面積…106

【に】
二次性サルコペニア…15
日本サルコペニア・フレイル学会…
 24, 28, 65
日本人の食事摂取基準（2015年版）…
 145
日本リハ栄養学会…53
認知症…72
認知症高齢者…72

【は】
バイオインピーダンス法…34
廃用症候群…49
パフォーマンス…160

【ひ】
非脂肪組織量…30
ビタミンB…128
ビタミンD…72, 126
ビタミンD欠乏症…12
ビタミンK…126, 129
必須アミノ酸…120
肥満症…96
標的タンパク…137

【ふ】
副腎皮質ホルモン…10
不飽和脂肪酸…131
プライマリケア…74
フレイル…24, 103
フレイルティ…7, 113
プレハビリテーション…48, 52
分岐鎖アミノ酸…59

【ほ】
飽和脂肪酸…131
歩行速度…5, 22, 40
歩行補助…74

【ま】
慢性腎臓病…16
慢性閉塞性肺疾患…16

【み】
ミトコンドリアDNA…8
ミネラル…143

【ゆ】
ユビキチン-プロテアソーム経路…
 122
指輪っかテスト…76

【ら】
ランダム化比較試験…151

【り】
リハ栄養…50
療養病棟…65

【れ】
レジスタンス運動…58
レプチン…107

【ろ】
ロイシン…59, 120
ロイシン感受性…121
老年症候群…82

欧文索引

【ギリシャ文字】
β-Hydroxy β-Methylbutyrate…101, 122

【A】
advanced glycation endproduct…10
AGE…10
ALM…6
ALT…128
AMA…77
AMSS…7
anabolic resistance…78
appendicular lean mass…6
appendicular skeletal mass…2

appendicular skeletal muscle index…2
appendicular skeletal muscle mass…7
arm muscle area…77
Asian Working Group for Sarcopenia…
 4, 23, 28, 74, 162
ASMI…2
ASMM…7
Assistance in walking…74
AWGS…5, 23, 28, 74, 82, 162

【B】
baPWV…108
BCAA…59
BDHQ…136
BIA…6, 34, 96
BIA法…29
Brief DHQ…136

【C】
CAD…9
calf circumference…77
Cardiovascular Health Study…25
caspase activated DNAase…9
CC…77
CDSR…162
CENTRAL…162
CKD…16
CLA…138
Climb stairs…74
conjugated linoleic acid…138
COPD…16

【D】
DAMP…9
danger-associated molecular pattern…
 9
dehydroepiandrosterone…11
DHEA…11
DHQ…136
Diet Quality Index…142
DNA分解酵素…9
DQI…142
dual energy X-ray absorption…103
dual-energy X-ray absorptiometry…23
DVS…143
DXA法…6, 23, 28, 96, 103

〔E〕

Enhanced Recovery After Surgery…48
ERAS…48
ESPEN…82
European Working Group on Sarcopenia in Older People…3, 6, 22, 36, 48, 74, 88, 104, 162
EWGSOP…3, 6, 22, 36, 48, 74, 82, 88, 104, 162

〔F〕

Falls…74
fat-free adipose tissue mass…30
FFAT…30
FFM…7
FFQ…136
FILS…93
FIM…56
FM…7
food frequency questionnaire…136
Food Variety Score…142
frailty…7
Functional Independence Measure…56
FVS…142

〔G〕

geriatric syndrome…82
GH secretagogues…173
GHS-R1a…172
GHSs…173

〔H〕

High Resolution Manometry…90
HMB…101, 122
HRM…90

〔I〕

IADL…28, 34, 75
ICF…50
IGF-1…11
Immune risk phenotype…10
inflammation…9
Instrumental Activities of Daily Living…28
International Classification of Functioning, Disability and Health…50
IRP…10

〔J〕

Janssenの分類…6
J-CHS…25

〔K〕

Korean Longitudinal Study on Health and Aging…98

〔L〕

LBM…12
LCFA…131
long-chain fatty acid…131

〔M〕

MAMC…77
mammalian target of Rapamycin…137
MCFA…131
MCI…136
MDS…142
Mediterranean Diet Score…142
mid arm muscle circumference…77
midium-chain fatty acid…131
Mini Nutritional Assessment…68
Mini Nutritional Assessment-Short Form…49, 54
MNA®…68
MNA®-SF…49, 54
mTOR…79, 137

〔N〕

n-3系PUFA…134
n-3系不飽和脂肪酸…131
n-6系不飽和脂肪酸…131
NHANESIII…7
NILS-LSA…41
NONA longitudinal study…9
NST…50
Nutrition Support Team…50

〔P〕

PAMP…9
pathogen-associated molecule pattern…9
pattern-recognition receptors…9
permeability transition pore…9
Prehabilitation…48
progressive resistance strength training…158
PRRs…9
PTP…9

〔R〕

randomized controlled trial…151
RCT…151
RDA…116, 145
RDI…116

reactive oxygen species…9
Receiver Operating Characteristic…78
recommended daily allowance…145
Rise from chair…74
ROC…78
ROS…9
ROSモデル…9

〔S〕

SARC-F…74
Sarcopenia…22, 103
sarcopenic obesity…96
saturated fatty acid…131
SCFA…131
self-administered diet history questionnaire…136
SFA…131
SGA…69
SHBG…170
Short Physical Performance Battery…75
short-chain fatty acid…131
skeletal mass index…7
SMI…7
SPPB…75
Strength…74
subjective global assessment…69

〔T〕

TBARS…134
thiobarbituric acid reactive substances…136
Third National Health and Nutrition Examination Survey…7
triceps skin fold…77
TSF…77

〔U〕

Ubiquitin-Proteasome pathway…122
UFA…131
unsaturated fatty acid…131

〔V〕

very long-chain fatty acid…131
VLCFA…131

【編者略歴】

葛谷 雅文（くずや まさふみ）

1983年	大阪医科大学卒業
1989年	名古屋大学大学院医学研究科（内科系老年医学）卒業
1991年	米国国立老化研究所研究員
1996年	名古屋大学医学部附属病院（老年科）助手
1999年	同上　講師
2002年	名古屋大学大学院医学系研究科健康社会医学専攻発育・加齢医学講座（老年科学分野）助教授
2011年	名古屋大学大学院医学系研究科総合医学専攻発育・加齢医学講座（地域在宅医療学・老年科学分野）教授
2013年	名古屋大学医学部附属病院地域医療センターセンター長（兼務）
2014年	名古屋大学未来社会創造機構教授（兼務）

雨海 照祥（あまがい てるよし）

1982年	筑波大学医学専門学群卒業
同　年	順天堂大学附属病院外科入局
1984年	順天堂大学附属病院小児外科
1987年	静岡県立こども病院外科
1989年	山梨県立中央病院小児外科
同　年	筑波大学附属病院小児外科チーフレジデント
1992年	筑波大学臨床医学系小児外科講師
1993～94年	英国バーミンガムこども病院外科（英国医師免許取得）
2004年	茨城県立こども病院小児外科部長
2007年	武庫川女子大学生活環境学部教授

新版 栄養・運動で予防するサルコペニア
サルコペニア診療ガイドライン
2017年度版準拠　　ISBN978-4-263-70729-6

2018年6月20日　第1版第1刷発行

編　者	葛　谷　雅　文
	雨　海　照　祥
発行者	白　石　泰　夫
発行所	医歯薬出版株式会社

〒113-8612　東京都文京区本駒込1-7-10
TEL.（03）5395-7626（編集）・7616（販売）
FAX.（03）5395-7624（編集）・8563（販売）
https://www.ishiyaku.co.jp/
郵便振替番号 00190-5-13816

乱丁，落丁の際はお取り替えいたします．　　印刷・真興社／製本・愛千製本所
© Ishiyaku Publishers, Inc., 2018. Printed in Japan

本書の複製権・翻訳権・翻案権・上映権・譲渡権・貸与権・公衆送信権（送信可能化権を含む）・口述権は，医歯薬出版（株）が保有します．

本書を無断で複製する行為（コピー，スキャン，デジタルデータ化など）は，「私的使用のための複製」などの著作権法上の限られた例外を除き禁じられています．また私的使用に該当する場合であっても，請負業者等の第三者に依頼し上記の行為を行うことは違法となります．

JCOPY ＜（社）出版者著作権管理機構 委託出版物＞

本書をコピーやスキャン等により複製される場合は，そのつど事前に（社）出版者著作権管理機構（電話03-3513-6969，FAX 03-3513-6979，e-mail：info@jcopy.or.jp）の許諾を得てください．

本邦初！ "フレイル"にフォーカスし，これからの介護予防を見据えた座右書！

フレイル

超高齢社会における最重要課題と予防戦略

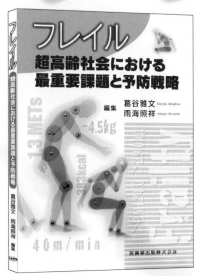

編集　葛谷 雅文・雨海 照祥

B5判　152頁　定価（本体3,200円＋税）
ISBN978-4-263-70628-2

- 超高齢社会に突入したわが国では，疾病予防のみならず，疾病以外の要介護にいたる原因である「高齢による衰弱」の予防が急務である．
- フレイル（frailty）は「多因子が関与する症候群で，生理機能の減退，体力，持久力の低下を基盤として，身体機能障害や死に対しての脆弱性が増した状態」と定義されている（2013年コンセンサス会議）．サルコペニアはフレイルの構成成分であり，フレイルはより多面的な広い概念である．
- 本書はフレイルについて，その要因，関連疾患，生活習慣との関連，介護予防，さらには精神心理的要因などさまざまな角度から解説した，わが国初の書籍である．高齢者の医療・福祉に携わるすべての職種のための必読書！

目次

Part 1 総論
　フレイルとは－その概念と歴史
　フレイルの定義
　フレイルとサルコペニア
　フレイルと老年症候群
　〔コラム〕フレイルとサルコペニア，カヘキシアとの関係

Part 2 フレイルと栄養
　フレイルと低栄養
　フレイルとサルコペニック・オベシティ
　フレイルとたんぱく質
　フレイルとビタミンD
　〔コラム〕フレイル予防と管理栄養士の役割

Part 3 フレイルと疾患
　フレイルと認知症（精神心理的側面）
　フレイルとうつ
　フレイルと心血管疾患
　フレイルと嚥下障害
　フレイルと運動器疾患
　フレイルとCOPD
　フレイルの性差とホルモン
　身体活動とフレイル
　〔コラム〕フレイルと薬剤
　フレイルでとくに注目すべき身体機能

Part 4 フレイルと高齢社会・福祉施策
　介護予防とフレイル
　社会的フレイル

医歯薬出版株式会社　〒113-8612 東京都文京区本駒込1-7-10　TEL.03-5395-7610　FAX.03-5395-7611
https://www.ishiyaku.co.jp/